カレント

栄養教育論〔第2版〕

編著：杉山みち子・赤松利恵・桑野稔子

共著：藤澤由美子・須永美幸・多田由紀・秋吉美穂子・榎　裕美
五味郁子・井上久美子・梅木陽子・大山珠美・森口里利子
長屋郁子・井上広子・大和孝子・堤 ちはる・坂本達昭
庄司久美子・鈴木志保子・田中和美

CURRENT

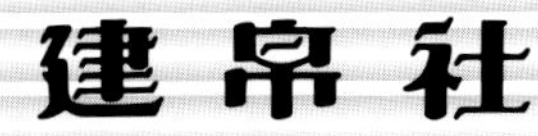

建帛社
KENPAKUSHA

はじめに

わが国は，世界に類を見ない超高齢社会に対応するために，地域包括ケアシステムの推進，急性期病院の病床数の削減と機能の転換，医療・介護連携の強化，在宅サービスの重視など保健医療福祉制度の急速な変革が推進されてきています。

国民の健康寿命を延伸し，医療・介護サービスを効率化するという観点から，1997年に厚生労働省「21世紀の管理栄養士のあり方検討会」において，管理栄養士による傷病者の栄養管理とチーム医療への参画が提唱されました。栄養士法の改定によって，管理栄養士の業務は，従来の「栄養の指導」から「傷病者に対する療養のため必要な栄養の指導」となりました。2002年新カリキュラム改定によって，『栄養教育』には，体系的な行動変容理論・モデル，カウンセリング技法やPDCAサイクルによるマネジメントが導入されました。

さらに，近年の医療・介護保険制度改定においては，管理栄養士による栄養教育・栄養相談には退院支援や在宅訪問の取り組みの充実が求められてきました。さらに，地域包括ケアシステムの推進にあたって，地域の食環境の整備や住民参加型の地域社会づくりの観点が重視されてきています。

このような社会的ニーズに対応するために，『カレント栄養教育論』の編集にあたっては，平成27年4月の国家試験ガイドラインを踏まえたうえで構成しました。第Ⅰ編においては次の点に留意しました。

第1章　21世紀の栄養教育を担う管理栄養士として理念を明確化すること。

第2章　栄養教育のための理論的基礎は簡潔な表現とし，抽象的な理論やモデルの理解やその活用を支援すること。

第3章　栄養教育のマネジメントは，その用語や方法を理解し，実践時に活用できること。

また，第Ⅱ編の栄養教育の実践事例では，様々な栄養教育の臨地における，比較的複雑な課題を有する事例（個別，集団）から，学生が教員とともにその特性や栄養教育の実際の取り組みについての理解を深め，考えていけることを重視しました。

本書の執筆は，栄養教育の専門家とこれからの栄養教育の教育研究を担う若手の研究・教育者に担当していただくことができました。また，第Ⅱ編の事例は，それぞれの栄養教育現場で活躍している管理栄養士が協力執筆することによって，栄養教育のリアルで生き生きとした取り組み事例（教科書用に作成編集されている）を提供することができました。これらの執筆者のご協力によって，本書は，現代社会の様々な栄養問題を解決するための栄養教育の基礎から実践的活用までを学べる新しい教科書となりました。

本書をご利用頂いた教員や学生の皆様は，是非，ご意見や，ご要望，ご感想をお寄せ下さいますようにお願いいたします。これからの栄養教育の学習の一助となるようにさらに改訂して参りますので，どうぞよろしくお願いいたします。

2016（平成28）年５月吉日

編者　杉山みち子
赤松　利恵
桑野　稔子

「第２版」にあたって

2016（平成28）年に初版を刊行して以来４年が経過し，その間，管理栄養士国家試験出題基準の改定がなされ，また診療報酬・介護報酬の改定においては，管理栄養士の専門業務に関わる報酬制度の見直しが行われました。さらに，地域包括ケアシステムは推進され，高齢者の保健事業と介護予防の一体的な実施に向けて管理栄養士業務はより一層の専門性を求められてきています。

今回，国家試験出題基準の改定に対応し，「ナッジ」「動機づけ面接」といった新たな項目について加筆しました。さらに，がん患者への栄養指導や公衆栄養分野でのポピュレーションアプローチの重要性が高まっていることも鑑み，事例編では栄養教育論としての切り口から，第９章（傷病者）に「胃がん患者の退院後の栄養食事指導」を，新章として「第12章　食環境の整備」を設け，「市内飲食店事業者等を巻き込んだ食環境整備の推進」の事例を加えました。どちらもその方面での実務経験をお持ちの先生方にご執筆いただきました。

ところで，この度のCOVID-19によって「New Normal」と言われ急激に変化していく社会や日常の生活様式において，今後の栄養教育学習において重視すべき理論，技術およびその実務のあり方も大きく変化していくことになります。そこで，本書をご活用いただく教員や学生の皆様には，今後の改訂にあたってのご意見を，是非，お寄せいただけますようにお願いいたします。

本改訂により，栄養教育学習の一助となれば幸いです。

2020（令和２）年６月

編者

目　次

第Ⅰ編　栄養教育の理論

第Ⅱ編　栄養教育の展開の実際
―ライフステージ・対象者別栄養教育の展開

第Ⅰ編
栄養教育の理論

第1章 栄養教育の概念

管理栄養士は，栄養教育を担う専門職である。栄養教育の解決すべき課題は栄養の問題であり，健康教育の一環として，人を全人的にとらえ，保健行動の変容を通じて適切な生活習慣の獲得を支援する。さらに，環境への働きかけをも重視しヘルスプロモーションへと展開する。また，わが国の食育は，全ライフステージにおいて，栄養教育の土壌となっている。

1. 栄養教育の目的・意義

(1) 栄養教育と健康教育・ヘルスプロモーション

1) 管理栄養士の役割

管理栄養士とは「厚生労働大臣の免許を受けて，管理栄養士の名称を用いて，傷病者に対する療養のため必要な**栄養の指導**，個人の身体の状況，栄養状態等に応じた高度の専門的知識及び技術を要する健康の保持増進のための栄養の指導並びに特定多数人に対して継続的に食事を供給する施設における利用者の身体の状況，栄養状態，利用の状況等に応じた特別の配慮を必要とする給食管理及びこれらの施設に対する栄養改善上必要な指導等を行うことを業とする者をいう」(栄養士法，昭和22年法律第245号，改正平成12年法律第38号)。すなわち，管理栄養士は，まさに栄養の教育者ということができる。

2) 健康教育と栄養教育

教育とは，広辞苑によれば，「ひとに他から意図をもって働きかけ，望ましい姿に変化させ，価値を実現させる活動」とされている。教育される者にとってはたとえ大きなお世話であっても，教育者には，教育後のその者や集団の望ましい姿や価値を実現した姿が見えているからこそ意図をもった働きかけができる。また，現代の**健康教育**(health education)の第一人者といわれ，**プリシード・プロシードモデル**(PRECEDE-PROCEED model, p.36)の生みの親であるグリーン(Green, L.W., 1991)は，「健康教育は，個人，グループ，コミュニティにおいて，健康のためになる自発的な行動を準備し，実現し，強化するために計画された，あらゆる学習経験の組み合わせ」と定義している。このような健康教育の一つに栄養教育がある。**栄養**とは，生体が物質を体外から取り入れて，発育，成長，生命を維持し活動を営む体内の状態のことをいう。“栄養のよい状態”は“ほぼイコール健康な状態”ということもできるが，栄養のよい状態であっても本人自身は健康と感じていない場合もある。また，その反対もあるが，健康と栄養は互いに大きく影響しあう概念である。なお，たとえば交通安全教育は健康教育であるが，栄養教育の範疇ではない。

そこで，**栄養教育**（nutrition education）は，個人や集団において，健康に関わる栄養問題の解決に対して**保健行動**（health behaviors）の変容や維持を目的として“教育”的な働きかけと“環境”の整備によって，栄養状態の改善あるいは維持を通じて健康の保持・増進，疾病の予防ならびに治療に寄与する活動ということができる。すなわち，栄養教育において把握すべきは，**栄養の問題**（課題）であり，栄養の問題解決のための教育であることが重要である。また，問題とは，現実と理想の差であり，栄養教育の取り上げるべき問題は栄養教育によって解決できることであると肝に銘じておこう。現実や理想の姿が明確でなければ問題を把握することができないし，栄養教育によって解決が望めないことを問題にしたのでは成果にはつながらない。たとえば，糖尿病や摂食・嚥下障害は管理栄養士の栄養教育によっては治療できないが，これらの疾患や障害を有する者の栄養状態の問題は管理栄養士の効果的な栄養教育によって成果につながるということである。また，栄養教育は健康教育の一部であるので，健康教育において活用される理論やモデルを栄養教育に有効活用することができる。

3）ヘルスプロモーションと栄養教育

健康教育よりも大きな概念に**ヘルスプロモーション**（health promotion）がある。ヘルスプロモーションは，「人々が自らの健康をコントロールし改善できるようにするプロセスであり，身体的，精神的，社会的に健全な状態に到達する個人や集団の望みを明確にし，それを実現しニーズを満たし，環境を変え，それらにうまく対処してくこと」とされた（第1回ヘルスプロモーション国際会議，1986年，オタワ）。このオタワ宣言においては，人々の健康に関わる問題解決には，個々人の保健行動の変容や維持を目的とした教育的な働きかけと，その個人をとりまく**環境**（environment）への働きかけが車の両輪のように機能することが求められ，ヘルスプロモーションのための3つの戦略：唱道・支援する（advocate），能力を与え可能にする（enable），調整・調停する（mediate）と，5つの優先課題：健康公共政策の確立，健康のための地域社会の強化，保健医療サービスの方向転換，健康に関する支援的環境の創造，個人技術（skills）の向上が示された。これらの5つの優先課題のうちはじめの3つは，「健康日本21」や「健康増進法」において国民の栄養・食事の向上を目指して展開された。一方，個人技術の向上は，これまで「特定健診・保健指導」，「介護予防事業」や専門職による指導・相談として取り組まれてきたが，効果的なスキルとその教育のあり方は，現在もなお課題とされている。

さらに，「21世紀に向けたヘルスプロモーションのための5つの優先課題」（ジャカルタ宣言，1997年）として，健康に対する社会的責任の促進，健康改善に向けた投資を増やす，健康のためのパートナーシップの強化・拡大，コミュニティの能力を高め個人の力をひきだす，ヘルスプロモーションのための基礎を確保するが提示された。ここでは，人々の健康開発には，包括的なアプローチが効果的であり，地域，医療機関，職場などの活動の場への人々の参加が不可欠であり，人々が意思決定のプロセスの中心にいること，人々の健康学習や**ヘルスリテラシー**（健康を認識するスキル・意欲・能力，health reteracy）が，**エンパワメント**（選択する権利，empowerment，p.26）には不可欠であるとした。

21世紀の栄養教育には，栄養教育をヘルスプロモーションに位置づけて，人々の健康づくりと疾病の予防のためには，個人や集団に対する教育的な働きかけに留まらず，食環境を含めた社会環境の整備，システムや政策による対応までが求められている。

（2）栄養教育と生活習慣

1）行動変容から生活習慣へ

栄養教育が取り上げる課題は栄養状態であるが，栄養状態には，食事および栄養補給に関する行動はもとより，運動・身体活動，休養，ストレス管理，生活リズム，飲酒，喫煙，医薬品の利用などの様々な保健行動が影響する。そこで，これらの保健行動についてアセスメントを行い，栄養状態との関連を考えてみることになる。

また，食事および栄養補給については，栄養成分－食品－食事－食習慣－食生活の各レベルからの問題を把握していく。食行動に関しては，本人や家族に問診し，観察する必要がある。たとえば，食欲の程度，噛み方，食事時間，食事や間食の時刻，食事したことを忘れていないか，過食，空腹感の訴えが多くないか，隠れ食い，食事のための買い物や調理の可否など，歯，口腔，嚥下の問題，食事時の姿勢，視力の程度，四肢麻痺，食事介助の程度などを確認することも必要である。

栄養教育は人々の保健行動の変容を支援するが，変容した保健行動は生活習慣になる必要がある。**生活習慣**（ライフスタイル，life style）は，習慣的行動のパターンである。すなわち，比較的固定して，少ない努力で反復できるものでなくてはならない。栄養教育には，一過性の行動変容から生活習慣として日常生活に位置づくまでの行動の変化のプロセスを適切に効率的に支援していくことが求められる。

2）食育と栄養教育

わが国では，**食育**を**食育基本法**（平成17年法律第63号）に位置づけ，その前文において「子どもたちが豊かな人間性をはぐくみ，生きる力を身に付けていくためには，何よりも「食」が重要である。今，改めて，食育を，生きる上での基本であって，知育，徳育及び体育の基礎となるものと位置付けるとともに，様々な経験を通じて「食」に関する知識と「食」を選択する力を習得し，健全な食生活を実践することができる人間を育てる食育を推進する」としている。

食育には，健康の増進，豊かな人間形成，食に関する感謝の念と理解，伝統的な食文化，地産地消，農林水産など生産と消費の関わり，食料自給率，食品の安全・安心等が含まれる。また，食育の対象は子どもから高齢者までの国民一人一人とされ，国や地方自治体，学校，保育所，農林水産業者，食品関連事業所，ボランティア団体などの広範囲な組織や人が関わり，全国各地において様々な取組みが行われている。食育は，わが国の国民総意によって将来にわたって展開される「食」に関する国民参加による**生涯教育**であり，国民主体のヘルスプロモーション活動として，栄養教育の土壌となり受け皿となっている。

3）食べることを支援する理念

栄養教育に携わる管理栄養士の**理念**（principle）**の形成**は重要である。この理念が，専門職としての立ち位置やその態度を左右するからである。栄養教育の意志決定の中心には本人・家族を位置づけていくことが求められる。栄養教育のプロセスにおいて，本人・家族のニーズは何か，求めていることは何かを，常に優先して検討していくことが重要とされる。それゆえ，本人・家族（利用者）を主体とした介護保険制度における栄養ケア・マネジメントや介護予防事業においては，本人・家族と管理栄養士との双方向的コミュニケーションを重視して，医療保険制度における栄養食事**指導**に対して，栄養**相談**という用語が用いられた。

マズロー（Maslow, A. H.）の欲求五段階説に従って，人の**「食べること」**を考えてみると，図1－1に示すように，生理的欲求としての**食欲**は，人が生きる基本的な欲求であるので，食欲の回復や，場合によっては食欲を軽減するための支援が必要となる。次の**安全の欲求**は　食べ物や食事の安心・安全を求める欲求である。人々は食べ物の入手や準備に困難を感じたり，誤嚥の危険があると不安になり，食品・食事の管理環境が不衛生になると安心して食べることができない。次の**社会的**

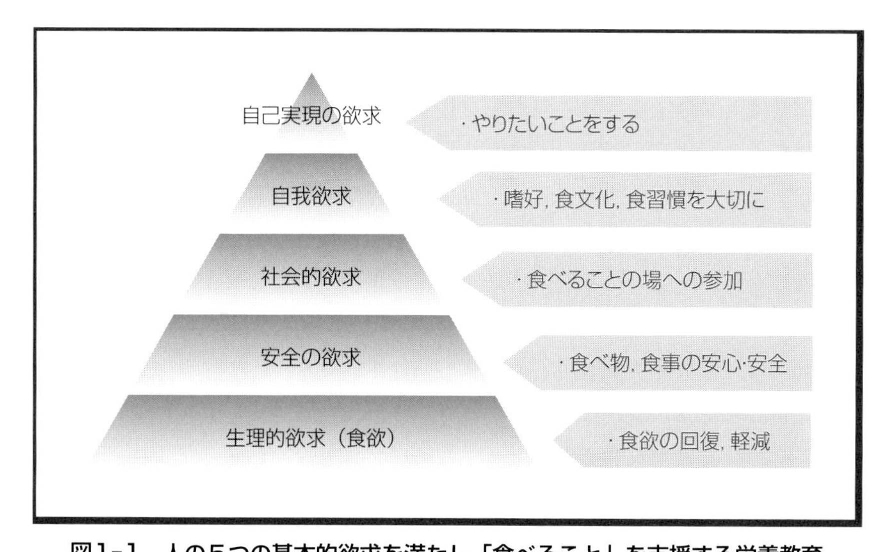

図1-1　人の5つの基本的欲求を満たし「食べること」を支援する栄養教育

出典）マズローの欲求五段階説をもとに作成

欲求は，人が食事を楽しみ，食事を通じたコミュニケーションを図ることへの欲求である。次の**自我欲求**は，その人自身の嗜好，食文化，食習慣など，その人自身が長い間に培ってきた，あるいは，親から子へ，子から孫へと継承されてきたこれらの本人や家族の個性が尊重されることへの欲求である。そして，**自己実現の欲求**は，人が生涯にわたりもち続けることになる「やりたいこと」をして自己実現を図りたいという欲求である。

管理栄養士による栄養教育は，単に体重の改善や検査値の改善に留まらずに，本人・家族にとっての**尊厳**や**自己実現**とはどういうことか，**全人的な深い理解**ができているか，そして，その人が根源的にもっている「食べること」に関する欲求を満たし，「食べることの楽しみ」を大切に支援するという理念のもとに取り組みたい。

2. 栄養教育の対象と機会

（1）ライフステージやライフスタイルからみた対象と機会

栄養教育の対象をライフステージの観点からみると，出生前の胎児期，出生後の新生児期，乳幼児期，学童期，思春期，成人期（青年期，実年期，向高年期），高齢期（前期・後期）に分類される。栄養教育の課題としては，各ライフステージごとに成長，発育，発達，加齢に関する問題，生理的特徴に関する問題についてがある。また，それぞれのライフステージにおいては，様々なライフスタイル（生活習慣）があり，栄養教育の課題がある（4章から12章参照）。

（2）健康状態からみた対象と機会

栄養教育の対象を健康状態からみると，健康，半健康，半病気，病気の状態である。予防医学における予防の概念は，**一次予防**，**二次予防**，**三次予防**の3段階に整理できる。

生活習慣病予防における一次予防は，健康な者（疾病前段階）を対象にした健康づくり，疾病の予防である。二次予防は，疾病の者を対象に，症状が出現する前の時点で早期発見し，早期治療を行う。三次予防は，症状が出現した者を対象に，疾病の治療，重度化予防，合併症の発症や後遺症を予防する。

介護予防における一次予防は，活動的な状態にある高齢者を対象に，生活機能の維持・向上に向けた取り組みを行い，要介護状態になることの予防を行う。二次予防は，生活機能低下の早期発見，早期対応をし，要支援状態となることを遅らせる。三次予防は，要支援・要介護状態にある高齢者を対象に，要介護状態の改善や重度化予防を行う。

生活習慣病予防や介護予防の観点からは，対象者を図1-2のように分類するが，いずれも対象者の健康・栄養状態を正しくアセスメントし，栄養教育や健康教育を

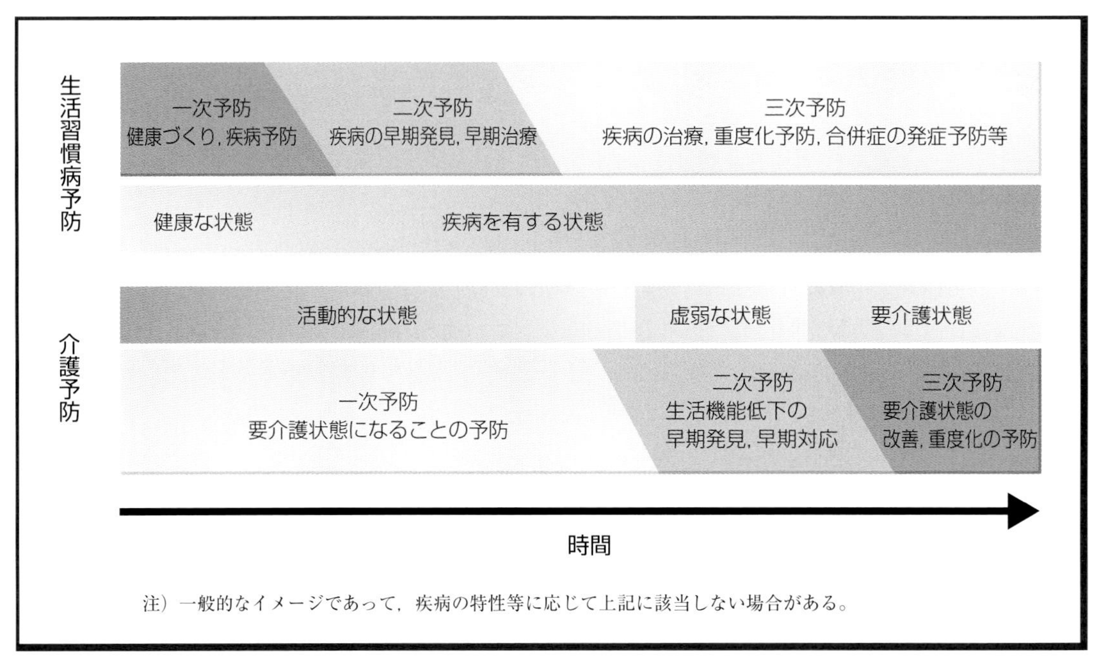

図1-2　生活習慣病予防および介護予防の「予防」の段階

出典）厚生労働省「介護予防マニュアル改訂版」，p.2, 2012.3

表1-1　栄養教育の場

栄養教育の場	施設等例
地域保健の場	都道府県，保健所，市町村保健センター等
産業保健の場	事業所，寮等
学校教育の場	幼稚園，小学校，中学校，高等学校，教育委員会等
給食経営管理の場	学校，児童福祉施設，事業所，病院等
福祉の場	児童福祉施設，老人福祉施設，障害者支援施設等
医療の場	病院，診療所（在宅訪問を含む）等
介護の場	介護老人保健施設，介護老人福祉施設（特別養護老人ホーム），介護療養型医療施設（病院，診療所），通所サービス，在宅訪問（居宅療養管理指導等）等

実施する必要がある。

表1-1には，栄養教育の場について，施設等の例を示した。

（3）個人・組織・地域社会のレベル別にみた対象と機会

栄養教育は個人だけでなく，学校や事業者などの組織や，地域社会も対象にして行われる。それぞれのレベル別に，栄養教育を展開する必要がある。

高齢期について，**地域包括ケアシステム**における栄養教育の例が挙げられる。「持続可能な社会保障制度の確立を図るための改革の推進に関する法律」（平成25年法律第112号）第4条第4項によれば，地域包括ケアシステムとは，「地域の実情に

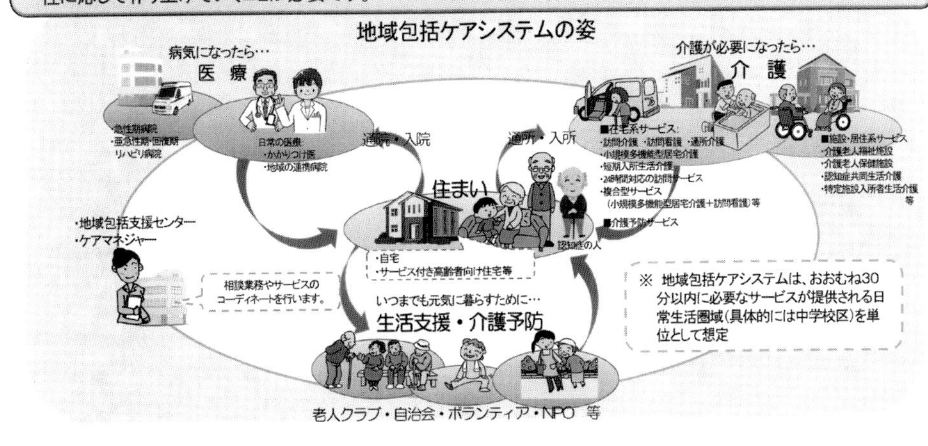

図1-3　2025年の地域包括ケアシステムの姿

出典）厚生労働省「介護保険制度の見直しに関する意見」平成25年12月20日介護保険部会概要資料より

応じて，高齢者が，可能な限り，住み慣れた地域でその有する能力に応じ自立した日常生活を営むことができるよう，医療，介護，介護予防，住まい及び自立した日常生活の支援が包括的に確保される体制」をいう。市町村は，団塊の世代が75歳以上となる2025年を目途に地域包括ケアシステムの構築を推進している。

図1-3に「2025年の地域包括ケアシステムの姿」を示した。市町村の地域包括ケアシステムの推進により，病院，施設からの在宅サービスのスムーズな移行が強化され，医療（病院），施設，在宅サービスの連携の強化が求められ，管理栄養士による継続的な栄養教育が重要となっている。

医療や介護が必要な高齢者には，通所型や訪問型の栄養教育がある。訪問型の栄養教育（**訪問栄養食事指導**）は，医療保険による**在宅患者訪問栄養食事指導**や，介護保険による**居宅療養管理指導**（要介護者対象），**介護予防居宅療養管理指導**（要支援者対象）が制度化されている。

また，医療の場における在宅復帰支援のための入院中の本人や家族への栄養教育，施設入所時から在宅復帰へのスムーズな移行をはかるため，本人，家族への栄養教育がある。

通院や入院における医療の場や施設・居住系サービスにおける介護の場での栄養

◘在宅患者訪問栄養食事指導
医師の指示に基づき，通院が困難な患者宅へ管理栄養士が訪問し，患者や家族などに食事計画案または食事指導せんを交付し，指導を30分以上行う（月2回まで）。

◘居宅療養管理指導・介護予防居宅療養管理指導
在宅療養で通院が困難な介護保険サービスの利用者宅へ，医師，歯科医師，薬剤師，管理栄養士または歯科衛生士等が訪問し，医師の指示に基づき管理栄養士においては，栄養管理に係る情報提供および指導または助言を30分以上行う（月2回まで）。

コンサルテーション
異なる専門性職種の者が，援助対象である問題状況について検討し，よりよい援助の在り方について話し合うプロセス。

教育はもちろんのこと，現在は，在宅での栄養教育，栄養相談が重視されている。そのために栄養教育等担当者間への情報の連携，特に退院，施設退所時での本人，家族への栄養教育，栄養相談が重視されている。

一方，栄養教育における管理栄養士間の情報の連携，多職種間情報連携や他の専門職への**コンサルテーション**が重要である。

公的機関や専門職による制度に基づくサービスや支援（フォーマルサービス）以外の**インフォーマルサービス**を担うボランティア等の住民の育成も管理栄養士が担う栄養教育の一環として求められている。

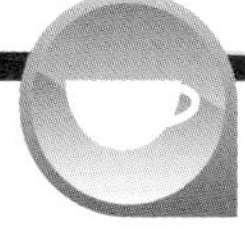

●インフォーマルサービス●

フォーマルサービス以外の支援のこと。具体的には，家族や近隣の友人，民生委員やボランティア，非営利団体（NPO）などの制度に基づかない援助などが挙げられる。なお，介護予防における日常生活支援総合事業には，栄養改善のための配食，買物支援，供食の場の提供などが位置づけられている。

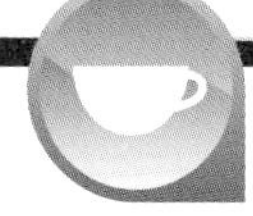

●介護予防・日常生活支援総合事業●

市町村の地域支援事業において多様なマンパワーや社会資源を活用し，要支援者を含めた地域高齢者に介護予防や配食・見守り等の生活支援サービス等を市町村の判断・創意工夫により総合的に提供する事業である。介護予防のための訪問型・通所型サービスには管理栄養士による栄養相談があり，その他の住民による生活支援サービスには栄養改善を目的とした配食，食材調達，買い物支援，共食の場の提供などが位置づけられている。

参考文献

・Green L.W., Kreuter M.W.：Health Promotion Planning An Educational and Environmental Approach. Second Eds., Mayfield Publishing Company, 2000
・中村丁次，吉池信男，杉山みち子編：生活習慣病予防と高齢者ケアのための栄養指導マニュアル，第一出版，2002
・杉山みち子：栄養ケア・マネジメントにおける栄養教育．中村丁次編．チーム医療に必要な人間栄養の取り組み．第一出版，pp.253-275，2012
・平成24年度厚生労働省「介護予防マニュアル：第4章　栄養改善」（委員長　鈴木隆雄第4章　杉山みち子，高田和子），2013．http://www.mhlw.go.jp/topics/2009/05/tp0501-1.html
・フランク・ゴールド，小口忠彦監訳：マズローの心理学，産能大学出版部，2003

第2章 栄養教育のための理論的基礎

栄養教育は，健康や生活の質の向上を目指したより良い食生活の実践を支援する活動である。健康的な食生活の実践には，個人が知識や態度を身につけるだけでなく，食環境が整っていることも必要である。したがって，栄養教育では，直接対象者を教育すること以外に，組織・地域づくり，環境づくりも扱う。ここでは，より良い食生活の実践を促すために必要な個人の行動変容や環境整備について理論的基礎を解説する。加えて，栄養カウンセリングおよび行動変容を促すコミュニケーションの方法ついても学習する。

1. 栄養教育と行動科学

(1) 行動科学の定義

行動科学（behavioral science）とは，「人の行動を総合的に，理解し，予測・制御しようとする実証的経験に基づく科学」と定義される。動物の行動を含む定義もあるが，ここでは人に限って説明を進める。

この定義にはいくつかのポイントがある。まず「行動」を対象にしているという点である。行動は，ある条件下においてみられる運動や反応と定義されるため，学問領域によっては，生理的な反応（例：血圧があがる）や意識の変化も行動として扱われる。しかし，栄養教育では観察可能な行動としての**食行動**（eating behavior）を扱う。

生理的な反応
心理学では，生理的な反応も行動と考える。刺激－反応理論のもとになったパブロフの犬の実験でも，犬がえさを見ると，よだれを出すという反応を行動として捉えている。

次に，「総合的」に扱う学問であるという点である。行動科学は，心理学，生物学，文化人類学，社会学，教育学，公衆衛生学，経済学など，多様な学問領域に渡って研究されている。なぜなら，人の行動を個体的にみる場合，集団的・文化的に見る場合など，研究の切り口が分野によって異なるからである。栄養教育では，これらの研究成果から，食行動の変容に応用できる理論やモデルを採用している。

次のキーワードは，行動を「理解」し，「予測・制御」することである。人の行動は複雑で，他人の行動どころか，自分自身の行動がどうして起こるのか，理解するのは難しい。行動科学は，その複雑な行動をまず，理解するところから始まる。理解を助けてくれるのが，理論やモデルである。理論やモデルを用いて，その行動にどのような要因が関わっているのか，整理することで，ある程度理解することが可能になる。理解ができると，「今，この状況だから，次こうなるかもしれない」という予測ができたり，「今，この状況だから，こういう支援をすると，行動は改善されるかもしれない」という制御（コントロール）ができる。

「理解・予測・制御」のキーワードの内，栄養教育では，制御が最終的に求められる。それは，栄養教育では食行動の変容を目的としているからである。行動を制御するためには，まず行動を理解する必要がある。よって，栄養教育論には，行動科学の理論やモデルの学習が含まれている。

行動科学の理論やモデル
栄養教育で用いる理論やモデルは，主に心理学，公衆衛生学，社会学の他，近年では，行動経済学で用いられているものを応用している。

最後に，行動科学は，「実証的」であるという点である。つまり，誰か一人の意見から提唱されたものではなく，研究成果から導かれできた科学である。理論やモデルは統計的な結果から誕生されたものであり，多くの人があてはまる要因が理論やモデルとして構成要因になっている。

（2）理論とモデル

栄養教育において，食行動の変容を促そうとした場合，自分の勘や経験だけではなく，行動科学の**理論**（theory）や**モデル**（model）を用いた方が効率よく行える。それは，理論やモデルが統計的な結果によって提唱されたため，多くの人にあてはまる要因をおさえているからである。

理論やモデルは，複数の**概念**（construct）から成る。理論は基礎的なことを説明する場合が多く，モデルは実践的現場の課題を解決するために生まれたものが多い。理論やモデルは，研究者それぞれの視点で提唱されているため複数あるが，対象が人であることから，異なる理論やモデルでも共通あるいは類似する概念がある。

理論やモデルを構成する概念は，**認知**（cognition）であることが多い。認知とは，人の考えや気持ち，すなわち頭で考えていることである。たとえば，行動科学で扱う態度（attitude）はその人の価値観（例：重要だと思っているか，好きか嫌いか）を指す。他にも，栄養教育でもよく用いられる概念である自己効力感（セルフ・エフィカシー）も，その人が行動を実行できる確信の程度であり，その人の気持ちすなわち認知である。

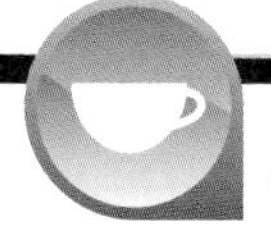

●共通・類似する概念が含まれる理論・モデル●

異なる理論やモデルでも共通あるいは類似する概念が含まれる例として，プロチャスカら（Prochaska, J. O., et al.）が提唱したトランスセオレティカルモデル（transtheoretical model）があげられる（p.23参照）。トランスセオレティカルモデルには，理論（theoretical）をまたがった（trans）モデルという意味がある。これは，プロチャスカが過去の心理学の理論を統合し，再整理してできあがったモデルだからである。したがって，トランスセオレティカルモデルの行動変容プロセスには，刺激–反応理論を応用した刺激統制や行動置換などの行動技法が含まれていたり，行動変容ステージは意思決定バランスや自己効力感（セルフ・エフィカシー）との関係が深い。

(3) 栄養教育における行動科学の応用

栄養教育において行動科学を応用すると，食行動の予測がある程度できるため，栄養教育を効率よく進める長所がある一方で注意点もある（図2-1）。

長所
- 勘や経験に頼らない栄養教育の計画・実施・評価ができる
- 客観的な評価ができる
- 行動の変化の過程を把握・評価することができる
- 実施者間で，共通の言語で情報が共有できる

注意点
- 行動科学を用いても，人の行動をすべて理解できるわけではない
- 各理論・モデルの特徴を理解する
- 複数の理論・モデルを組合せて用いる

図2-1　行動科学を用いる長所と注意点

長所として重要な点は，「勘や経験に頼らない栄養教育の計画・実施・評価ができる」という点である。行動科学の活用は**PDCAサイクル**（plan-do-check-act cycle）のアセスメントから始まる。アセスメントにおいて，ただ聞きたいことを並べるのではなく，理論を決めその概念をアセスメント項目に加える。そうすることにより，望ましい行動に足りない点がわかり，どのような計画を立てたらよいかがわかる。さらに，行動科学を用いることにより，行動が変化する過程の認知的要因（例：自己効力感）の変化が把握できるため，行動まで変化していなくても，変化の過程を把握できる。認知的要因は目に見えないものであるため，行動科学の概念を用いることにより，実施者間で情報共有が容易になる（例：自己効力感はまだ十分高まってない）。

ただし，理論やモデルは統計的な結果から誕生しているため，すべての人の行動を説明できるわけではない。統計には必ず外れ値があり，同じ人でも状況によって異なる。おおよその部分は説明できても，詳細まで説明できないことを理解し，実際の栄養教育では，個別対応が必要な場合もある。また，理論やモデルには特徴があるため，実際用いるときは，個々の特徴を把握し，組み合わせて用いる。概念だけを利用するのでも構わない。栄養教育に行動科学を活用した例を示す（図2-2）。

2. 行動科学の理論とモデル

(1) 刺激－反応理論

刺激－反応理論（stimulus response（S-R）theory）とは，「行動は刺激に対する反

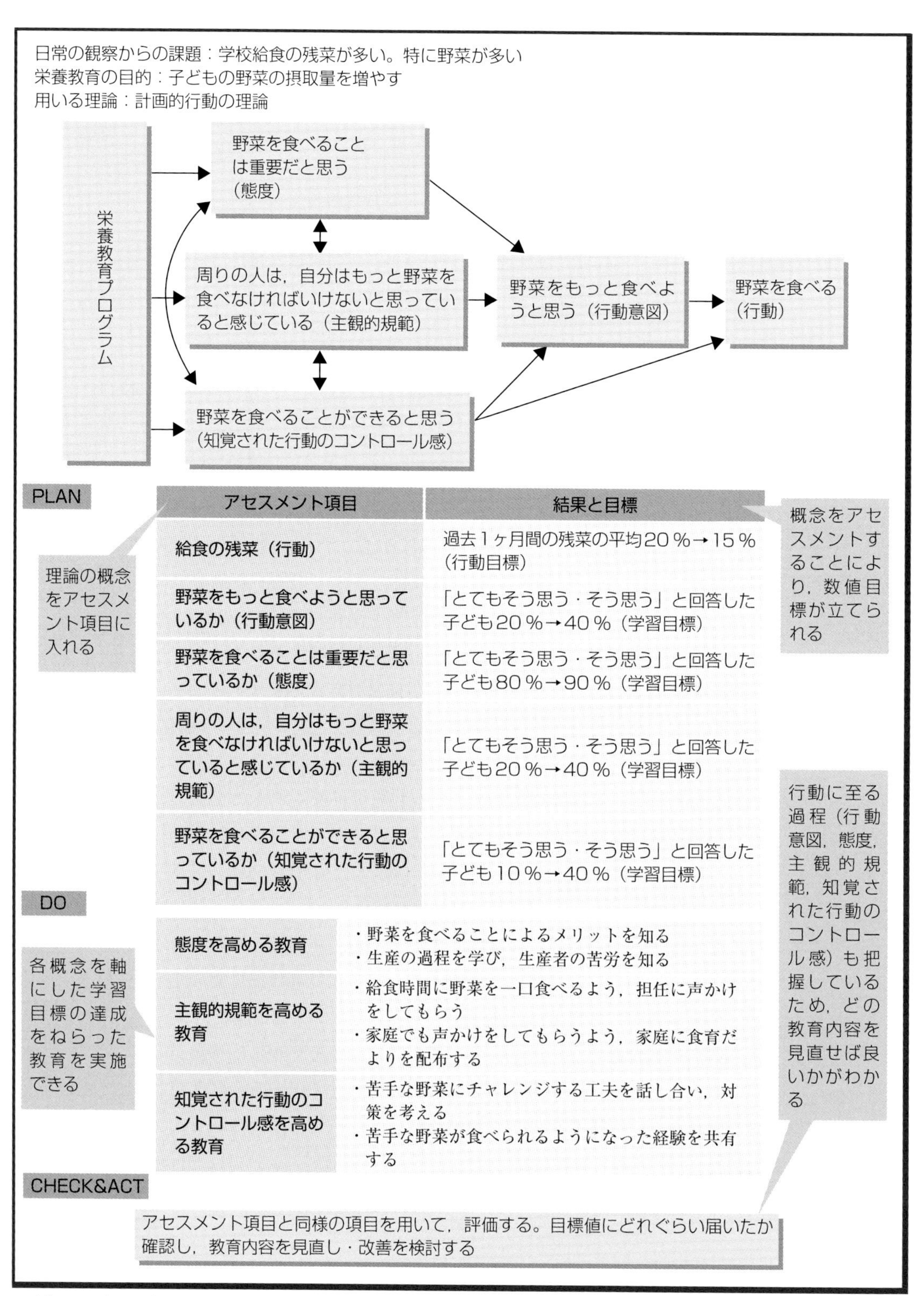

アセスメント項目	結果と目標
給食の残菜（行動）	過去1ヶ月間の残菜の平均20％→15％（行動目標）
野菜をもっと食べようと思っているか（行動意図）	「とてもそう思う・そう思う」と回答した子ども20％→40％（学習目標）
野菜を食べることは重要だと思っているか（態度）	「とてもそう思う・そう思う」と回答した子ども80％→90％（学習目標）
周りの人は，自分はもっと野菜を食べなければいけないと思っていると感じているか（主観的規範）	「とてもそう思う・そう思う」と回答した子ども20％→40％（学習目標）
野菜を食べることができると思っているか（知覚された行動のコントロール感）	「とてもそう思う・そう思う」と回答した子ども10％→40％（学習目標）

態度を高める教育	・野菜を食べることによるメリットを知る ・生産の過程を学び，生産者の苦労を知る
主観的規範を高める教育	・給食時間に野菜を一口食べるよう，担任に声かけをしてもらう ・家庭でも声かけをしてもらうよう，家庭に食育だよりを配布する
知覚された行動のコントロール感を高める教育	・苦手な野菜にチャレンジする工夫を話し合い，対策を考える ・苦手な野菜が食べられるようになった経験を共有する

※理解しやすいよう，ここでは1つの理論を示し，内容も理論に沿ったもののみを示した

図2-2　「野菜摂取量を増やす」栄養教育に行動科学を応用した例

応である」という理論である。刺激と反応の関係から説明できる理論について，以下に例をあげ解説する。

1）レスポンデント条件づけ

レスポンデント（respondent）とは反応するということである。**刺激**によって起こる反射的行動が変化する過程で，**古典的条件づけ**ともいう。パブロフ（Pavlov, I.P.）が犬の実験から見出した理論で有名である。餌を与えると唾液を分泌する犬に音を聞かせながら餌を与え続けると，音を聞かせるだけで唾液分泌をするようになる。餌により唾液分泌が起こることが「無条件刺激」，音は元々は唾液分泌と無関係の「中性刺激」，それが繰り返しの学習により，音が「条件刺激」に変化して，音を聞くと唾液を分泌するという現象である（図2-3）。

2）オペラント条件づけ

オペラント（operant）とは，環境（environment）を操作（operate）するという意味で，スキナー（Skinner, B. F.）による造語である。行動はその行動に伴う結果が反応頻度に影響を及ぼすというもので，スキナーはレバーを押すと餌が出る箱でネズミを用いて実験した。ネズミが偶然にレバーを押して餌を得ると，繰り返しているうちに餌を得るために自発的にレバーを押すようになる。この時の餌を「正の**強化子**」といい，餌が得られたという望ましい結果により行動の頻度が高まる。一方，レバーを押すと電気ショック（「負の強化子」）があるような場合は，望ましくない結果によりレバーを押さなくなる（図2-4）。オペラント条件づけの特徴は，学習により「自発的な行動」がその後の結果で変化を受けるところにある。

3）刺激統制

刺激統制（stimulus control）とはレスポンデント条件づけを応用した行動変容技法で，行動を起こす刺激をコントロールする方法である。食行動においては，現在の状況を観察して問題となる行動の刺激（きっかけ）を取り除いたり，食行動を改善するために必要な環境を整えるなどがある。具体的事例では，「見えるところに菓子を置かない」，「よく食べる人の近くに座らない」，「野菜を常に冷蔵庫に入れておく」があげられる。

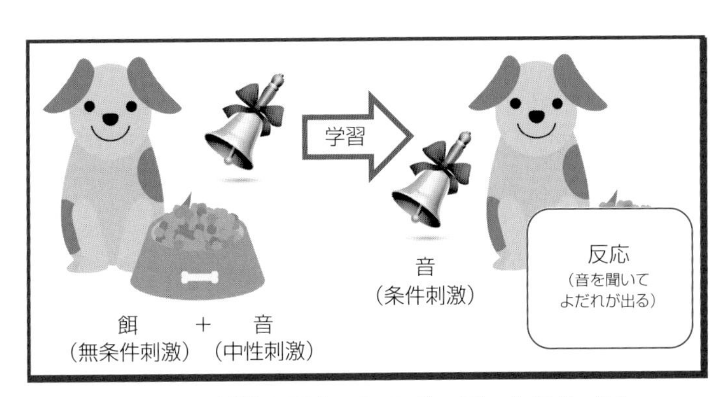

図2-3 刺激と反応：レスポンデント条件づけ

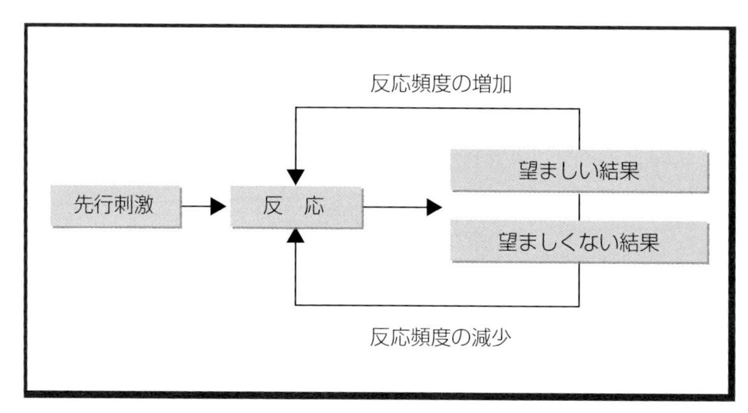

図2-4　刺激と反応：オペラント条件づけ

表2-1　オペラント強化の組み合わせ

行動の後の刺激	＋	－
望ましい結果（正の強化子）	行動が増える（正の強化）	行動が減る（消去）
望ましくない結果（負の強化子）	行動が減る（罰）	行動が増える（負の強化）

4）反応妨害・拮抗／行動置換

反応妨害・拮抗（response prevention），行動置換（counterconditioning）もレスポンデント条件づけを応用した行動変容技法である。反応妨害・拮抗は，望ましくない反応に対して，それを妨害したり，拮抗させるものである。行動置換は，単に反応（行動）したものを別の行動に置き換えるものである。すなわち，刺激統制が「刺激」に対する方法であり，反応妨害・拮抗，行動置換は「反応」に対する方法である。反応妨害・拮抗，行動置換の具体的事例には，「食べたくなったら３分間我慢する」（反応妨害・拮抗）や「間食をしたくなったら散歩に行く」（行動置換）があげられる。

5）オペラント強化

オペラント強化（operant reinforcement）はオペラント条件づけを応用した行動変容技法である。強化には基本的な組み合わせで４つの種類がある（表2-1）。行動の後にある刺激を加える（＋）と行動が促進された場合を**正の強化**が生じたとし，その刺激を「正の強化子」と呼ぶ。逆にある刺激を取り除いて（－），行動が増えることを「負の強化」といい，取り除いた刺激は「負の強化子」と呼ぶ。行動を減らすためには，正の強化子を除く（消去）か，負の強化子を加える（罰）。食行動の具体例では，「目標体重に近づいたら，自分で食物以外のごほうびを買う」（**自己強化**），「野菜を食べたら，ほめられた」（社会的強化）があげられる。

消去と罰
オペラント条件づけにおける消去は，一度強化された行動でも正の強化子が続かないと行動が減ってくることであり，罰は負の強化子が加わると望ましくない刺激となり，行動が減ることである。

（2）KAPモデル

KAPは，知識（knowledge），態度（attitude），習慣（practice）の頭文字である。

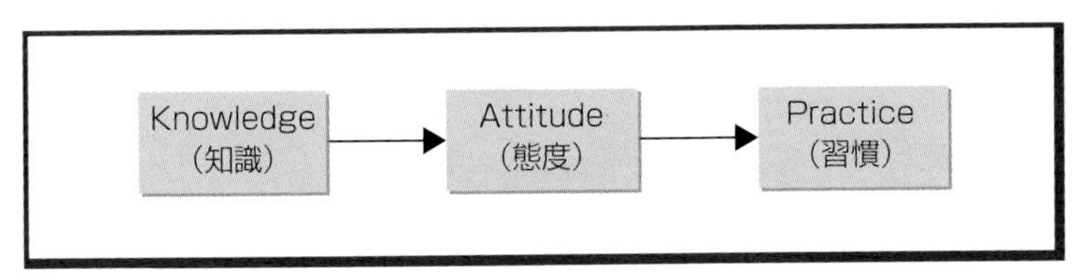

図2-5 KAPモデル

知識が身についていれば，望ましい態度が形成され，行動に結びつくという考え方が**KAPモデル**である（図2-5）。1940年代は，健康教育においてまずは知識の普及が重要であるとされ，感染症や伝染病に対しては非常に有効であった。しかしながら，長年の生活習慣が影響する生活習慣病においては，必ずしも知識があっても行動変容へは結びつきにくいとされ，その後の行動科学の研究につながった。

KAPモデル
KAPのP（習慣）の代わりに行動（behavior）を用いてKABモデルともいわれる。

（3）ヘルスビリーフモデル

ヘルスビリーフモデル（health belief model：健康信念モデル）は，疾病に対する予防行動のモデルとしてローゼンストックやベッカーら（Rosenstock, I. M., Becker, M. H., et al.）によって提唱された。健康，疾病に対する信念，認識が予防行動をとる可能性に影響を及ぼすというものである。

人が健康行動，予防行動を起こすには，ある疾病に対して**脅威**を感じること，そ

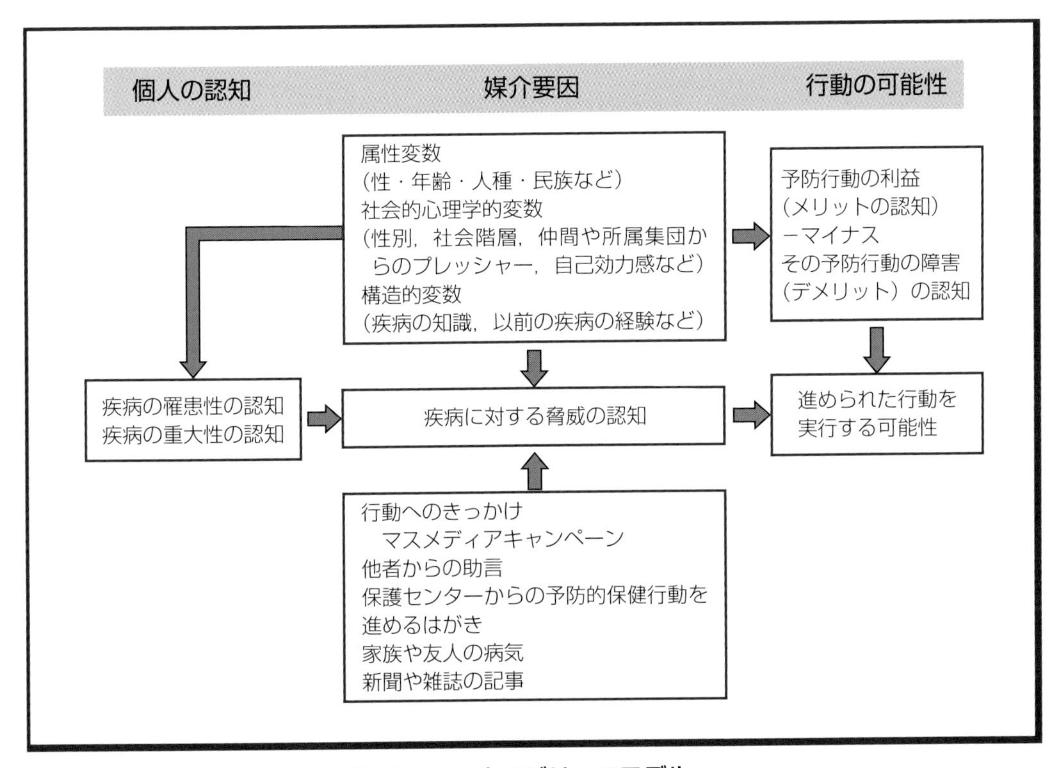

図2-6 ヘルスビリーフモデル

出典）Becker, M. H., et al., 一部改変

して予防行動をとることによるプラスの面がマイナスの面を上回ることが必要になる（図2-6）。疾病に対する脅威には，疾病にかかるかもしれないと思う**罹患性**と，疾病にかかったら大変なことになると思う**重大性**の2つが条件とされる。予防行動実行の可能性に関わるプラス面を**有益性**，マイナス面を**障害**といい，有益性をメリット，障害をデメリットとすると，その知覚のバランスを**意思決定バランス**という。このように，健康，疾病に対する信念を確認し，脅威に影響を及ぼす「行動のきっかけ」等を利用して，さらに有益性を高め，行動に導くようにすることで効果的に健康教育や栄養教育が実施できる。

たとえば，高血圧症，糖尿病，脂質異常症などの生活習慣病においては，合併症への「罹患性」「重大性」を感じていて，服薬や治療プログラムに参加することの「有益性」を理解し，服薬やプログラムへの参加上の「障害」を感じていない人は，実行可能性は高いことがこのモデルから説明できる。

実行可能性
実行可能性には，社会的認知理論のセルフ・エフィカシーも関係していることがわかり，後にヘルスビリーフモデルの1つの変数として加えられた。

（4）計画的行動理論

計画的行動理論（theory of planned behavior）は，フィッシュバインとエイゼン（Fishbein, M. & Ajzen, I.）によって提唱された合理的行動理論をエイゼンが発展・確立させたものである。人が行動しようと思う気持ち（**行動意図**）は，行動に対する本人の態度（**行動への態度**）と周囲の期待に応えたいという気持ち（**主観的規範**）とその行動をできると思っているか（**知覚された行動のコントロール感**）によって影響を受けるというものである（図2-7）。

行動への態度は，その行動に対して自分にとって価値があると前向きにとらえることができ，行動をとることでよい結果が得られると強く思うほど行動に結びつ

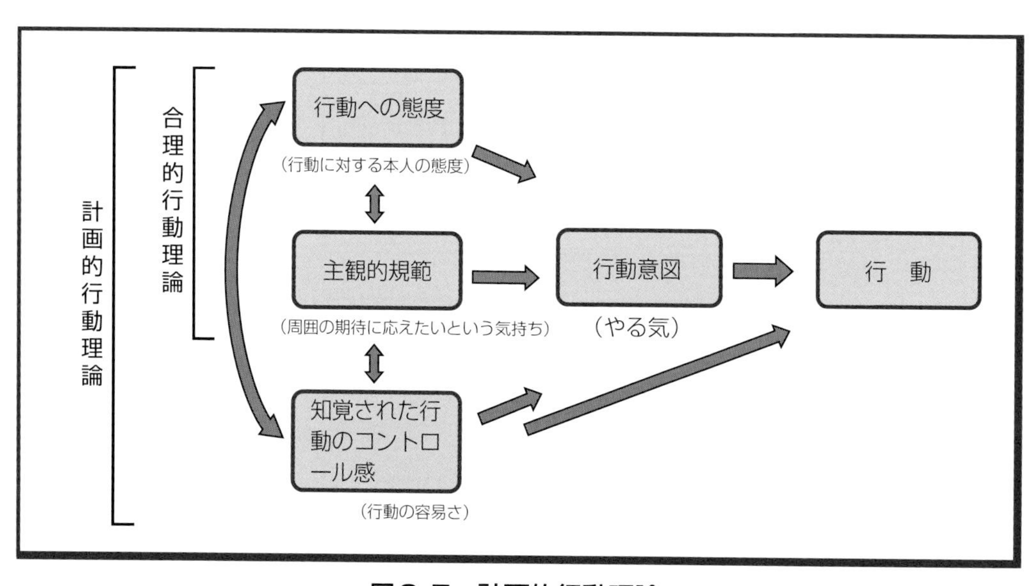

図2-7　計画的行動理論

く。主観的規範は，周囲の自分にとって身近で大切な人からその行動をとると期待されていると認識し，その期待に応えたいと思うことをいい，それが強いほど実行につながる。知覚された行動のコントロール感は，その行動をする上で，必要なスキルや資源を持っていると思い，それによりその行動をできるという自信のことをいう。これらの３要因はお互いに影響を及ぼし，各変数を肯定的に考えているほど行動が起こりやすい。

（５）社会的認知理論（社会的学習理論）

社会的認知理論（social cognitive theory／social learning theory）は，人の思考や動機づけ，行動を分析し理解する理論である。栄養教育やヘルスプロモーションプログラムにおいて広く用いられている（表２-２）。バンデューラ（Bandura, A.）は，人の行動が個人的要因，行動要因，環境要因により相互に影響されると考え（相互決定主義），1970年代に社会的学習理論を提唱した。

1980年代には社会的認知理論として，人の行動を多角的に理解する包括的な理論に発展した。個人的要因には内的思考と感情，行動要因には知識やスキルが含まれ，両者を併せて行動に移す能力（行動能力）という。環境要因は物理的・社会的環境を含み，周囲の人々から影響を受ける個人間の関係に着目した。主な概念には，観察学習，結果期待，効力期待（自己効力感），セルフコントロールがある。

１）個人的要因

個人的要因には，**結果期待**，**自己効力感**（セルフ・エフィカシー，self-efficacy），強化，障害，目標と目標への意図，再発防止が含まれる。行動の動機づけには，結果期待および自己効力感が重要である。結果期待は，期待される結果に確信を持ち，その結果に価値があると思うときに高まり，行動変容の理由づけとなる。

観察学習（モデリング）は，自分で体験しなくても他人の行動を見たり話を聞いたりするだけでも新しい行動を学習することであり，手本となる対象（モデル）を設定したり，境遇の似た人の体験談を聞くことやDVDで参考になる行動を観察することで行動変容が期待できる。

自己効力感は，実行しようとすることに対する自信のことである。自信があれば実行率は高く，失敗や困難を伴っても諦めずにストレスと感じることなく，行動をうまく行うことができる。自己効力感を高める方法として，４つの情報源が示されている（図２-８）。

たとえば，糖尿病患者に対して，減量目標を決めて食事量を段階的に減らして目標達成につなげる成功体験（自己の成功体験）を積ませ，食事療法を維持している患者からの体験談を聞かせ（代理的経験），「あなたならできますよ」という専門職からの説得（言語的説得）により自己喪失を克服できる。運動を始めたばかりの患者が少し運動しただけで息切れがし，「やっぱり自分には無理だ」と思うときに，

効力期待
ある結果へと導く行動を自分でできることへの期待。

結果期待
結果期待は，自分の行動がある結果をもたらすことへの期待であり，計画的行動理論の「行動への態度」やヘルスビリーフモデルの「有益性」と類似した概念である。

観察学習
家族が共通の行動パターンを持っていることは，観察学習により説明できる。

表2-2　社会的認知理論の主な概念と栄養教育への応用

構成概念	定義	栄養教育への応用
結果期待	行動の結果（アウトカム）に対する期待	行動変容に対する肯定的アウトカム（有益性）を高め，否定的アウトカム（障害）を克服する 社会的アウトカム（社会規範），自己評価的アウトカム（満足感と自尊心）を満たす行動を選ぶ
結果予期	予期される結果に置く価値のこと	結果予期をアセスメントし，健康的なアウトカムの価値を高めるような活動を計画する
行動能力	行動を実行に移すための知識や技術	必要な栄養・食知識，認知的スキルやクリティカルシンキングスキルを身につけるため，配布資料，実演，ビデオ，講演や討論会を計画し，食品購買・調理スキルなどの行動に必要なスキルを提供する
観察学習（モデリング）	他者の行動観察を通じての学習	行動を起こさせることに関連して目標行動の実演やロールモデルを設定する
自己効力感（セルフ・エフィカシー）	意図した行動を適切に行うための自分の能力に対する信念	行動目標は少しの努力で変容することにより達成できるように設定するとともに，成功体験やモデリングの利用，フィードバックと奨励，生理的状態からの情報を得て支援する
強化	反応を増強または減弱させる刺激	目標達成のために外的強化（報酬や誘因）を提供したり，学習者自身が達成した成果には価値があると評価することで自己強化を強めたりする
セルフコントロール	学習者自身が行動を自己制御し，自己管理すること	行動を自己管理するスキルを身につけるため，自己観察や自己契約の手法を用いて最終的に自己管理できるように練習する機会を提供する 自己管理スキルには，価値のアセスメント，セルフモニタリング，ゴール設定，ストレスマネジメントスキルが含まれる

①自己の成功経験：必ずできる目標を立て，達成することで自信をつける
②代理的経験：学習者と似ているモデルを参考にし，自信を高める
③言語的説得：説得力のある励ましが自己効力感を高める
④生理的・情動的状態：生理的状態を肯定的に捉えることが自己効力感を保つ

図2-8　自己効力感を高める４つの情報源

誰でもはじめはそうであること，次第に慣れていくと捉えることで自己効力感が低くならないようにする（生理的・情動的状態）。

強化は，行動が起こる可能性を増やしたり減らしたりする反応のことである。オペラント強化でいう正の強化や褒美のことをいう。行動に対して障害になる要因は，健康的な食物の入手しやすさやアクセスしやすさの欠如，健康に関わる資源の不足などがある。

目標と目標への意図は，目標が長期間にわたる方向づけを表し，目標への意図は計画的行動理論の行動意図に類似し，行動変容プロセスでは行動を起こすつもりであるという自己の解放にあたる。再発防止は，行動変容を維持するための戦略であり，**認知再構成**や行動置換，刺激統制や新たな目標設定が含まれる。

2）行動要因

行動要因には，行動に移す能力，**自己制御**・自己管理プロセス，**目標設定**が含まれる。行動に移す能力とは，行動を実行するための知識やスキルのことである。行動に移そうとしている学習者に役立つ情報を特定し，認知してもらうだけでなく，専門職が実演し学習者に試してもらうことにより実践につなげていく。

自己制御・自己管理プロセスは，自制心ではなく自己制御のプロセス・スキルの発達を通じて自己管理できるようにする。はじめに変容すべき行動を観察し，その行動の決定要因を明らかにして現実的な目標設定に必要な情報を得る。具体的な目標を設定し，その達成に必要な知識・スキルを学習する。目標達成までの進捗状況をモニタリングし，達成した時に報酬を与える。

目標設定では，達成した時に得られる自己満足により動機づけと自己効力感を高める。

セルフモニタリングは自己監視法ともいい，体重や血圧などの記録や目標の達成度，修正したい行動を自分で観察・記録し，さらに評価も行う。目標達成度を客観的に見ることが自己強化となり，**セルフコントロール**につながる。目標の達成度を○や×で記録し，×がつくと反省したり（負の強化子），○がつくと達成感を実感したりする（正の強化子）。セルフモニタリングの目標設定のポイントは，本人ができることを実行し（**スモールステップ法**），1つずつできるようにして自信をつけ，自己効力感を高めていく。

3）環境要因

環境要因には，物理的・社会的な環境，人々によって創造された環境などが含まれる。物理的・社会的な環境とは，具体的には家庭や学校，職場のほか，野菜や果物の摂取について地域の食料品店にあるか，または家族や友人が食べるかといった客観的要因である。それらに対してどう反応するか，その中でどう行動するか，それらを変えるためにどう働きかけるかによってコントロールする。人々によって創造された環境とは，職場や学校での栄養改善活動をするための委員会などである。栄養教育では支援的な環境を創造することが必要である。

栄養教育介入を設計する際には，自己効力感や目標設定のように社会的認知理論の一部の構成概念を選択して用いることが多い。行動変容の意図と実際の行動のギャップを埋め，行動変容を維持する力を引き出すような活動を開発する際に適している。行動に与える環境の重要性が指摘されており，栄養教育において支援的な環境づくりの推進が求められる。

物理的環境
物理的環境には，食物選択についてのアベイラビリティ（availability）とアクセシビリティ（accessibility）とがある。アベイラビリティは購入可能なフードシステムにおける食物の選択肢の範囲であり，アクセシビリティはアクセスのしやすさ，利用のしやすさのこと。

（6）ソーシャルサポート

ソーシャルサポート（social support）とは，個人を取り巻く対人関係の中でやりとりされる支援のことをいう。他者との対人関係を示す**ソーシャルネットワーク**に生じる機能の1つとされる。

ソーシャルネットワーク
ソーシャルネットワークは，ネットワーク内のメンバー数や結びつき，類似性，また構造に関連して接触の頻度，相互交流やサポートのタイプ，双方向の程度などにより特徴づけられる。

ソーシャルサポートは，健康行動を形成・維持するうえでストレス緩衝効果を期待できる。たとえば，糖尿病患者が家族の援助や患者会で助言を得ることにより，食事療法を長く続けていくストレスに対して上手くコーピング（対処）するようになる。実際にサポートを受け取ったか否かというより，サポートの利用可能性に関する信念（認識・期待）が重要とされている。

ハウスは（House, J.），ソーシャルサポートをその機能により**情動的サポート**，**評価的サポート**，**道具的サポート**，**情報的サポート**に分類した（表2-3）。情動的サポートと評価的サポートを情緒的サポート，道具的サポートと情報的サポートを手段的サポートという場合もある。ソーシャルサポートは，常にサポートされる人に役立つことを意図しているので，他の対人関係とは区別される。ソーシャルサポートやソーシャルネットワークの効果を高めるため，対象者が，いつ，誰から，どのようなサポートを必要としているのかを確認して対応する必要がある。

表2-3　ソーシャルサポートの種類と健康教育への応用例

種類	内容	健診受診に関する質問例*
情動的サポート emotional support	共感，安心，信頼などの提供（形のない援助）	あなたは配偶者の健康を気にかけていますか
評価的サポート appraisal support	自己評価に役立つ情報提供やフィードバック	あなたは，配偶者が食べ過ぎや夜更かしなどをしているとき，「健康によくない」と言いますか
道具的サポート instrumental support	実際に形のある援助やサービス（身の回りの世話，手伝い），経済的支援など	あなたは，配偶者の健康管理に金銭的な支援をしていますか
情報的サポート informational support	問題に対処するための知識や情報の提供，アドバイス	あなたから，配偶者に健康に関する話をしますか

＊健康保険組合員の既婚男性を対象とした配偶者の健診受診についての質問
出典）山本久美子，赤松利恵，溝下万里恵，武見ゆかり：配偶者の健診・検診受診と配偶者への健康に関するソーシャルサポートとの関連－既婚男性を対象とした検討－，日健教誌：29巻3号：pp.233-240，2012，一部改変

（7）ストレスマネジメント

1）ストレスとストレッサー

ストレスは生命体の生理学的な現象とされ，危機に陥った時に生体反応として精神的・身体的症状が生じる。精神的・身体的ストレス反応は，**ストレッサー**（ストレスを起こす出来事）の性質だけでなく，個人を取り巻く環境，人格，行動様式など複数の要因に影響される。個人のストレッサーに対する認識（感じ方，捉え方，考え方）がストレス反応に大きな影響を及ぼす。自分がコントロールできないことはストレッサーとして強く認識される。予測可能な出来事は予測できない出来事に比較してストレッサーとしての強度が低くなることが示されている。ストレッサーには

表2-4 ストレスコーピングにおける問題中心対処と情緒中心対処

問題中心対処	情緒中心対処
段階ごとに問題を考えてみる	その出来事にプラスの面をみつける
問題の解決方法をいくつも考えてみる	一歩退いて出来事を冷静に見直す
経験に照らし合わせて解決方法を考える	誰かが助けてくれることを願う
出来事の状況をもっと詳しく調べる	スポーツで気分転換する
問題解決のために積極的行動に出る	最悪の事態に備えて心の準備をする
専門家に相談する	人に当たって気分を紛らわす
家族とその問題について話し合う	食べることで緊張を和らげようとする
友だちに相談してみる	全て自分の胸のうちにしまっておく
	忙しくすることで忘れてしまおうとする
	どうにかなると考え，心配しないようにする

出典）中野敬子：ストレス・マネジメント入門　自己診断と対処法を学ぶ，p.44，金剛出版，2006，一部改変

外部からの刺激だけでなく，個人の心の内面における相反する意見や態度，要求も含まれる。

ストレスと健康状態の関係は身体的，精神的，情緒的，社会的側面から検討されている。身体的健康は身体がどの程度思うように機能しているか否かにより決定され，栄養状態に影響される。精神的健康は自分の価値観や信念などに基づいて人生を送っているか否かにより決定される。情緒的健康は自分の気持ちを知り，その気持ちを表現し，コントロールできることにより保たれる。

社会的健康は幅広い人間関係を持ち，いろいろな人とつながりを持つことにより保たれている。社会の一員として家族，友人，同僚などの人間的交流が機能しているか否かにより決定され，ソーシャルサポートと関係があり，多くの人の支援があるか否かはストレス対処に影響を及ぼすと言われている。

2）ストレスマネジメント，コーピング

ストレスマネジメント（stress management）は，ストレッサーを体験した時やストレス反応が生じる時に行われ，ストレスと上手に付き合っていくことである。**コーピング**（coping）とは，ストレッサーへの対処をいう。個人のストレッサーに対する受け止め方や対処方法には個人差があり，コーピングには**問題中心対処**（problem-focused coping）と**情緒中心対処**（emotion-focused coping）が提案されている（表2-4）。

問題中心対処は，問題を明らかにし，解決法を考えた中から最も有効で犠牲の少ないものを実行する。問題中心対処は周囲の状況を変えるために用いられるだけでなく，自分自身にも向けられる。情緒中心対処は状況や結果の意味を考え，その状況をコントロールしているという感覚を持つことにより，精神的安定を保つ。情緒中心対処はコントルールできない状況へ自分自身を適応させるだけでなく，問題から逃避することも含まれる。ストレッサーに対して他者から情報を得たり，気持ちを安定させるために話をきいてもらったりすることは，精神的・身体的健康を保つために有効であり，ソーシャルサポートの資源を多く持っている人の方が少ない人

に比較してストレスに関連した疾病に罹り難く，長生きすると報告されている。

(8) ナッジ

ナッジ（nudge）とは，「人をひじで軽く押したりつついたりする」ことを意味し，対象者の選択の自由を残しながらも，人が自然にある行動をとるように仕向ける方法を指す。行動経済学の分野で，セイラー（Thaler, R. H.）によって提唱された。

ナッジの基本となる理論に，カーネマン（Kahneman, D.）の**二重過程理論**（Dual Process Theory, 2003）がある（図2－9）。二重過程理論は人間の意思決定や推論などの思考を説明する理論であり，システム1とシステム2と呼ばれる2種類の思考システムが含まれる。システム1は直観的思考と呼ばれ，速く処理される長所がある一方で，間違った判断も多いという短所がある。システム2は熟考的思考と呼ばれ，判断に時間はかかるが，間違いが少ないという特徴がある。

ナッジは，人間の思考の特徴をとらえ，システム1に働きかけ，人の行動をコントロールしようとする方法である。栄養教育でナッジを活用するということは，システム1で判断したとしても健康的な食行動がとれるようにするということである。つまり，じっくり考えなくても（システム2の思考でなくても）健康な食行動がとれることになることから，健康に対して無関心な人たちにも働きかけることができる。

ナッジを食行動に活用したデフォルト（default：初期状態）と呼ばれる例として，ポーションサイズがある。人は最初に盛られた量で満足し，食事を終える傾向がある。つまり，小さい食器を用いる方が食べ過ぎを防止する。また，錯視の影響もあり，同じ量でも，小さい食器の方が多く盛られていると判断する。デフォルトのようなナッジは，行動に直接的に働きかけるナッジであり，最も効果が高い。他にも食行動に応用されるナッジをいくつか示す（表2－5）。

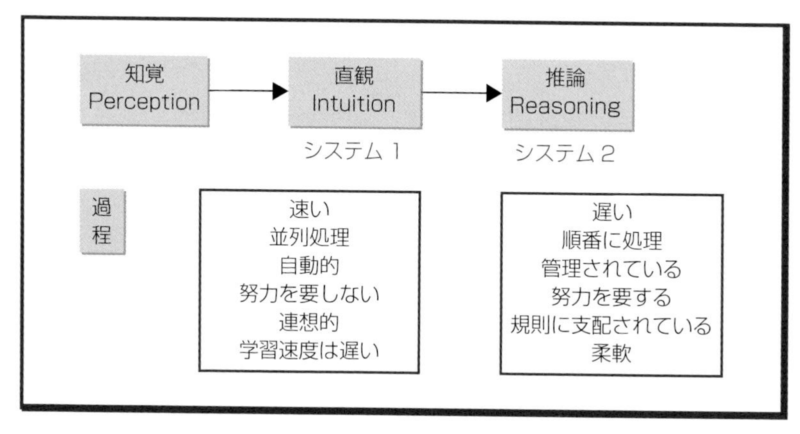

図2-9　二重過程理論

出典）Kahneman, D.: The American Economic Review, 93(5), p.1451, Fig1. Three cognitive systems より作成

表2-5　ナッジを食行動変容に活用する例

種類	例
デフォルト	食器のサイズを小さくする 健康なメニューをデフォルトにしておく
ハロー効果	○○先生のお勧めなどをメニューに書く （ハロー（halo）：他の情報に引きずられ，その物の価値が歪められる）
時間選好率	ヘルシーメニューを選ぶとポイントがもらえる （将来に消費することよりも現在に消費することを好むため）
魅力的	おいしそうなメニュー名にする メニューにおいしそうな写真をそえる
利便性	ビュッフェでは，野菜など食べて欲しいものを，先に並べる 食べやすいように切っておく，片手で食べられるようにする
規範	「みんなはすでに野菜を十分食べていますよ」と言うことで，食べなければという気持ちになる

（9）トランスセオレティカルモデル

トランスセオレティカルモデル（transtheoretical model：TTM）は，食行動変容を目的とした栄養教育介入において行動科学に関する理論を踏まえた取り組みとして重視されている。プロチェスカら（Prochaska, J. O., et al.）により禁煙教育の研究から開発され，300以上の心理療法を系統的に統合したモデルであり，肥満や運動などの生活習慣に関わる健康教育にも応用されている。**行動変容のステージ**，**変容プロセス**，自己効力感，意思決定バランスなどの要素から構成されている。行動しようとする態度と実際の行動の準備性により**無関心**（前熟考）**期**，**関心**（熟考）**期**，**準備期**，**実行期**，**維持期**の5ステージに分け（表2-6），各ステージに合わせて効果的に働きかける。

無関心期には，行動変容を試みたがうまくいかず，諦めて考えたくない人々も含まれる。関心期には，実行を重視するより動機づけを高める働きかけをする。準備期には，計画的行動理論における行動意図と類似した概念である行動変容の決意表明（**コミットメント**）を引き出す。これは**目標宣言**，**行動契約**ともいう。実行期には，新しい行動を日常的に少しずつ導入したり，ほかの行動も試してみたりしている。維持期には，新しい行動や実践を生活の一部として取り入れようとしているため，行動を維持し再発を防止するために努力し続ける必要がある。

意思決定バランスは，トランスセオレティカルモデルにおいて重要な概念であり，変化における**プロズ**と**コンズ**（pros and cons）を天秤にかける（表2-7）。プロズとは変化によって期待される利益に対する信念，コンズとは変化によって生じる対価である。行動のプロズがコンズに勝ると行動変容が起きると考える。実行前のステージでは，変化によってもたらされるコンズがプロズよりも多い一方，実行期には変化によるプロズはコンズよりも多いことが明らかになっている。

プロズとコンズ
プロズとコンズは，ヘルスビリーフモデルの知覚された有益性と障害や，計画的行動理論と社会的認知理論の結果期待に類似した概念である。

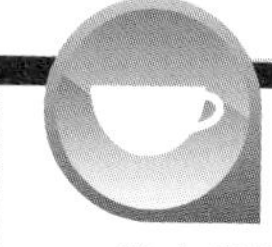

●特定保健指導における行動変容の準備性の活用●

特定保健指導においてトランスセオレティカルモデルを用いる場合，まず，減量のための準備性のチェックとして，やせたい気持ちはどれぐらいあるか，今までに減量したことがあるか，正しい減量法を理解しているか，その減量法を実行する意欲があるか，その減量法が継続できそうかを評価する。そして，ステージの前半である無関心期，関心期，準備期には行動変容の必要性に対する認知を高め，実行期には変容しつつある行動が維持されるように働きかける。行動変容ステージを用いることで，学習者の準備性に基づいた保健指導を実施することができ，また，評価指標としても活用できる。

表2-6　行動変容ステージの定義と行動の状態

ステージ	定義	食習慣改善に対する状態
無関心期 precontemplation	6か月以内に行動を変える意思がないステージ（行動変容前）	（食習慣改善に対して）関心はない
関心期 contemplation	6か月以内に行動を変える意思があるステージ（行動変容前）	改善しなくてはいけないと思うが，実行できない
準備期 preparation	1か月以内に行動を変える意思があるステージ（行動変容前）	今すぐにでも実行したい
実行期 action	過去6か月以内に行動を変えたステージ（行動変容後）	実行して6か月未満である
維持期 maintenance	行動を変えて6か月以上経過したステージ（行動変容後）	実行して6か月以上である

※質問例の出典）健康度評価総合・A・Bコース問診　あいち健康の森健康科学総合センター　保健指導における学習教材集（確定版），p.102

自己効力感は，社会的認知理論からトランスセオレティカルモデルに統合された構成要素である（表2-7）。行動変容が難しい状況にあっても実行に移すことができ，逆戻りしないという自信のことをいう。無関心期には自分ができると楽観的であっても関心期になると新しい行動がどんなに難しいか気づくようになり，自己効力感は低下傾向を示す。その後の実行期・維持期にかけては自己効力感が徐々に大きくなっていく。

変容のプロセスでは，行動変容の前半において思考，感情，経験に重点を置いた認知的・経験的プロセスと，後半には行動と強化に重点を置いた行動的プロセスが提案されている（表2-7）。栄養教育に応用する際には，学習者に必要な行動を特定し，行動変容ステージに合わせた行動変容プロセスを用いて支援することが効果的である。行動変容ステージ間では常に前進するとは限らず，前進と後退を繰り返すため，初期のステージではプロズがコンズより勝る必要があることが示唆されており，自己効力感はステージの移行に影響を与えることが明らかになっている。

表2-7　トランスセオレティカルモデルにおける行動変容プロセスと栄養教育への応用

尺度	内容	野菜摂取行動の具体例（例）
変容プロセス		
認知的・経験的活動		
意識の高揚 consciousness raising	行動変容に必要な知識を増やす（情動的喚起）	野菜をたくさん食べようという情報（映像や記事）に目を通す
感情的経験 dramatic relief	問題行動を続けることによる感情を表現する	野菜を食べないことの悪い影響を知り，動揺する
自己の再評価 self-reevaluation	行動変容によるメリットを考える	野菜を食べている量が十分でないと気付くときに，自分のことを心配する
環境の再評価 environmental reevaluation	家族や友人，職場，社会への影響を考える	「自分が野菜を食べることは医療制度の負担を減らすことになる」と思う
社会的解放 social liberation	社会環境が健康行動を支援すると気付く	「社員食堂がより野菜を食べられる環境になってきている」と感じる
行動的活動		
自己の解放 self-liberation	実践する決意を表明する（コミットメント）	「もっと野菜を食べよう」と決心する
援助関係の利用 helping relationships	周囲からの支援を活用する	野菜を食べることを援助してくれる人々と交流を持つ
行動置換 counter-conditioning	問題行動を健康行動に置き換える	もう一品食べたいときに，肉料理ではなく野菜料理を食べる
強化のマネジメント reinforcement management	行動変容できた時の褒美を考える	野菜を食べる努力をしたときに，自分のことを褒める
刺激統制 stimulus control	健康行動につながるきっかけを増やす	冷蔵庫に常に野菜をストックする
意思決定バランス		
プロズ（利益） pros	行動の有益性への評価	「たくさんの野菜を食べることは体に良い」 「野菜の入った料理はバランスが良い」
コンズ（障害） cons	行動の障害への評価	「野菜を食べることは面倒である」 「野菜料理はおいしくない」
自己効力感 self-efficacy	個人の行動変容に対する自信	1日に5皿以上の野菜料理を食べる 野菜料理を食べる時間をもうける 外食において野菜料理をたくさん食べる

出典）串田修，村山伸子：男性勤労者を対象とした野菜摂取行動に関するトランスセオレティカルモデルの変容プロセス尺度の検討，日本公衛誌；59巻12号：861-870，2012　一部改変

3. 組織づくり・地域づくりへの展開

（1）組織づくり・地域づくりの意義

望ましい食習慣を身につけ，それを定着させる能力を獲得することが栄養教育の目標であるが，個人の努力だけで健康問題を解決することには限界がある。個人の

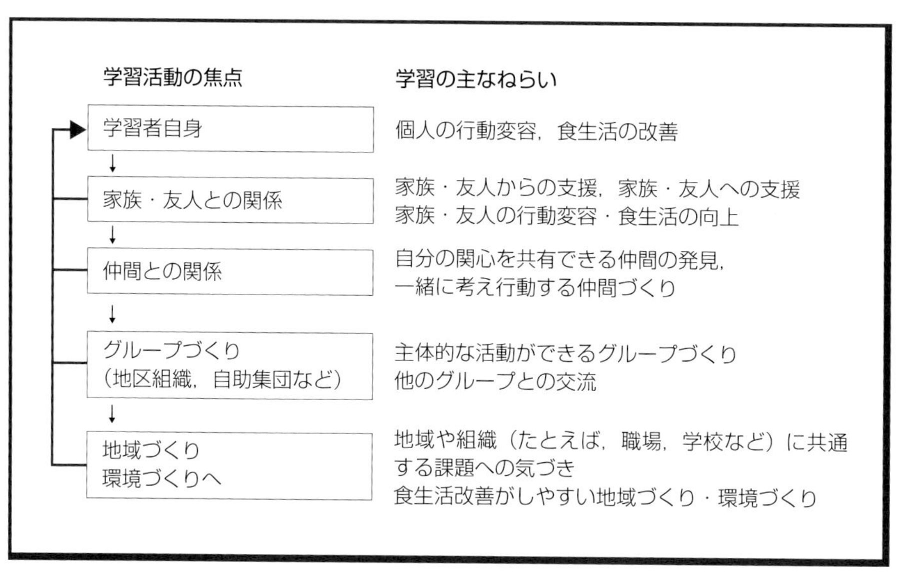

図2-10　栄養教育による学習の発展段階の例

出典）武見ゆかり：臨床栄養101（7）：pp.846-852，2002，一部改変

行動は，家庭や職場，地域など周囲の環境に大きな影響を受ける。逆に個人の行動変容のための学習活動は家族や友人，学校や職場，共通の状況にある人たちとのグループに広がり，さらには地域全体へと展開していくことが可能である（図2-10）。

個人が望ましい健康行動を獲得するために，個人と個人の関係に焦点を当てて人間の行動変容の仕組みを解き明かそうとする理論・モデルに加え，地域社会や学校，職場などの組織がどうあるべきか，といった大きな視点で，大規模集団や組織，社会システムの変化に焦点を当てた理論モデルも，栄養教育には必要である。

1）エンパワメント

エンパワメント（empowerment）とは，「人々や組織，コミュニティが自分たちの生活への統御を獲得する過程である」（WHOオタワ憲章）と定義されており，当事者自身が自己の決定能力，自己管理能力を身につけるセルフ・エンパワメント，仲間や団体を巻き込むピア・エンパワメント，地域・組織や社会システムの変革につながるコミュニティ・エンパワメントがある。

栄養教育者は，参加者に問題を提示し，参加者はその問題に関連する自分の生活を，知識や経験をもとに理解しようとする。グループメンバーは対話を通して問題の根本的な原因を集団としての視点で理解するようになり，状況をどのように変化させられるかを考え始める。そして，グループメンバーは自らの生活における社会的・政治的状況の変化を通して，現実を変える力を身につけるようになる。地域レベルのエンパワメントによって，個人や組織のエンパワメントにつながる一方で，個人レベルから組織，さらに地域へとエンパワメントが広がり，より大きな社会システムの意思決定や変革につながる。

◘コミュニティ・エンパワメント
コミュニティ・エンパワメントは，生活の質（QOL）の向上のために社会的・政治的な環境を変容させようとする状況において，個人，地域，組織が生活を統制していく社会的プロセスをいう。

表2-8　エンパワメントを実現するための8つの指標

1	共感性	メンバー間，あるいはメンバーのプログラムへの共感性はどの程度か
2	自己実現性	メンバーひとりひとりが，どの程度自己実現できていると感じているか
3	当事者性	メンバーひとりひとりが，人ごとではなく，自分のこととしてかかわっているか
4	参加性	メンバーひとりひとりが，どの程度参加していると感じているか
5	平等性	参加者が，プログラムの内容やフィードバックを平等であると感じているか
6	戦略の多様性	ワンパターンではなく，さまざまな戦略を複合的に組み合わせてプログラムを遂行しているか
7	さまざまな状況への適用性	参加者や環境が変化しても，プログラムは対応できるか
8	継続性	プログラムには安定した継続の見通しがあるか

出典）安梅勅江：コミュニティ・エンパワメント－当事者主体のシステムづくり－，小児の精神と神経48(1)：7-13, 2008

①目標を当事者に選択させる
②主導権と決定権を当事者に持たせる
③問題点と解決策を当事者に考えさせる
④新たな学びとより力をつける機会として当事者に失敗や成功を分析させる
⑤内的な強化因子を当事者と専門職の両者で発見し，それを強化する
⑥問題解決の過程に当事者の参加を促し，個人の責任を高める
⑦問題解決の過程を支えるネットワークと資源を充実させる
⑧当事者が健康に対する意欲を高めるサポートを行う

図2-11　エンパワメントの原則

エンパワメントを実現するためには，8つの指標を満たすことが求められる（表2-8）。また，これらの指標を実現するために，8つのエンパワメントの原則がある（図2-11）。

2）ソーシャルキャピタル

ソーシャルキャピタル（social capital）とは，地域社会における人々の信頼感，ネットワークなど，社会の結束力を意味する。日本語では社会関係資本と訳され，「お互い様の文化」「地域の結束力」「人々の絆」など，社会における人々の結束により得られるものといわれている。

ソーシャルキャピタルは，それが豊かな地域ほど不健康者や犯罪が少なく，生まれる子どもが多く，新しい産業が生まれやすいなど，健康，教育，安全などの幅広い分野においてプラスの効果を持つ鍵として注目されている。たとえば，健康づくり対策における「地域のつながりの強化（居住地域でお互いに助け合っていると思う国民の割合の増加）」という目標は，ソーシャルキャピタルを高める目標である。コミ

ュニティへの支援（地域づくりプログラム等），ひとづくり・人材ネットワークづくりの推進，環境づくりを総合的に行い，地域社会を健康に望ましい方向に変えることで，その中に暮らす人々の行動を変え，集団全体の健康水準を上げることが必要である。

3）セルフヘルプグループ

セルフヘルプグループ（自助集団）（self-help group）とは，同じ悩みや疾病・障害などの何らかの問題を抱えた人たちが自分の体験，気持ち，考えを語り合い，解決への道を探る場を持つグループのことである。自助集団の設立過程には，①学習者自身が問題意識と目的をもって組織化する，②行政などからの働きかけにより組織化を進める，の2つの形態が挙げられる。直接会わずにインターネット上の掲示板を利用することにより自助集団が形成されることもある。

自助集団を形成する効果として，構成員間の相互作用とコミュニケーションによってグループダイナミクスが働き，学習者自らが気づき，主体的な活動の担い手として行動できる能力が育成されることがある。さらに，学習者が相互に学習しあうことが可能となり，学習の輪が広がる。また，学習者は支援される立場から，学習者間の相互支援により，次第に支援する立場を経験し，学習段階が発展することによって，指導者の負担も軽減されることになる。このような自助集団での活動により，一人で悩み，孤独になることを防ぎ，家族や友人では解決できない問題に対して，解決へ向けた前向きな生活ができるようになることが期待できる。専門家は指示的な立場とならないことが大切であり，メンバー同士の協力を重視し，運営は可能な限りグループの自主性に任せる。

4）グループダイナミクス

グループダイナミクス（集団力学）（group dynamics）とは，集団の中に働く力で，グループ内の個々のメンバーの行動を変化させる作用がある。人間は，集団として扱われたり行動したりするとき，個人がバラバラに行動するのではなく，集団ゆえに生まれる力学に従って行動する。ある一定の共通性をもったグループが，関心ごとを共有し，行動の関与を宣言し合い，その宣言の実行に共同責任を持つというプロセスが，個人の自己イメージや行動宣言と実行に強い影響を及ぼす。メンバーの相互作用，相乗効果により，意見が集約されたり，逆にアイデアが広がったり，深まったりする利点があるが，この利点を引き出すには，学習者のグルーピングに留意が必要である。

◘グループダイナミクスの強化
グループダイナミクスは，集団の社会的影響やソーシャルサポートが関わっている場合により強まる。コミュニティオーガニゼイションや組織およびコミュニティレベルのエンパワメントを実現する上でも重要な概念である。

（2）コミュニティオーガニゼイション

コミュニティオーガニゼイション（community organization，地域組織化活動）とは，**コミュニティ**（地域社会）の中で，住民やその関係者が共通する課題を認識し，共にその解決や改善に取り組む主体的な組織活動をいう。この過程は5段階あり，最後に，共通課題の解決という活動を体験したことを振返ることで，仲間であるとい

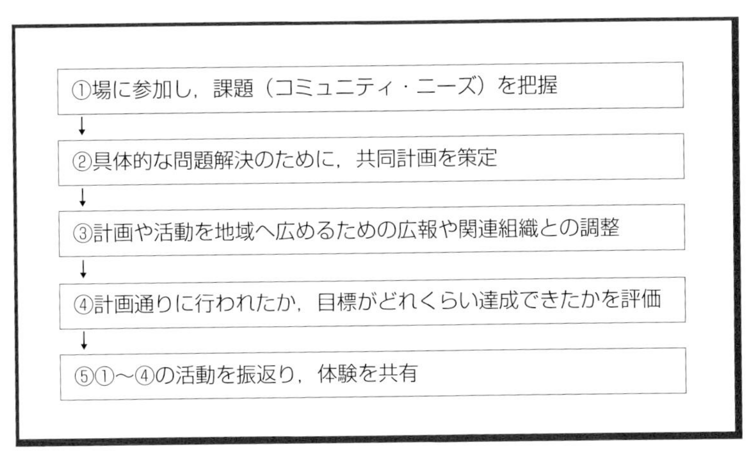

図2-12　コミュニティオーガニゼイションの過程

う連帯感や共同性，さらに自分たち自身の活動であるという自発性が高まり，次の主体的な活動へ発展することができる（図2-12）。コミュニティオーガニゼイションは，コミュニティづくり，まちづくりともいえる。

コミュニティオーガニゼイションを栄養教育に応用する場合には，実態調査やインタビューを通じて，地域住民が食生活について共通の問題だと考えていることを把握し，その問題を解決するために地域住民と共に計画を策定し，その計画を実施し，それを評価することによって今後の地域組織活動に生かすことになる。さらに，その効果がどのように持続されているかについて，長期的に追跡することも重要である。

（3）組織・ネットワークづくり

個人を取り巻く社会関係網をソーシャルネットワーク（social network）といい，

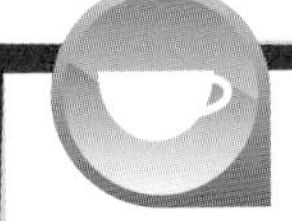

●栄養教育におけるコミュニティオーガニゼイションの活用●

コミュニティオーガニゼイションの過程は，コミュニティ・エンパワメントの過程とほぼ同じである。栄養教育を実施する上で，コミュニティオーガニゼイションは一種の集団的な問題解決学習の過程として重要であり，またコミュニティにおける種々の課題解決に，住民がいろいろな形で参加する機会になるという点からも重要である。コミュニティオーガニゼイションが成立するためには，継続性のある組織化が必要であり，さらにその組織を介した栄養教育の体制が整えられる必要がある。管理栄養士はコミュニティオーガニゼイションを活用することで，より多くの人々に効果的に働きかけることが可能となる。すなわち，地域の中での組織づくりや，組織と組織のネットワークを育成するコーディネーターとしての役割を担う必要がある。

家族や仲間，職場の同僚，保健・医療・福祉の専門家，そして私たちが所属する様々な組織の人が含まれる。こうした社会関係は，個人の食物選択や食べる行動に大きな影響を及ぼす。ソーシャルサポートとは，ソーシャルネットワークに属する人々が様々な領域で相互に提供しあう支援を指す（p.19，ソーシャルサポート参照）。そのため，支援的環境を促進しようとすると，ソーシャルサポートやソーシャルネットワークに働きかける戦略を取るのが一般的である。学習者に単独で栄養教育を実施するプログラムよりも，配偶者の同席や家族へのサポートを含めた栄養教育プログラムのほうが教育効果は大きい。

栄養教育においては，既存のネットワークを強化して健康支援を促進すること，あるいは，参加している学習者が相互支援できるような新しいネットワークの構築が考えられる。この実現には，管理栄養士・栄養士，保健師などの専門者間の情報交流や協働，すなわち専門家のネットワーク，そのほか食生活改善推進員，民生委員，地域ボランティアなどの民間のちからの活用が期待できる。

既存のネットワーク
既存のネットワークの活用には，介入に家族を巻き込むなど，新しいネットワークの構築には，学習者の定期的な集まり，一緒にウォーキングをする集団，情報を共有するメーリングリストを作るなどがあげられる。

（4）コミュニケーション理論

コミュニケーション（communication）は，相互通行的，進行的であり，行動に影響するプロセスである。したがって，送り手からのメッセージ（知識・感情・意思など）に受け手が意味を見出し，それにより影響を受けたときにコミュニケーションは完了する。コミュニケーションは，自分のことを相手に理解してもらうと同時に，相手のことを理解することでもある。コミュニケーションには，新聞やテレビなどマスメディアによって，不特定多数に情報を伝達することを主とする**マスコミュニケーション**と1対1または特定少数人同士での人間的触れ合いを目的とする**パーソナルコミュニケーション**がある。

コミュニケーション理論を使った栄養教育では，受け手（聴衆）としてどのような対象者を想定するのか，その対象者に対してどのような内容が適当なのか，どのような**チャネル**を通じて伝えるのが効果的で効率的なのか，コミュニケーションの結果としてどのような効果を期待するのかなどを考慮する必要がある。特に地域住民など，より多くの人々に届くメッセージがよいと考えると，そのメッセージは広く浅くなりすぎてしまい，あまり印象に残らない一般的な言い方になってしまう。だれに（WHO：ターゲットを絞る），なにを（WHAT：メッセージを絞る），どう（HOW：印象に残る方法）つたえるか，そのポイントを意識してメッセージを発信する。

チャネル
チャネルとは，情報を運ぶルートを指す。たとえば，テレビや新聞，雑誌，インターネット，チラシなどがある。

（5）イノベーション普及理論

イノベーション（innovation）とは，新しい技術，商品，アイデア，行動プログラムなど，「新しいもの」を意味する。ロジャース（Rogers, E. M.）の**イノベーション普及理論**（innovation diffusion theory）とは，これらを社会にどのように普及させていくかを考えるための理論である。イノベーションが人々に普及する速さは，5つ

①相対的優位性：イノベーション自体がこれまで存在した類似のもの，同じような機能を有するものよりも優位であれば採用されやすい
②適合性：意図した対象集団の価値観や信念，知覚しているニーズに合っているほど採用されやすい
③わかりやすさ：誰にも利用しやすいものか，使用にあたって難しさを伴うものは敬遠される
④試用可能性：採用の意思決定をする前に試してみることが可能であれば採用されやすい
⑤可観測性：イノベーションを採用したことが周囲の人にも見てわかるものが採用されやすい

図2-13　イノベーション普及の速さに係わる条件

●コミュニケーション理論におけるゲートキーパー●

組織レベルのコミュニケーション理論の一つに，ゲートキーパー（門番）という考え方がある。ある集団とその外部とをつなぐコミュニケーションのチャネル上に位置し，メッセージの流れをコントロールする役割を担う人をゲートキーパーと呼ぶ。たとえば，家庭内に新しい食習慣をもたらすには，ゲートキーパーである主婦にどう働きかけるかが成否の鍵を握る。

の条件によって左右される（図2-13）。

栄養教育の場合，地域社会や大きな集団を対象に，新しい方法や教材を社会に広めるために用いられる。そのアイデアを最初に取り入れてもらう集団のニーズ（革新的採用者や初期採用者）に合った展開を考えて企画に活用する。また，イノベーションが普及する速度は，普及機関と普及対象者をつなぐチェンジ・エージェント（管理栄養士はこれにあたる）の努力と直線関係ではない。第一段階は，チェンジ・エージェントが努力しても採用決定は多くはならない（図2-14）。しかし，革新的採用者と初期採用者を足した16%に普及した段階で，急激に次の層（マジョリティ）に広がっていき，チェンジ・エージェントは手を引くことができる（一方で，16%を超えても次の層との間に深く大きな溝（キャズム）があるとする，キャズム理論も主張されている）。

（6）ソーシャルマーケティング

米国マーケティング協会（American Marketing Association）の定義によると「**マーケティング**とは，個人と組織の目標を満足させる交換を創造するために，アイデア，財，サービスの概念形成，価格，プロモーション，流通を計画・実行する過程である」と示されている。すなわち，マーケティングとは，企業が自らの存続と成長のために利益を得る手段として製品（プロダクト）を開発し，代金と引き換えにその製品を顧客に購入してもらえるように，価格（プライス）・流通（プレイス）・広告宣伝（プロモーション）を計画し実行する過程といえる（製品・価格・流通・広告宣伝を4Pといい，これらを組み合わせた戦略をマーケティング・ミックスという）。マーケティングには，9つの主要な考え方がある（表2-9）。

◘財
財とは，人間のニーズ・ウォンツを満足させる物的手段のことである。

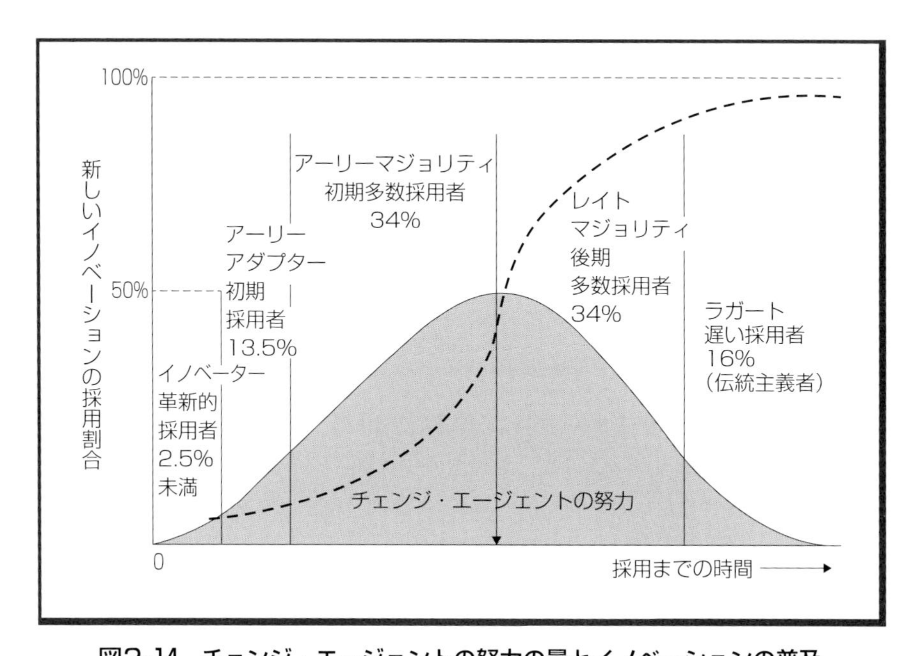

図2-14　チェンジ・エージェントの努力の量とイノベーションの普及

出典）ロジャーズ, E. M., 宇野善康 監訳：イノベーション普及学入門, 産業能率大学出版部, 1981

マーケティングでは，フォーカス・グループで消費者のニーズを調査し顧客志向に基づき競合製品より優位な商品開発を行い，代金を支払って自社商品を購入してもられるように4P（表2-9）の最適化を図る活動を行う。消費者は製品に対する満足度が高ければ，また同じ製品を購入する。

ソーシャルマーケティング（social marketing）は，マーケティングの発展段階で生まれた概念で，現在では，アメリカを始め世界中の健康教育プログラムの開発のための枠組として応用されている。諸説ある中，アンダーソン（Andreasen, A., 1995）によれば「ソーシャルマーケティングとは，ターゲットとなる対象者と社会の福祉の向上を目的として，彼らの自発的な行動に影響を及ぼすために作られたプログラムの分析，計画，実施，評価に商業分野のマーケティング技術を応用すること」と定義されている。したがって，栄養教育におけるソーシャルマーケティングとは，「対象者が自発的に，健康によいとされる行動変容を起こすように商業分野のマーケティング技術を応用して，栄養教育プログラムの分析，計画，実施，評価をすることである」といえる。

栄養教育では，管理栄養士が勧める健康によいとされる行動を，対象者に実行すると決めてもらう必要がある。「勧める行動を実行すると決めてもらう＝行動変容の実行」を「勧める製品を購入してもらう」こととみなし，マーケティングの考え方や技術を栄養教育に用いる。「行動」がマーケティングの「製品」に対応し，「実行することを決める」が「購入してもらう」に対応している。

栄養教育プログラムの開発にソーシャルマーケティングを応用する手順は，まず

表2-9 マーケティングの主要な考え方

考え方	内容	栄養教育への応用
製品（プロダクト）	人間のニーズやウォンツを満足させるすべてのもの（アイデア，財，サービス，情報など）	健康の維持増進，疾病予防と重症化防止のために勧める行動
交換	価値ある何かを提供する代わりに欲しいものを人から獲得すること	時間，労力，負担や障害を払って行動変容を実行すること
顧客志向	消費者のニーズやウォンツを把握して消費者が満足する製品を提供しようとする姿勢	対象者のニーズに対応した栄養教育を実施しようとする姿勢
フォーカス・グループ	特定のトピックに焦点を当てて，共通の特徴を持つ人の集団単位（6～12名）で，司会者のもとインタビューを行い消費者の潜在的なニーズを抽出すること	フォーカス・グループインタビューにより対象者の行動に対する意識や考えを把握する
競争	競争相手より優位な立場に立って消費者のニーズを効果的かつ効率的に満足させること	勧める行動に対し，習慣化した不健康な行動は常に存在する
ポジショニング	消費者の心の中で，自社製品が狙うポジションを得られるように計画的に働きかけること	勧める行動が習慣化した行動より価値のあるものとして位置づけること
マーケティング・ミックスの最適化（4P）	マーケティングの4つの道具（ツール）4P：①プロダクト（product）製品，②プライス（price）価格，③プレイス（place）流通，④プロモーション（promotion）広告宣伝，の効果的な組み合わせを図ること	①健康の維持増進，疾病予防に効果がある行動か，②行動変容に際し負担や障害は少ないか，③行動変容しやすい環境や機会があるか，④実行を促す工夫がされているか
市場の細分化（セグメンテーション）	消費者のニーズや特性，行動などによってグループ（セグメント）に分けるプロセスのこと	共通点を持った対象者のグループを作り，各グループの特性に応じた栄養教育を行う（p.79）
満足	購入後の結果と購入前の期待のバランスによって決まる	行動をとった結果が望ましいと行動は習慣化していく

ニーズとウォンツ
ニーズ（needs）とは，具体的に表現された製品やサービスを求める感情であり，ウォンツ（wants）は，人間が日常生活を営む上で感じる「満ち足りない状態」（＝ニーズ）を満たすために求める感情，欲求を指す。

フォーカス・グループなどを通して様々な行動科学の理論を参考に，対象者のニーズ，変容すべき行動についての考えや感じ方，態度，信念，価値観，その行動の利益，障害，準備段階を調べる。それらを基に対象者のニーズに合致したプログラムの目的と目標設定，対象者の細分化や資源の配分を行い，戦略と戦術（習慣化した不健康な行動より，健康によいとされる行動が対象者にとって価値が高いと思える策）を練る。また対象者の時間・努力・ストレスを少なくし，行動変容しやすくする工夫を行いながら，アクセス容易な栄養教育の機会の最適化を行いプログラムの計画を立案する。対象者が行動を実行した結果，利益を感じればその行動は維持されていく。さらに，プログラムの実施前と実施過程において，プログラムの内容が確かに対象者に受け入れられるものになっているか評価し，プログラムに修正をかける。

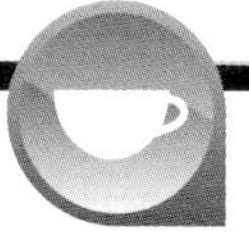

●ソーシャルマーケティングの概念の発展の経緯●

第一段階：「ソーシャルマーケティング」という用語は，1971年に，コトラーら（Kotler, P., et al.）によって使用されたのが最初である。企業が営利活動の枠を超えて，環境問題や消費者問題に対応するべきであるとする企業の社会的責任や社会貢献の取り組みの重要性をそれまでのマーケティングに取り込んだ段階。

第二段階：大学や病院などの各種非営利組織（NPO）が，学生，患者，市民を顧客に見立て，企業が行うマーケティングの顧客志向の考え方を適用した段階。

第三段階：物理的製品だけではなく，生活習慣や行動パターンをソーシャル・プロダクトとみたて行動の変容を促すためにどのようなプログラムを開発すればよいかについて，マーケティング技術を応用する段階。

第四段階：立場の違うもの同士が相互にどのように関わるかという，共同的な「関係づくり」に焦点をあてた「社会理論としてのマーケティング」の段階。

（7）生態学的モデル

生態学は，生物と環境の間の相互作用を扱う学問で，生物は環境に影響を与え，また環境に影響されるという考え方に立っている。**生態学的モデル**（ecological model）は，人間の行動と環境の相互作用に着目し，効果的な健康・栄養教育の戦略を考える時に適用できる考え方の一つである。

生態学的モデルには重要な概念が2つある。一つは，「健康行動」に作用する5つのレベル①「個人」要因，②「個人間」要因，③「組織」要因，④「コミュニティ」要因，⑤「公共政策」要因の影響を考えるというものである（表2-10）。コンテント（Contento,I.R.）は，栄養教育における介入のレベルについて生態学的モデルを用いて概念図を示している（図2-15）。栄養教育は，①～⑤それぞれのレベルの要因に焦点を合わせた介入を行っていく。たとえば，健診を受けない女性がいた場合，その人は健康に関心がないから受けないという個人的レベルであることが考えられる。個人間レベルで考えてみると，一緒に暮らす家族も健診の重要性を認識していないことが影響しているのかもしれない。制度的要因には，健診を実施しているクリニックが近くになく予約を取りにくい場合もありえる。公共政策的要因として健診の費用が高く受けられないのかもしれない。このように，この人の健康行動には，多様なレベルの影響要因が考えられるわけである。

もう一つはレベル間の相互作用の影響も考慮するというものである。たとえば，肥満の男性が野菜を多く食べようとしても，社員食堂には野菜が少ない定食しかないので野菜摂取が思うようにいかない場合，食堂の管理者に野菜たっぷりのメニューを加えるように要望することで環境を変えたり，手作りの弁当を持参するよう

表2-10　生態学的モデルで捉える影響要因のレベル

	概念	定義
	個人内・個人的レベル	個人の知識，態度，信念，性格など
	個人間レベル	家族，友人，仲間など
コミュニティ・地域レベル	制度的要因	法規や政策
	コミュニティ・地域要因	ソーシャルネットワークや社会的規範・基準
	公共政策的要因	自治体や国の政策や法律

今井博久ほか訳：一目でわかるヘルスプロモーション（理論と実践ガイドブック），国立保健医療科学院，2008，一部改変

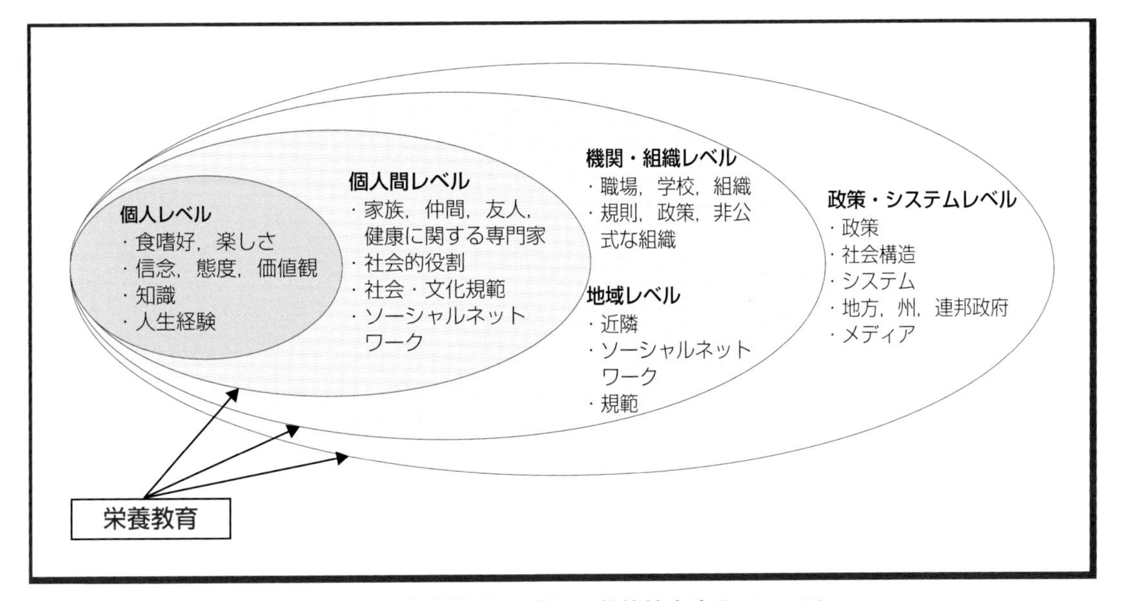

図2-15　生態学的モデル：栄養教育介入のレベル

出典）Contento, I. R., 足立己幸ら監訳：これからの栄養教育論－研究・理論・実践の環，第一出版，p.86，2015

になり，食堂を利用しなくなるかもしれない。もし，同僚も男性の影響を受けて弁当を持ってくるようになれば，食堂は経営を維持するためにメニューを変えることになるかも知れない。このように食堂という環境によって男性は食行動を変えざるをえなくなるかもしれないが，同時に，彼の新しい食行動が同僚という個人間のレベルと食堂の環境という組織を変えることになる可能性がある。

したがって，健康・栄養教育プログラムの計画・立案に際し，生態学的モデルは個人の行動を変容するための様々なレベルに対する戦略の必要性の気付きと戦略の内容を考えるのに役立つ。生態学的モデルは行動的要因と環境的要因を組み合わせた多様なレベルの戦略のアイデアを提供してくれる考え方と言える。生態学的モデルをとりいれた現在の栄養教育は，個人に対する栄養教育だけでなく，コミュニティ・地域や社会環境と共に，組織的な行動を変える取り組みを含む。また，健康

支援のための公共政策の形成にも関係している。

(8) プリシード・プロシードモデル

プリシード・プロシードモデル（PRECEDE-PROCEED model）は，ヘルスプロモーションの概念を国の施策や地域の保健プログラム作成にどう組み込んでいけばよいのかを考える際の枠組みを提示したもので，グリーンらは様々な理論を基盤に，変化する社会環境や世界の動向に適応するようにモデルを進化させてきた。

このモデルは，医師が治療計画を立てる前に医学的診断を行うように，①保健プログラムの計画を立てる前に対象者の情報を集め事前診断を行うという前提が明確に打ち出されている点と，②保健プログラムの目的（最終結果）からまず診断を始めることによって「いかに」よりも「なぜか」を優先するプログラムを構築しようとする点が特徴的である。

プリシード・プロシードモデルは，８段階で構成されており，保健プログラム立案以前に詳細なアセスメントを行う手順（第１～第４段階）と保健プログラム実施（第５段階）後には事前診断に対応した内容の評価をしていく手順（第６～第８段階）が示されている（図２-16）。第１～第４段階（上段右から左へ）までが，プリシードにあたる。ステップごとに対象の問題を抽出し課題を見つけて保健プログラムの目的と具体的な目標および手段を検討する。

第１段階（社会アセスメント）　対象の**QOL**（quality of life：生活の質）の状態を把握し，QOLの向上を目指す。

第２段階（疫学アセスメント）　QOLに影響している健康（疾病）上の問題点と取り組むべき優先課題を明らかにし，その背景にある遺伝要因と行動/ライフスタイル，環境要因を拾い出し，目標を設定していく。

第３段階（教育/エコロジカル・アセスメント）　変容すべき行動/ライフスタイルの原因や改善すべき環境の背景要因を明らかにする。①準備（前提）因子とは，対象が持っている知識・態度・信念・認識・価値観などで，対象が学習すべき知識の内容や修正すべき考え方や態度の方向性を調べる。②強化因子とは，対象の周囲の人々（家族や友人，仲間）の知識・態度・行動のことで，行動変容の継続への影響を調べる。③実現因子とは，行動変容や環境改善を可能にする資源や技術，コミュニティ・オーガニゼーションのことで，その現状を踏まえそれらの利用可能性を調べておく。行動変容の動機づけを行う。

第４段階（運営・政策アセスメントと介入調整）　第１段階，第２段階，第３段階の事前診断を経てその結果を反映した保健プログラムを計画する段階であり，同時に保健プログラム運営上必要な人材・予算・物的資源および障害，関係する政策・法規・組織について調べ，変えなければならない部分は変更するなどの調整を行う。教育戦略，政策化，組織化，法による規制さらに評価計画を盛り込んだ具体的なプログラムを立案することになるプリシードとプロシードの分岐点である。

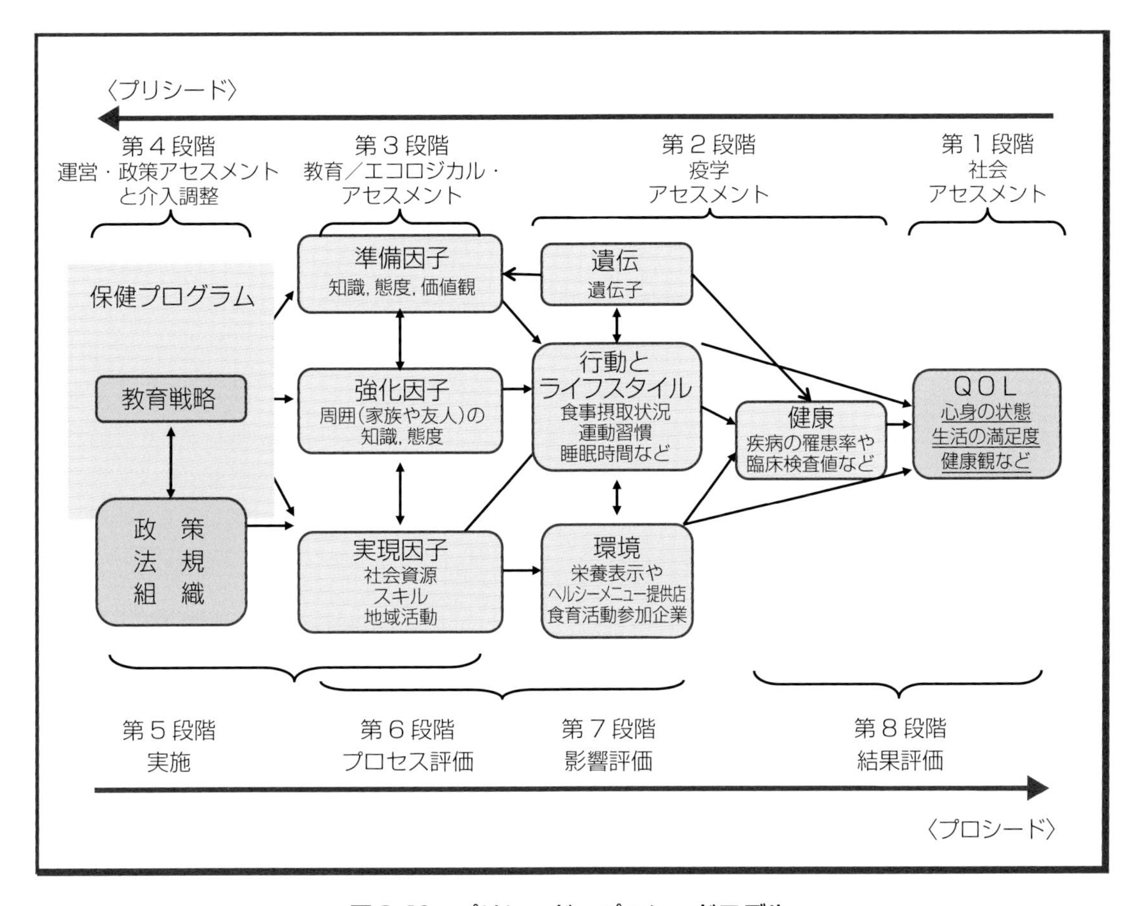

図2-16　プリシード・プロシードモデル

第５～第８段階（下段左から右へ）までが，プロシードにあたる。

第５段階（実施）　計画した保健プログラムを実施し，その後，第６～８段階（プロセス評価，影響評価，結果評価）の流れで，事前診断と同様の情報を集め，評価する。

第６段階（プロセス評価）　保健プログラムの計画の適切さおよび保健プログラムが予定通り行われているかなどの実施状況を監視しながら評価する。実情や状況変化に応じて修正を加えられる余地が残されている段階である。

第７段階（影響評価）　目標となる行動や，その準備（前提）因子，強化因子，実現因子に関するものを評価する。

第８段階（結果評価）　健康状態やQOLに関する評価を行う。

プリシード・プロシードモデルを用いると，プリシードのアセスメントの段階とプロシードの評価の段階が対応した構造になっているので，モデルの事前診断の段階を踏むことにより，評価のための情報入手は容易になる。すなわち，適切な評価が可能になるので教育戦略の介入効果や有効性を確認することができ，より良い保健プログラム作成へと発展させていくことができる。

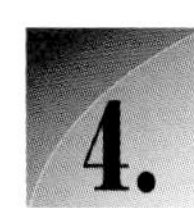

4. 食環境づくりとの関連

（1）食物へのアクセスと栄養教育

1）食環境の概念

食環境とは「**食物へのアクセス**」と「**情報へのアクセス**」，さらには両者の統合を意味する。食物へのアクセスとは，食物が生産，加工，流通，販売され食卓に至る食物生産・提供システム全体（**フードシステム**）をいう。食物へのアクセス面の整備とは，人々がより健康的な食物を入手しやすい環境に整えることをいう。具体的にはヘルシーメニューや保健機能食品，食品ロスの少ない食事を提供することが考えられる。

◘フードシステム
フードシステムとは，農水産業を川上，食品製造業や食品卸売業を川中，食品小売業や外食産業を川下にたとえて最終消費である食生活までのプロセスにおいて，各主体が相互に規定し合う関係を持つシステムをいう。

食物へのアクセスは食行動（いつ，どこで，誰と，何を，どのように食べるか）に影響し，情報へのアクセスは個人や集団の知識，態度，スキルに影響を及ぼす。食行動は，食物へのアクセスと情報へのアクセスの両面から，また周囲（家族，友人，職場，学校）の支援によって影響される。

健康づくりのための食環境は，管理栄養士・栄養士，関連団体，マスメディアな

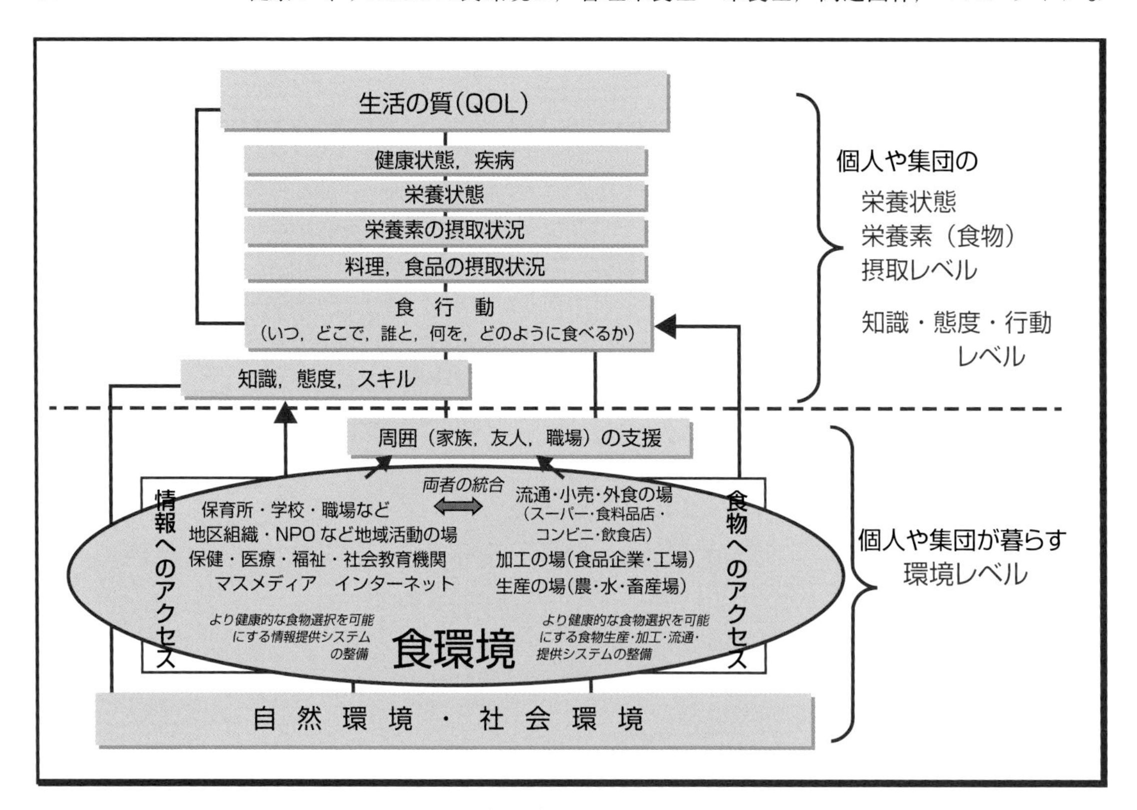

図2-17　健康づくりと食環境の関係

出典）厚生労働省：健康づくりのための食環境整備に関する検討会報告書，2004

どの資源を通じて，食生活指針や食事バランスガイドなどの情報提供ツールを活用し，健康推進計画や健康や栄養に関連する法制度の施策により展開されている（図2-17）。

2）食物へのアクセスの現状と課題

食物へのアクセスでは，食物の安全な供給システムを前提として健全な食環境づくりのため，農水・食品関連産業の連携，外食や給食の場などでの健康的な食物提供・情報提供の推進，食事バランスガイドを活用した1食当たりの適正な目安となるサービングサイズの提示，農産物の直売所や健康づくり支援店の推進などの取組みが行われてきた（図2-18）。

近年，政治経済の国際的動向により食料の生産・加工は大規模化，工業化され，さらに国際化が進んでいる。国民の生活スタイルも変化し調理や食事にかける時間が減少し，より簡便でおいしくしかも安価な食物を求めて食の外部化が進む一方で，国内生産は食生活の多様化の進展に対応できなくなり，加工食品類の輸入が増加している。農林水産省は食料の安定供給を確保するため，主要な農林水産物の供給に影響を与える可能性のある国内外のリスク評価を行っている（図2-19）。消費者の食物選択は，健康面だけでなく環境面にも関心が向けられており，フードシステムの持続可能性が重視されている。

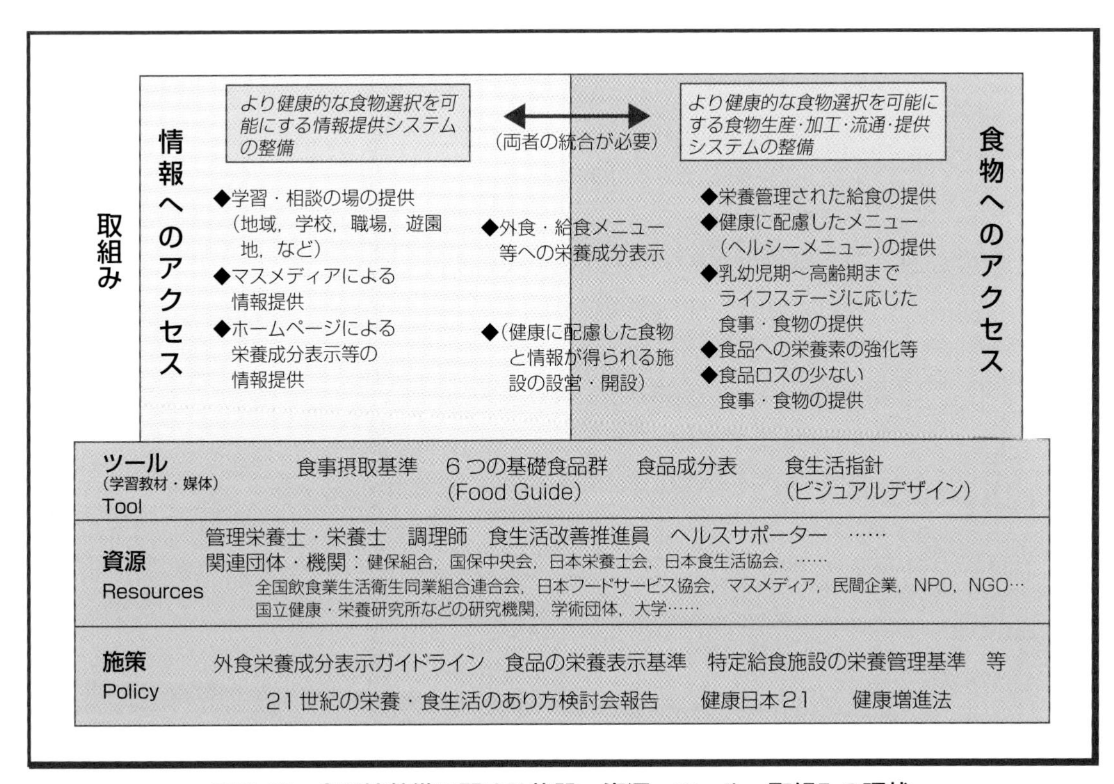

図2-18　食環境整備に関する施設，資源，ツール，取組みの現状

出典）厚生労働省：健康づくりのための食環境整備に関する検討会報告書，2004

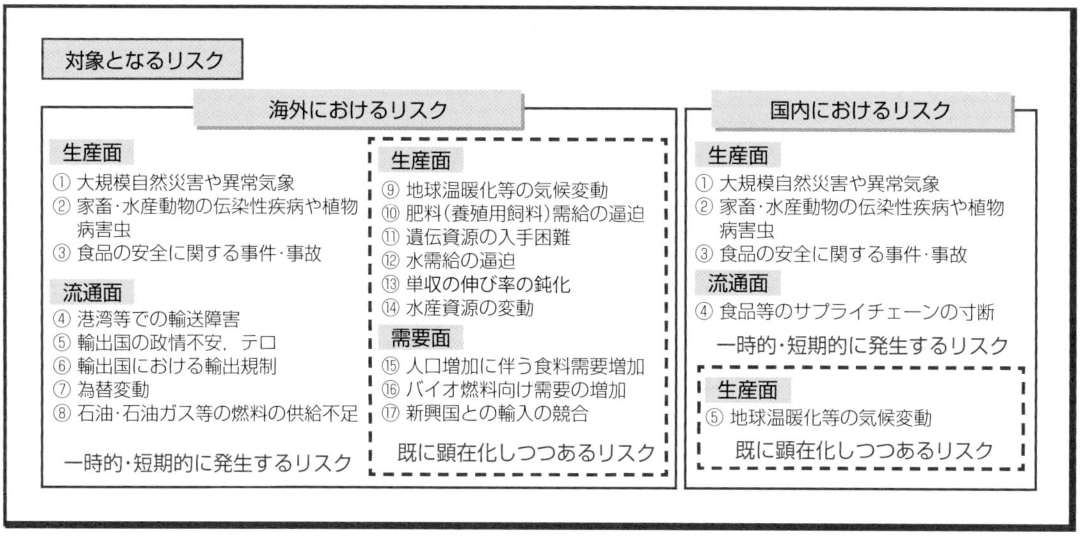

対象となるリスク

海外におけるリスク

生産面
① 大規模自然災害や異常気象
② 家畜・水産動物の伝染性疾病や植物病害虫
③ 食品の安全に関する事件・事故

流通面
④ 港湾等での輸送障害
⑤ 輸出国の政情不安，テロ
⑥ 輸出国における輸出規制
⑦ 為替変動
⑧ 石油・石油ガス等の燃料の供給不足

一時的・短期的に発生するリスク

生産面
⑨ 地球温暖化等の気候変動
⑩ 肥料（養殖用飼料）需給の逼迫
⑪ 遺伝資源の入手困難
⑫ 水需給の逼迫
⑬ 単収の伸び率の鈍化
⑭ 水産資源の変動

需要面
⑮ 人口増加に伴う食料需要増加
⑯ バイオ燃料向け需要の増加
⑰ 新興国との輸入の競合

既に顕在化しつつあるリスク

国内におけるリスク

生産面
① 大規模自然災害や異常気象
② 家畜・水産動物の伝染性疾病や植物病害虫
③ 食品の安全に関する事件・事故

流通面
④ 食品等のサプライチェーンの寸断

一時的・短期的に発生するリスク

生産面
⑤ 地球温暖化等の気候変動

既に顕在化しつつあるリスク

図2-19　食料供給に係るリスクの分析，評価

出典）農林水産省：食料供給に係るリスクの分析，評価，2014年度
http://www.maff.go.jp/j/wpaper/w_maff/h26/h26_h/trend/part1/chap1/c1_1_02_1.html

サプライチェーン
サプライチェーンとは，食料や材料が加工され，最終製品が生産されて販売されるまでの流れ（供給連鎖）をいう。

（2）情報へのアクセスと栄養教育

1）情報へのアクセス

情報へのアクセスとは，地域における栄養・食生活関連情報や健康情報の流れ，そのシステム全体をいう。情報へのアクセス面の整備とは，より健康的な食物選択を可能にする情報提供システムを整えることをいう。具体的には地域社会全体で正しい情報を的確に得られる状況をつくり出すため，学習・相談の場の提供のほか，マスメディアやホームページを通じて健康・栄養情報を提供する。

食生活指針
1985年に厚生省が策定，2000年に厚生，農水，文部の3省が連携して改定した。現在は，2016年に同じく厚労，農水，文科3省により改正した指針を使用している。国民の健康の増進，生活の質の向上および食料の安定供給の確保を図り，望ましい食生活を維持するための指針。食料生産・流通から食卓，健康へと幅広く食生活全体を視野に入れた10項目からなる。

2）情報へのアクセスの現状と課題

「**食生活指針**」は一般国民向けに策定されたものの，具体的に何をどれだけ食べたらよいかは示していない。そこで，関心の低い人にも分かりやすい身近な情報提供ツールとして「**食事バランスガイド**」が策定された。その後，「**妊産婦のための食事バランスガイド**」も策定され，母子保健事業で活用・展開されている。

栄養・食生活と健康に関する情報は，安全な食品を前提として提供するものである。近年，その安全性を脅かす問題が相次いで発生し，これに加えて世界中からの食材の調達，新たな技術の開発などの国民の食生活を取り巻く環境は大きく変化し，食に対する関心が国民の間で高まっている。どんな食品にも様々な危害要因があり，食べたときのリスクがゼロになることはないことから，食品の安全に**リスクアナリシス**（リスク分析）の考え方が導入され，食品安全委員会が設置された。この場合のリスクとは，食品中に危害要因が存在する結果，人の健康への悪影響が起こる可能性とその程度（健康への悪影響が発生する確率と影響の程度）を意味する。リスク対象およびそれへの対応について，関係者間が情報・意見を交換し，その過程

●リスクアナリシス●

リスクアナリシス（リスク分析）の考え方は国連食糧農業機関（FAO）／世界保健機関（WHO）合同のコーデックス（国際食品規格）委員会が提案した。リスク評価，リスク管理およびリスクコミュニケーションの3つの要素から構成される。リスク評価は，食品に含まれる可能性のあるO157などの病原菌，プリオン，添加物や農薬などの危害要因が人の健康に与える影響について評価を行うこと。2003年に制定された食品安全基本法により内閣府に設置された食品安全委員会が，国民の健康の保護が最も重要であるという基本的認識の下，規制や指導等のリスク管理を行う関係行政機関から独立して，科学的知見に基づき客観的かつ中立公正にリスク評価を行う。リスクコミュニケーションは，コーデックス委員会により「リスクアナリシスの全過程において，リスクそのもの，リスク関連因子や認知されたリスクなどについて，リスク評価やリスク管理に携わる人，消費者，産業界，学界や他の関係者の間で，情報や意見を交換すること」と定義されている。

引用）食品の安全に関するリスクコミュニケーションのあり方について（平成27年5月28日：食品安全委員会企画等専門調査会）

で関係者間の相互理解を深めることをリスクコミュニケーションという。情報提供に当たっては，専門用語を多用すると，情報の受け手は疎外感を覚え，不信感を抱きやすいため，情報提供者には，科学的な専門知識のみならず，コミュニケーションスキルも要求される。新しい情報を提供するには，ソーシャル・ネットワーキング・サービス（SNS）の活用も考えられるが，消費者等の情報へのアクセスの仕方は人それぞれであることから，情報提供の方法は多様化を図る必要がある。

3）食物へのアクセスと情報へのアクセスの統合

食環境整備のためには食物へのアクセスと情報へのアクセスの両者を統合し，より健康的な食物がわかりやすく正しい情報を伴って提供される仕組みづくりが必要である。具体的には外食や給食でヘルシーメニュー（健康に配慮したメニュー）を増やし，利用者に栄養成分表示や料理情報を提供することが挙げられる。

食情報システムに含まれる主なものはマスメディア，情報端末，広告，学校や地域での学習の場，小売店・飲食店や給食の場での情報提供が挙げられる。具体的には，売り場でのPOP（ポップ），食品の栄養成分表示，卓上メモの活用，栄養教諭や自治体による情報提供がある。関心が低い人へのアプローチとしてソーシャルマーケティングの利用，食環境に関わる組織・集団への栄養教育のほか，（保育所や小学校の）教職員，食生活改善推進員，生産者団体，食品企業，スーパーマーケット協会などとの連携が必要である。また，自治体，スーパーマーケット，委託給食会社と連携したキャンペーンによる栄養成分表示や減塩・低脂肪・野菜の多いヘルシーメニュー提供，体脂肪測定によって健康づくりへの動機づけを行うなどの取組みが実施されている。情報提供面での取組みだけでなく，食物そのものの成分を変える取組みによって無関心層も含めた対策が見込まれる。

◘食事バランスガイド
「食生活指針」を具体的な行動に結びつけるものとして1日に「何を」「どれだけ」食べたらよいかの目安を，分かりやすくイラストで示したもの。2005年に厚生労働省・農林水産省が策定，2006年には「妊産婦のための食事バランスガイド」も策定された。

◘POP（point of purchase advertising）
購買時点広告。小売店店舗での視覚に訴える広告のこと。

海外では，職域の健康づくりにおいて，ポスターやリーフレット等を配布する情報提供だけでなく，食堂を利用した食物提供や従業員の家族等の周囲へ働きかけた食環境介入により，野菜・果物摂取量を増加させたとする研究が報告されている。国内でも食環境介入の効果が検証され，健康づくりを支援する栄養に関する環境指標として「家庭での食物アクセス」「家族等からの食情報入手」「栄養成分表示の整備」「バランスメニューの提供」「地域の食物アクセス」「食の安全の認識」「人との共食」「家族の協力」「食学習の場の有無」「食学習の仲間」の10項目が提案されている。これらの指標を用いて地域住民の健康づくりのための課題を整理することができる。また，トランスセオレティカルモデルを応用し，各ステージの特徴に適したアプローチを用いると効果的である。具体的には，意識が低く興味のない対象者の体重コントロールでは，個別や集団の栄養教育を通じて減量意識を高揚させるだけでなく，従業員食堂においてヘルシーメニューのお盆に栄養一口メモを載せて健康情報の提供を行うなど，栄養教育と食環境介入を連動させる。従業員食堂では，食事バランスガイドを活用した献立を開発し，その提供時に1食分のSV数やコマの絵などの関連情報を社内サイトに掲載したり，食堂内掲示板のポスター，サンプル献立横とテーブル上にPOP（ポップ）を使って設置したりすることができる。

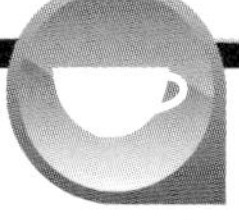

●食品表示法とは●

2012年に原産地や原産国の偽称，食材の偽装表示，期限表示の張り替えなどの事件や国民の健康への関心の高まりを背景に，食品を摂取する際の安全性および一般消費者の自主的かつ合理的な食品選択の機会を確保するために創設された。それまでの食品衛生法，JAS法および健康増進法の食品の表示に関する規定を統合し，包括的かつ一元的な制度として整備した。具体的な表示のルールは，食品表示基準（内閣府令，2015年）に規定された。これに伴ってアメリカをはじめとする諸外国と同様，栄養成分表示が義務化された。

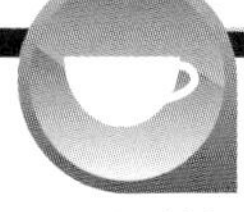

●給食施設における栄養情報提供ガイド（2015年）●

公益社団法人日本給食サービス協会と日本給食経営管理学会による初めての産学連携事業として特定給食施設における栄養情報提供のあり方についてまとめたものである。給食そのものは食品表示法の規制の対象ではないが，POP（ポップ），リーフレット，パンフレット，ポスター，広告等は，景品表示法や健康増進法の対象となり，これらの媒体・教材での情報提供に虚偽がある場合は，処罰の対象となる。給食受託企業に勤務する管理栄養士・栄養士は，本ガイドを活用して栄養情報を提供することが望まれる。

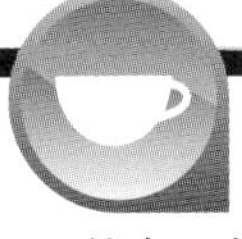

●健康日本21（第2次）における食環境に関する目標●

健康日本21（第2次）は，10年後に目指す姿として「誰もが社会参加でき，健康づくりの資源にアクセスできる社会」をあげ，食環境に関する目標も設定されている（表）。食環境整備に関する国，県，自治体，企業，住民組織等の取組みは単独ではなく，連携して推進していく必要がある。企業，行政，住民組織が連携して食環境整備に取り組むためには，学習者参加型の栄養教育を開発し，企画段階から住民の参画を得ること，関係者の連携は事業開始時点から行うこと，事業終了後を視野に入れた企画・実施を行うことが重要とされる。

表　健康日本21（第2次）における食環境に関する目標

項目	補足（指導等）	目標（平成34年度）	現状（策定時）	直近値	データソース
食品中の食塩や脂肪の低減に取り組む食品企業及び飲食店の登録数の増加	食品企業登録数	100社	14社（平成24年）	67社	食品中の食塩や脂肪の低減に取り組み，Smart Life Projectに登録のあった企業数
	飲食店登録数	30,000店舗	17,284店舗（平成24年）	21,163店舗（平成26年）	自治体からの報告（エネルギーや塩分控えめ，野菜たっぷり・食物繊維たっぷりといったヘルシーメニューの提供に取り組む店舗数）
利用者に応じた食事の計画，調理及び栄養の評価，改善を実施している特定給食施設の割合の増加	（参考値）管理栄養士・栄養士を配置している施設の割合	80％	70.5％（平成22年）	71.4％（平成25年）	厚生労働省「衛生行政報告例」

出典）健康日本21（第二次）分析評価事業　現状値の年次推移より

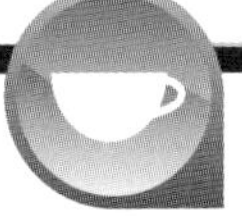

●医福食農連携推進環境整備事業●

農林水産省が主導して各業界の垣根を越えて医療・福祉サイドと食料・農業サイドが戦略的に連携し，2014年から開始された事業。高い機能性を有する食品の拡大，薬用作物の国内生産拡大，介護食品の開発・製造・販売，障がい者等の就労支援，農作業を活用した高齢者のリハビリ・生きがいづくりなど，医福食農の異業種連携の取組みを指す。

引用）医福食農連携 事例集 食でつながるイノベーション，2014年農林水産省発行

4）食環境に関わる国際的な動向

国際的な動向からは，WHOによる生活習慣病予防推進のための「食生活，身体活動と健康に関する全世界戦略（global strategy on diet, physical activity and health）」において食環境面からの働きかけが提案された。食物へのアクセスでは商品価格に影響する公共政策，農業政策の重視，情報へのアクセスでは消費者への情報提供の意味から**インフォームド・チョイス**の重要性が示されていた。

インフォームド・チョイス（informed choice）
十分な説明を受けた上で，自らの意思で選択すること。

最新の「高齢化と健康に関するワールド・レポート（WHO，2015年）」の予測によれば，2050年までに60歳以上の人口は倍増するため，それを支える抜本的な社会変化が問われること，健康な高齢化（healthy ageing）を実現するためには3つのアクションが必要であることを指摘している。1つ目は高齢者にとって住みやすい環境を整えることで，WHOの高齢者にやさしい都市（age-friendly city）のグローバルネットワークを例示している。2つ目は高齢者のニーズに合った保健システムを再編・調整することで，急性疾患への対応を重視した体制から高齢者に多い慢性疾患に対応する体制にシフトして在宅ケアやコミュニティ密着型のケアモデルが推進されている。3つ目は介護システムを開発することで，各国の政府は高齢者が尊厳を持って生きられるよう長期介護システムの策定に取り組む必要があるとしている。レポートでは，高齢者の低栄養に関連して食物購入と食事準備に影響する歩行能力の低下や口腔衛生について言及している。高齢者にやさしい都市は，若年者や障がい者にとってもやさしい都市である。超高齢社会となった日本での健康長寿を目指す先進的な食環境整備の取組みは，今後も推進されていくことが求められる。

健康日本21（第2次）においても，一人暮らしで移動が困難なために食へのアクセシビリティが制限されたり調理が億劫になったりして，多様な食品を摂取することが困難な高齢者の増加が指摘されている。今後の低栄養対策として，自治体，ボランティア・NPO団体，民間事業者などが高齢者の食環境を支援する必要がある。

NPO団体（nonprofit organization）
行政・企業とは別に社会的活動をする非営利の民間組織・団体のこと。

5. 栄養カウンセリング・コミュニケーション

（1）栄養教育におけるカウンセリング

カウンセリングとは，言語的および非言語的なコミュニケーションを通して，クライアントが直面する課題を解決するのを援助することである。栄養教育におけるカウンセリング（栄養カウンセリング）は，栄養・食生活上の問題を持つクライアントが自分の栄養・食生活上の問題点を理解し，自ら栄養管理能力を獲得させるために行う相談，助言，援助をいう。

栄養教育は，個々人が身につけた知識や技術でその効果を判定することが多い。しかし，栄養カウンセリングでは，その知識や技術を踏まえ，個々人の自覚，態度，行動がどのように変化をしたのかを評価する。したがって，栄養・食生活改善の重要性などの自覚・認識，さらに態度・行動の変容を通じて実践に結び付ける援助活動である。

栄養カウンセリング（nutrition counseling）の目的は，食行動の変容である。このようなカウンセリングは，**行動カウンセリング**（behavioral counseling）という。行動カウンセリングは，行動科学の技法を応用したカウンセリングである。その進め方は，5Aアプローチと呼ばれ（表2-11），情報収集と評価，情報提供，クライアントの意思の尊重，行動変容の支援，そして変容した行動が習慣化されるまでフォローアップする行動の継続を指す。

表2-11　行動カウンセリングの5Aアプローチ

考え方	内容
Assess	行動変容に必要な情報を収集し評価する
Advise	クライアントに合った情報を提供する
Agree	クライアントの意思を尊重する
Assist	クライアントの行動変容を支援する
Arrange	クライアントの行動の継続を支援する

出典）武見ゆかり，赤松利恵編：栄養教育論　理論と実践，医歯薬出版，p.37，2013

（2）カウンセリングの基本

1）クライアント中心の考え方

栄養カウンセリングは，ロジャース（Rogers, C. R., 1951）の**クライアント中心療法**（client-centered therapy）の考え方を基本としている。この療法は，クライアント中心の態度によって，クライアントは本来の力を十分に発揮し問題を解決していくという考えである。問題解決方法を教えたり，認知を修正したり，過去を想起させることは行わず，クライアントの関心やものの見方に焦点をあてる。クライアントが現在何を求めているのか，何を心配しているかに焦点を絞る。カウンセラーは，クライアントの体験に心を寄せて，その体験を尊重することが重要である。管理栄養士は，クライアントの行動変容に向けて，クライアントの自立性や主体性を尊重するような考えに立ち，栄養カウンセリングを行う。

クライアント
心理カウンセリングにおいて，カウンセリングを行うカウンセラーに対し，相談者をクライアントという。

2）ラポールの形成

カウンセリングでは，クライアントとカウンセラーの間にできる考えや興味，感情が一致した親密な信頼関係を築くことが重要である。信頼でつながった良好な人間関係のことを，**ラポール**（rapport，ラポートともいう）という。ラポールが形成されることにより，カウンセリングが展開できる。したがって，カウンセリングの初期段階では，ラポールの形成が重視される。そのためには，適切なコミュニケーションのあり方を理解しておく必要がある。

3）カウンセラーとクライアントの位置関係

カウンセラーとクライアントの対面位置の例を図2-20に示した。カウンセラーとクライアントが向かい合う対面法が一般的であるが，初対面であったり対人緊張や対人恐怖感が強いクライアントに接する場合は，90度法を用いる。

（3）カウンセリングの基礎的技法

1）傾　　聴

栄養カウンセリングの基本となる技法は，行動変容に必要な情報を得るため，クライアントの話を注意深く聞くことである。**傾聴**は，単に「聞く」のではなく，クライアントの心を理解することである。また，クライアントの言葉だけではなく，しぐさや表情などの言葉以外の**非言語的コミュニケーション**からも気持ちを理解することが必要となる。カウンセリングの場面において，非言語的コミュミケーションは，時間的行動，空間的行動，身体的行動，外観，音声に大きく分けられ，多くの非言語的コミュミケーションの視点がある（表2-12）。

2）肯定・支持

クライアントの考え方や価値観を，一定の基準により評価したりせず，好意的な感情を持って受け入れ，理解することを示す。問題を抱えているクライアントは否定的になりがちである。カウンセラーが励ましたり，知識や技術を教えたり，忠告や助言をして心を支えるねらいがある。

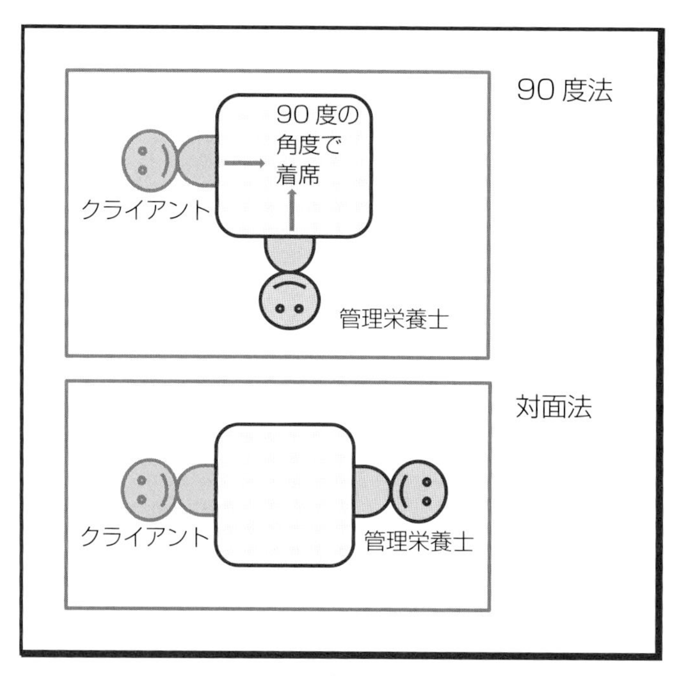

図2-20　面接時の位置関係

表2-12　非言語的コミュニケーションの例

時間的行動	面接の予約時間（遅れる/早すぎる） 面接の打ち切り時間（打ち切りたがらない/早く打ち切りたがる） 肝心の話題に入るまでの時間 話の総量 問いかけに対する反応時間（沈黙など）
空間的行動	面接者との距離 座る位置 かばんなどの物を置く位置
身体的行動	視線・アイコンタクト（凝視する/視線をそらす） 目の表情（見開く/涙ぐむ） 皮膚（顔面蒼白/発汗/赤面/鳥肌） 姿勢（頬杖をつく/こわばる/うつむく/身を乗り出す） 表情（無表情/顔をしかめる/微笑む/泣く） 身振り（手まねで説明/握りこぶし/肩をすくめる） 自己接触行動（爪を噛む/体を掻く/髪をいじる） 反復行動（貧乏揺すり/体を揺する/ボタン，服，ハンカチをもてあそぶ） 意図的動作（指さし/うなづき（同意）/頭ふり（否定） 接触（薄い/濃い/若作り）
外観	体型 服装（派手/地味/きちんとした着こなし/だらしがない着こなし/アンバランスな着こなし） 髪型（よく変わる/変わらない/手入れされている/手入れされていない） 化粧（薄い/濃い/若作り）
音声	語調（明瞭/不明瞭/よわよわしい/抑揚がない） 音調（かん高い/低い） 話す速さ 声の大きさ 言葉遣い（正確/不正確/かたい/やわらかい/ていねい/ぞんざい）

出典）春木豊編：心理臨床のノンバーバル・コミュニケーション，川島書店，1987，改変

3）要　約

クライアントからのある程度まとまった話の要点をまとめ，クライアントが話そうとしたことを簡潔に表現することである。適切な**要約**は，クライアントの自己理解を深めるのに役立つ。

4）開かれた質問・閉ざされた質問

カウンセラーの質問形式には，**開かれた質問**（open-ended questions）と**閉ざされた質問**（close-ended questions）の２種類がある。When, Where, Whichで始まるような閉ざされた質問の場合，カウンセラーの意図に従ってクライアントからの情報が引き出される傾向がある。応答は，「はい，いいえ」となることが多く，ごく短いものになり，クライアントは気持ちや感情を表現しにくく，心を閉ざしがちとなる。How, What, Whyで始まるような開かれた質問の場合，応答の自由度が高く，クライアントが主体的に話すことになり，会話が進むことになる（表2-13）。

閉ざされた質問
閉ざされた質問には，「はい，いいえ」で答える質問以外に，「どなたが朝食を作りますか」といった短い回答で終わるものも含まれる。

表2-13 開かれた質問例

質問例
食欲がなくなるのは，どのようなときですか
そのことをもう少し詳しく話してみてください
そのときはどのような気持ちでしたか
今の気持ちはどうですか
あなたはどうしたいと考えますか

5）沈黙への対応

沈黙が続く場合の対応として，「沈黙」の理由を理解しようとする姿勢をすることが重要である。クライアントの沈黙の意味は，クライアント自身の言葉による表現力のなさ，カウンセリング過程における初期の来談抵抗や不安，恥ずかしさ，葛藤への直面などの理由がある。クライアントに沈黙が生じたとき，カウンセラーが主で話を進めるなどの対応は，避けるべきである。相手の発言を待つことを心がけるとよい。

（4）認知行動療法

1950年代に，認知（考え方）が心の問題に影響を及ぼすことがわかってきたのをふまえ，うつ病や不安障害といった精神疾患の治療法として「認知療法」が構築された。実際には，認知を修正し，行動を改善することによって，結果として心の問題を解決することから，**認知行動療法**（cognitive behavioral therapy）として発展した。現在では，セルフコントロールの手法の一つとして生活習慣病の予防・改善のためのアプローチにも用いられている。

1）認知の歪み

肥満の人のなかには，痩せる必要性を理解しているにもかかわらず，生活習慣を改善できない人も少なくない。「意志が弱いからできない」「水を飲んでも太る」「食事制限を始めたら毎日必ず続けなければならない」といった思い込み（**不合理な信念**）が，生活習慣を改善できない原因になっている場合がある。このような否定的な感情を**認知の歪み**といい，行動変容をするためには，認知の修正が必要になる。管理栄養士は対象者の認知の歪みを否定せずに，受け入れ，上手に修正する。「意志が弱いからできない」と思い込んでしまっている場合には，成功体験を思い浮かべて思考の方向を変えたり，「水を飲んでも太る」と飛躍して決めつけている場合には，それが事実であるのか考えてもらうような投げかけをする。

2）認知行動療法の手順

ステップ1：行動の分析　栄養教育において認知行動療法を活用する場合には，まず，食行動の問題がなにをきっかけに起こっているのか先行刺激を分析する。また，その食行動によって，どのような結果がもたらされるかを分析する（図

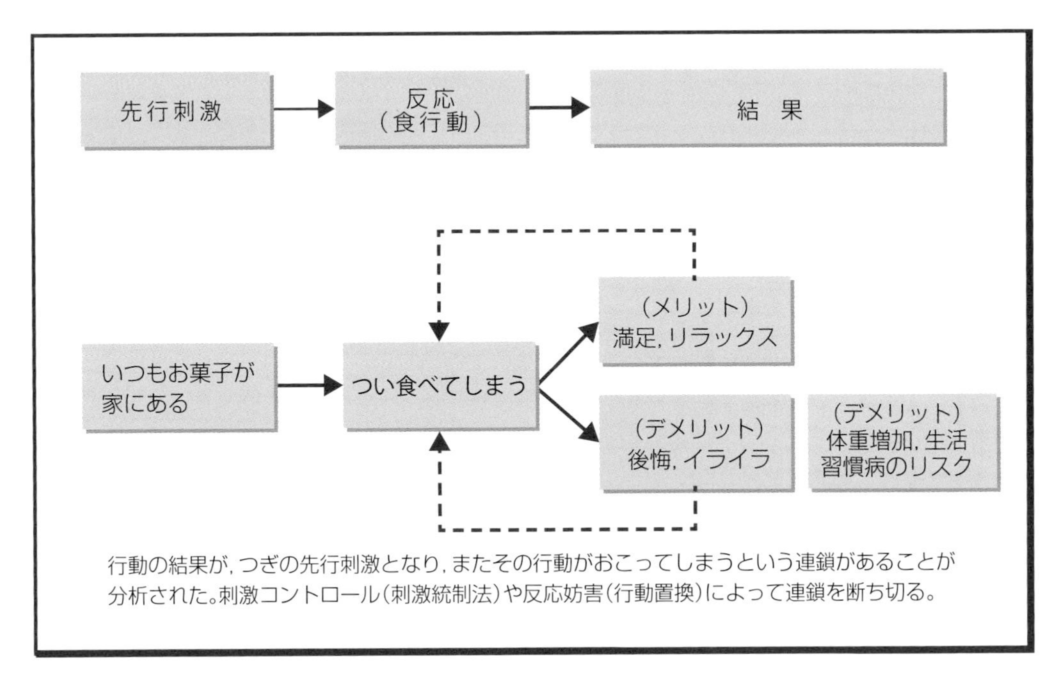

図2-21　行動の分析

2-21）。例えば，「家にお菓子があると，食べてしまう」という刺激－反応（行動）に対して，どのような気持ちになるのか。満足感やリラックスといったメリットと，その一方で，後悔や長期的な体重増加や生活習慣病の危険といったデメリットがあるという仕組みを理解する。

ステップ２：具体的な目標設定　行動分析をふまえ，「ごはんは１杯まで」「間食は１日に１回，１個までにする」といった行動レベルの具体的な目標を設定する。スモールステップでできることを目標にする。

ステップ３：行動変容の強化　日常生活において行動変容に取り組み始めたら，小さな変化も認め，継続して行動変容に取り組めるように支援する。セルフモニタリングによって，対象者の主体的な気付きをサポートする。拒食症やうつ傾向のある患者には，臨床心理士などと連携し，心理的アプローチをより慎重に行う。

（５）動機づけ面接

動機づけ面接（motivational interviewing）は，ミラー（Miller,W.R.）によって開発された行動変容のためのカウンセリング法である。アルコール依存症の患者を対象とした方法として開発されたため，行動変容でみられる心の葛藤状態の解決に焦点を当てている点が特徴である。動機づけ面接は，カウンセリング手法であるクライアント中心療法とトランスセオレティカルモデルを基本に開発されていることから，クライアントの主体性を重視した，行動変容の準備性を高めるカウンセリング法といえる。

技法

傾聴(reflective listening)
肯定(affirmation)
要約(summary)
開かれた質問(open-ended question)
チェンジトーク(change talk)

原則

共感の表現(express empathy)クライアントに対し，共感を示す
矛盾の拡大(develop discrepancy)クライアント自身にある矛盾に気付かせる
抵抗の活用(roll with resistance)抵抗を非難せず，動機に変える
自己効力感の支援(support self-efficacy)クライアントの力を信じる

精神

協働性(collaboration)カウンセラーとクライアントは同等の立場で取組む
喚起性(evocation)クライアントから，行動変容の動機を引き出す
自律性(autonomy)クライアントの自主性と主体性を尊重する

図2-22　動機づけ面接の精神・原則・技法

動機づけ面接には，3つの精神と4つの原則，5つの技法がある（図2-22)。技法の中でも，**チェンジトーク**が特徴的である。これは，「変化につながる発言」を意味する。「やりたくても，やれない」という葛藤状態において，「それだったらできそう」や「どうやったらできますか」といった発言がチェンジトークである。こういう発言がみられたら，見逃さず，傾聴や開かれた質問等を続け，行動変容の準備性を高める。

(6) コーチング

従来の栄養指導では，患者に知識・情報を伝えることが主であったが，最近の栄養指導では，患者のやる気（モチベーション）を引き出し，行動を促すためのコミュニケーションが必要とされている。**コーチング**（coaching）とは，支援者（**コーチ**）が対象者に指示・命令するのではなく，対象者自身が目標（**ゴール**）を設定し，考え，行動に取り組めるように促すコミュニケーション技法の1つである。コーチングでは「傾聴」「質問」「提案」「承認」などのスキルを用い，特に「質問」によって対象者の意識を内側に向かせ，対象者の考えや能力を引き出し，行動を起こせるようにサポートする。

1）コーチングの手順

ステップ1：ゴールを決める　コーチングでは，ゴール（目標）を明確にすることから始まる。対象者がそのゴールを明確にイメージできるように「そのゴールは数値で示すことはできますか」「そのゴールを達成すると，どういう気持ちや状況の変化が得られますか」といった質問を投げかける。ゴールのイメージによる

気持ちの高ぶりが，モチベーションを高めることもある。また，ゴールについて傾聴されることによって，対象者と支援者の信頼関係も築かれる。

ステップ2：現状を知る　「ゴールを100としたら現状はどれくらいですか」「今すでにやっていることと，できていないことは何ですか」といった質問により，ゴールに対する現状を明確にする。そして，ゴールと現状のギャップが解決すべき問題となる。「ゴールを達成するのに障害となっているのは何ですか」「どんなサポートが必要ですか」といった質問によって，障害を明確にし，利用できる強みに気づいてもらう。

ステップ3：行動プランを決める　ゴールに近づくための具体的な行動を見出す。ステップ1と2で十分な会話があれば，「ここまで話して，やろうと思ったことは何ですか」「次回の栄養指導までに何に取り組みますか」といった質問によって行動のアイデアは出やすくなる。もし，対象者の栄養や食事についての知識が乏しく，誤った行動プランとなりそうなときには，「1つ提案をしてもいいですか」と前置きし，相手が聞く状態になればシンプルで具体的な提案をする。

ステップ4：ふりかえりとフォロー　一連の会話によって気付いたこと，整理されたこと，感想などを話し，今回の栄養指導の評価をする。また，コーチングはオンゴーイング（on going，現在進行形）で関わることが重要である。次回の栄養指導の日時を決めて，継続的なフォローがあることを確認する。

2）タイプ分け

栄養指導の場面において，ときには苦手なタイプの対象者を担当することもある。苦手意識の多くは，物事の捉え方や価値が自分と異なることからきている。そこで，コーチングでは，4つのコミュニケーションスタイルをベースにして，それぞれのタイプの特徴をふまえた個別対応のコミュニケーションについて提示している。

タイプ分けの簡便な方法として，自己主張と感情表出を2軸にして，「コントローラー」「プロモーター」「サポーター」「アナライザー」に分けることができる（表2-14）。

（7）コーディネーション

1）コーディネーション

コーディネーション（coordination）とは，対象者の食事・栄養の問題に応じて医師，歯科医師，看護師，薬剤師，介護福祉士，理学療法師，歯科衛生士，ソーシャルワーカー，ケアマネジャーなど各専門職とカンファレンスを設けたり，正式に各専門職からのアセスメント，ケアや教育を依頼したり，各専門職からのプランや情報を調整し，包括的なプランシートを完成させることである。

さらに，対象者が在宅や他の施設に退院・退所する場合には，本人家族への栄養教育内容を退院・退所先に引き継ぐための調整を行う。入院中の栄養補給法（給食の提供栄養量，食事形態，経腸栄養剤，食事介助など）は，対象者の退院・退所後の生

表2-14　コミュニケーションタイプと栄養指導での対応

	特徴	指導での対応
コントローラー	感情では動かず，状況を短時間で冷静に判断し結論を出す。	指示はあまり好まない。いったん生活習慣を改善する気になれば，自ら良い方法を考え取り組む。結論を先に，要領よく説明したり，情報を提供するようにする。
プロモーター	社交的でオープン。楽しいことを好む。	取り組みやすく，変化を実感しやすい目標を提案する。興味がわくと色々な質問や意見をあげるが，否定せずにポジティブに対応する。わずかな変化でも褒めて，やる気を持続させる。
サポーター	他者の気持ちに敏感で，自ら積極的に決断して物事を進めるのが苦手。	指示された内容に多少無理があっても我慢してやろうとするので，その努力をねぎらったり，不安な気持ちに共感を示すように接する。
アナライザー	物事に取り組むとき，データを集めたり，計画を立てるのが好き。	検査データの変化を丁寧に説明し，データや情報が手元に残るように資料を提供する。むやみに褒めずに，何がよかったのかを述べるようにする。

活を考慮して変更し，退院プランを作成する。対象者に配食サービスなどの地域資源情報を提供したり，公的な栄養改善事業やプログラムの利用手配，地域包括支援センター等と連携し，管理栄養士が介護保険施設や在宅介護支援センターで栄養ケアや在宅訪問による栄養教育を継続する場合には，担当の管理栄養士やケアマネジャーなどとともに退院前の調整と退院・退所後のフォロー体制を整える。退院サマリーに管理栄養士による栄養教育や栄養ケア等の介入に関する記載欄を設けたり，本人や家族のための栄養サマリーを発行するのも調整方法の一つである。

2）栄養教育のコーディネーション

必要に応じ多職種で栄養教育を実施することがある。たとえば，介護予防事業では，低栄養予防教室が嚥下・口腔ケア教室や転倒予防教室とコラボすることもある。そのような場合，社会福祉士，保健師，歯科衛生士など他職種とともに教室の目的やゴールを設定し，話し合ってプログラムを企画・調整することが必要になる。

他職種とのコミュニケーションにおいては，管理栄養士同士であれば通じる内容も，他職種にも理解してもらえるように説明できなければならない。対象者の治療やサービス（ケア）計画全体としての目標やゴールを踏まえたうえで，管理栄養士が行おうとする栄養教育の目的，ゴール設定，内容をより明確に説明する。また，他職種の取組みを理解しようとすることが，管理栄養士の取組みに対する理解にもつながる。コーチングの項のコミュニケーションタイプと対応方法は，他職種とのコミュニケーションにも活用することができる。

（8）栄養カウンセリングの実際

カウンセリングを行うにあたっては，カウンセリングの技法を取り入れながら，クライアントとの信頼関係を築いていく。栄養カウンセリングにおけるやりとりの例を，表2-15，16，17に示した（栄：管理栄養士　対：対象者（クライアント））。

表2-15　栄養指導のイントロ部分—信頼関係が築けていない例—

会話	解説
栄）○○さん，どうぞお入りください。お待たせしてすみません。 対）・・・・ 栄）今日，栄養指導を担当します管理栄養士の○○です。よろしくお願いします。 対）・・・・ 栄）高血圧や脂質の検査結果が高くなっているということで栄養指導を受けられることになったのですね。 対）・・・・	対象者の非言語的反応を受容していない
栄）医師からはなんと言われましたか？ 対）食生活を改善しないと，心筋梗塞や脳梗塞になるおそれがあると。 栄）そうですね，高血圧や脂質異常の方は，食事療法をすることで心筋梗塞や脳梗塞など重篤な病気を予防することが大切です。	要約・繰り返しをしたのは，医師の発言内容に対してであり，対象者の発言や気持ちではない
対）薬を飲めばいいんでしょ。 栄）処方された薬をきちんと服用することも大事です。ただ，薬物療法をする方でも，食事療法は全員に必要なんですよ。 栄）では，さっそくですが，普段はどのような食事をなさっていますか？朝食はなにを食べますか。 対）・・・・	食事療法に対する行動変容ステージは【無関心期・関心期】である可能性がうかがえる。準備段階が低い人は，管理栄養士から指導を受けること自体が嫌なことがあるため，配慮した対応が必要

表2-16　栄養指導のイントロ部分—患者中心の会話を意識した例—

会話	解説
栄）○○さん，どうぞお入りください。お待たせしてすみません。 対）・・・・ 栄）今日，栄養指導を担当します管理栄養士の○○です。よろしくお願いします。 対）・・・・ 栄）高血圧や脂質の検査結果が高くなっているということで栄養指導を受けられることになったのですね。 対）・・・・	非言語的反応
栄）ほかに医師から言われたことなどで気になっていることはありますか？ 対）心筋梗塞で死ぬのは嫌だから，薬は飲もうかと思っているけど，栄養指導を受けても自分の食生活は変わらないと思います。	患者の価値観などに目を向けた開かれた質問
栄）そうですね，心筋梗塞はこわいですよね。栄養指導を受けても変わらないと思っていらっしゃるんですね。なにか理由がおありなんですよね。 対）まあ，仕事が忙しいというか，気持ちがそっちまで向いていないというか。ふだん自分が料理するわけでもないし。 栄）そうなんですね。（仕事が忙しいのに，栄養指導で待たせたり，時間をとらせていることを申し訳なく思う表情）	繰り返し，共感 栄養指導や食生活改善を拒否するような発言に対しても，批判的な態度を示さず，すなおに受容（自己一致）
対）塩分減らせとか，酒を減らせとか，言葉でわかっているのとやるのはだいぶ違うよ。 栄）おっしゃるとおりです。長年の慣れや環境があるので，食生活の改善は必要とわかっていてもなかなか難しいと思います。それでも，○○さんは服	行動変容ステージの評価【関心期】 行動的アプローチより，認知的アプローチ（行動変容に対する負担感を軽減し，動機づけ）が初回は必要であると判断

薬はきちんとしようと思われていたり，食生活も本当は改善すべきであることに気付いていらっしゃるので，なにもしていない人に比べて一歩二歩リードしていると思います。	行動変容ステージのアセスメント結果のフィードバック，承認
対）・・・。（自分の気持ちが受け入れられて，安心している様子）	信頼関係
栄）いきなりこれまでの食事を大きく変えるではなくて，まず最低限トライできそうなプランを考えたいと思いますので，〇〇さんがふだんどのような食事をなさっているかお聞きしてもよろしいですか。〇時〇分までには終わるようにしたいと思います。	今回の栄養指導の趣旨を説明

表2-17　食事の聞き取り～プランニングの進め方の例

栄）体重は100 kg超えているのですね。減らしたほうが良いということは既にわかっていると思いますが，率直にどう思っていらっしゃるのですか。	体重は，対象者にもわかる健康指標の一つである。健康に対する自己評価について開かれた質問
対）3 kgや5 kgの変化は，誤差範囲のようなものです。	
栄）なるほど，誤差範囲ですか。でも，97 kgと103 kgは違いませんか。	
対）たしかに。そう言って，気づいたら100 kg超えて，105 kg超えて，すっかりデブキャラです。	
栄）血液検査の結果でも，血圧が高いのと，中性脂肪，総コレステロール，LDLコレステロール，γGTPが高値になってきていますので，まずは体重の増加はストップさせたいですね。ふだん食生活を含めて気をつけていることなどありますか。	血液検査の結果について批判はしていない。批判を含まない説明によって対象者は事実を受け入れやすくなる
対）いまは特になにもしていませんが，炭水化物を摂らないようにとか言われれば，自分，できますよ。	対象者が，管理栄養士から食事の問題を指摘されるのだろうと身構えてしまうと，食事内容を事実と異なる内容で申告するおそれがある。先に，対象者の言い分や弁明を聞くことでリラックスさせる
栄）おお！今回はやる気ということでしょうか。	
対）いや，やるなら，それくらいやらないと減らないでしょ。	
栄）やる気がありそうで良いですね。 ただ，急激なダイエット（主食や炭水化物を抜くとか1日1食にするとか）は，リバウンドや代謝異常を招くおそれもあるので勧められません。食事の様子を聞かせて頂いて，確実に体重が減るプランを話し合っていきたいと思います。体重が減れば，血液検査の結果も改善もついてくるはずですよ。	本プログラムの方針の説明 期待される成果について説明
対）へえぇ，炭水化物ダイエットってよくないんですね。	
栄）では，はじめにふだんの食事の様子について伺いますね。朝食は．．．。	ふだんの食事内容について，朝食，昼食，夕食，間食，水分摂取，飲酒，外食の利用，時間などを聞き取る。体重増加（エネルギー摂取の過剰），血液検査の結果をもとに，把握・確認すべき食品や栄養素をおさえる。食事の聞き取りを助けるツール（カロリーブック，フードモデル）などを用いる
対）ファストフード店で牛丼を食べます。大きさは，普通サイズにしています。	
栄）普通サイズは，ごはんの量が250～260グラムでしたね。牛丼とおみそ汁とお新香でいいですか。	
対）はい。昼は，コンビニで買うことが多いです。パスタとかです。	
栄）コンビニでパスタですね。パスタだけで足りますか？（外食・テイクアウトのカロリーブックのコンビニ食のページを開いて渡す）	
対）大盛パスタを買います。夕食は，ラーメン屋に行くことが多いです。（カロリーブックのページをめくりながら）	
栄）何系のラーメンでしょうか？とんこつ，魚系，しょうゆ系…。ラーメン屋で，ラーメン以外に注文するものはありますか。	
対）とんこつ系です。餃子とビールも注文します。	
栄）ビールはどれくらい飲みますか。中ジョッキ？何杯？	
対）大ジョッキで，2杯はいきます。	
栄）昼食から夕食までや，夕食後に間食はしますか？	
対）それはしないです。飲み物もお茶です。	その場で栄養摂取量を概算する。牛丼～700 kcal，大盛パスタ～700 kcal，ラーメン500 kcal，ビール500 kcal，餃子300 kcalとして，計2700 kcal
栄）朝，昼，夕，間食，飲み物，お酒について聞きましたが，他に摂っているものありますか。	
対）・・・	
栄）ざっと計算して2700 kcal程度になりますが，私が2700 kcal摂ると食べす	

ぎになりますが，体重100 kg以上あって体重が増えるほどかというと...

対）そうですね，昼は，パンも食べます。あと，ラーメンは，チャーシューや背脂のトッピングも追加します。

栄）そうなんですね。パンはどういうパンですか？背脂追加という技があるのですね。美味しそうですね。（カロリーが気になり苦笑い）

対）やきそばパンかコロッケパンか。ラーメンはトッピングできるものは全部します。その代りに替え玉はしません。

栄）計算があいそうです。（報告してくださって）ありがとうございます。穀類（炭水化物）の摂取量が全体的に多いですね。野菜類や乳製品類の摂取量は少ないですよね。

対）ほとんど外食なので。週末，家で食べるとしても，コンビニで買ってきます。野菜を買ったり料理をしたりはしません。

栄）いっぺんに食事を変えてしまうと大変なので，まずは体重増加をストップさせるためにはどうしたらいいか，ですね。こちらのワークシートで，計算してみましょう。

・・・・・・(中略)・・・・・・

対）体重を1か月で1 kg減らすっていうのは，誤差なのか本当に減ったのかわからないんだよね。

栄）○○さんは，半年で5～6 kgのペースで体重が増えているので，まずは1日230～240 kcal摂りすぎということになります。いまの食事から230～240 kcal毎日減らせると，体重増加はストップします。もっと減らせば，体重はさらに減り始めます

対）なるほど！230～240 kcalだけでいいの？たとえば，何を減らせばいいの？

栄）そうですね，ビールを1杯にするとか，ビールを頼むのは2日に1回にするとか。昼のパスタは大盛のままで良いので，組み合わせるのはパンでなくサラダとかスープにしてみてはいかがでしょう。ビールか昼食かどちらか1つでかまいません。

対）それだけでいいの？どっちもやろうか。

栄）どちらもやって頂いてももちろん良いのですが，まずはどちらか1つを確実にやって頂いて，本当にその結果が体重に現れるか1か月間やってみませんか。できそうであれば，そのときに目標を増やせばよいと思います。

対）わかりました，どうしようかな。

栄）お酒は，休肝日をとってほしいので，ビールを頼むのは2日に1回にするというほうでいかがですか。

対）OK。それ以外は，今のままでいいの？

栄）はい。あとは，体重の計測を毎日お願いしたいのです。
体重計はお持ちですか。

対）脱衣所に置いています。ほとんど使っていません。

栄）できれば今日から測定して，アプリをつかって記録をしてみてください。もし，食べすぎてしまった日があっても，体重を測定したら，その日は「良し」としましょう。

対）わかりました。入浴前に測定するようにします。

栄）毎日，同じ条件で測定すると，変化を比較しやすいですよね。

栄）では，今日は初回ですし，ここまでにしましょう。なにか感想や質問などありますか？

対）今日ここに来る前に思っていた栄養指導とイメージが違いました。もっとダメだしされるのかと思っていました。

栄）これからもサポートしていきます，次回までがんばってくださいね。

行動変容の優先順位

具体的な数値を用いた説明

ワークシートを使い，対象者自身がプランニングに参加する形をとることで，行動変容に向けて関心が高まる

具体的な提案

対象者が選択

はじめは小さい目標をたてる（スモールステップ）。達成できたときの感情（内的報酬）が行動変容を強化する

アドバイス・提案

同意

体重測定も行動変容の一つであるため，体重測定の目的や方法をガイダンスする

セルフモニタリングの方法の説明

ふりかえり

ソーシャルサポートの意識化

参考文献

・赤松利恵，永井成美：栄養カウンセリング論，pp.17-32，化学同人，2015
・松本千明：健康行動理論の基礎，pp.1-14, 37-46，医歯薬出版，2005
・松本千明：医療・保健スタッフのための健康行動理論の基礎　生活習慣病を中心に，医歯薬出版，2005
・Isobel R. Contento（足立己幸・衞藤久美・佐藤都喜子監訳）：これからの栄養教育論―研究・理論・実践の環―，第一出版，2015
・シェルドン・コーエン，リン G.アンダーウッド, ベンジャミン H.ゴットリーブ（小杉正太郎他）監訳：ソーシャルサポートの測定と介入，川島書店，2005
・中野敬子：ストレス・マネジメント入門　自己診断と対処法を学ぶ，金剛出版，2006
・Prochaska J.O., Velicer W.F.： The transtheoretical model of health behavior change. American Journal of Health Promotion 12(1), pp.38 - 48, 1997.
・Prochaska J.O., Redding C.A., Evers K.E.：The transtheoretical model and stages of change. In K. Glanz, B.K. Rimer, K. Viswanath (eds.), Health behavior and health education : theory, research, and practice. (4th ed), Jossey - Bass, pp.97 - 121, 2008.
・Linda Snetselaar, Nutrition Counseling Skills for the Nutrition Care Process, Jones & Bartlett Learning, 2009
・E.M.ロジャーズ：イノベーション普及学入門，産業能率大学出版部，1981
・安梅勅江：コミュニティ・エンパワメントの技法，医歯薬出版，2005
・今井清一：食環境教育論，鳥影社，2012
・武見ゆかり：循環器疾患等生活習慣病対策総合研究事業，健康づくりを支援する環境とその整備状況の評価手法に関する研究，2007
・山之井麻衣，日高悦子，田口（袴田）理恵：地域在住自立高齢者の栄養状態の実態と関連要因の検討，日本地域看護学会誌：16（２），pp.15-22，2013
・澤田樹美，石原孝子，今井具子ほか：職域における野菜摂取増加を検証した栄養・健康教育のシステマティックレビュー，日本健康教育学会誌：20，pp.3-18，2012
・澤田樹美，武見ゆかり，村山伸子ほか：職場におけるトランスセオレティカルモデルを応用した食環境介入と栄養教育の統合プログラムの開発と評価，日本健康教育学会誌：17，pp.54-70，2009
・澤田樹美，武見ゆかり，村山伸子ほか：従業員食堂を利用した食環境介入プログラムによる野菜摂取量の変化，栄養学雑誌：71（5），pp.253-263，2013
・三澤朱実，片岡克子，山本妙子ほか：従業員食堂で食事バランスガイドを活用した食事および関連情報を3年間提供した場合の行動変容に関する検討，日本栄養士会雑誌：57（8），pp.597-607，2014
・入山八江，村山伸子：職場における男性を対象とした栄養教育と食環境介入が体重コントロールに及ぼす効果，栄養学雑誌：70（2），pp.83-98，2012
・高橋希，今井具子，武見ゆかり：食環境整備における食品関連企業・行政・住民組織の連携とその意義，日本健康教育学会誌：20，pp.31-42，2012
・松原達哉，田上不二夫：カウンセリング心理学ハンドブック，金子書房，2011
・松原達哉編集：カウンセリングハンドブック，丸善，2011
・C.R.ロジャーズ：カウンセリングと心理療法　実践のための新しい概念，岩崎学術出版社，2005
・C.R.ロジャーズ：クライアント中心療法，岩崎学術出版社，2005

第3章 栄養教育マネジメント

栄養教育は，学習者が望ましい保健習慣（栄養・食生活・生活習慣）へ行動を変容し，継続・維持することにより，健康の維持・増進を図ることを目標としている。栄養教育の目標を達成するためには，アセスメント（assessment），計画（plan），実施（do），評価（check），改善（act）のPDCAサイクルに基づく一連の過程である栄養教育マネジメントサイクルに則って栄養教育を行うことが重要である。

1. 栄養教育マネジメント

（1）栄養教育マネジメントの進め方

マネジメントとは，何らかの組織（2人以上の集団）が，その組織の目的を達成するために目標に向けて人々を動かしていくための活動である。また，組織がその目的を達成するために各種の業務遂行上の機能や方法，さらには手順を効率的に進めるために，ヒト，モノ，カネを組み合わせたシステムである。このシステムは，多くの要素が1つに組織され，その各要素が一定の目的に統合され，要素と全体が必然的関係を有するものである。そして，科学的知見をもとにして，その手順が文章化されていることが必要である。

栄養教育の目標は，対象者が望ましい保健習慣（栄養・生活習慣）へと行動を変容し，その行動を維持・継続化することにより健康の保持・増進や疾病の予防を図り，治療に寄与することである。それを達成するには，対象者の実態を把握し，改善の計画を立て，対策を実施し，指導結果を評価するという全過程を計画的に行うことが必要である。

栄養教育のマネジメントは，対象者の食物摂取状況，日常生活状況や食環境が対象者の身体状況にどのように反映されているかについて身体計測，血液や尿などによる生化学検査，自覚症状や病歴に関する臨床診査，食事調査によって**栄養アセスメント**を実施し，実態（課題）把握（need assessment）を行う。そして，対象となる個人または集団の健康課題を抽出し，解決するための栄養教育プログラムの立案（plan），プログラムの実施（do）を通して評価（check）を行い，不備なプロセスにフィードバック（act）するPDCAサイクルに基づく一連のシステム化された流れを**栄養教育マネジメントサイクル**という（図3-1）。

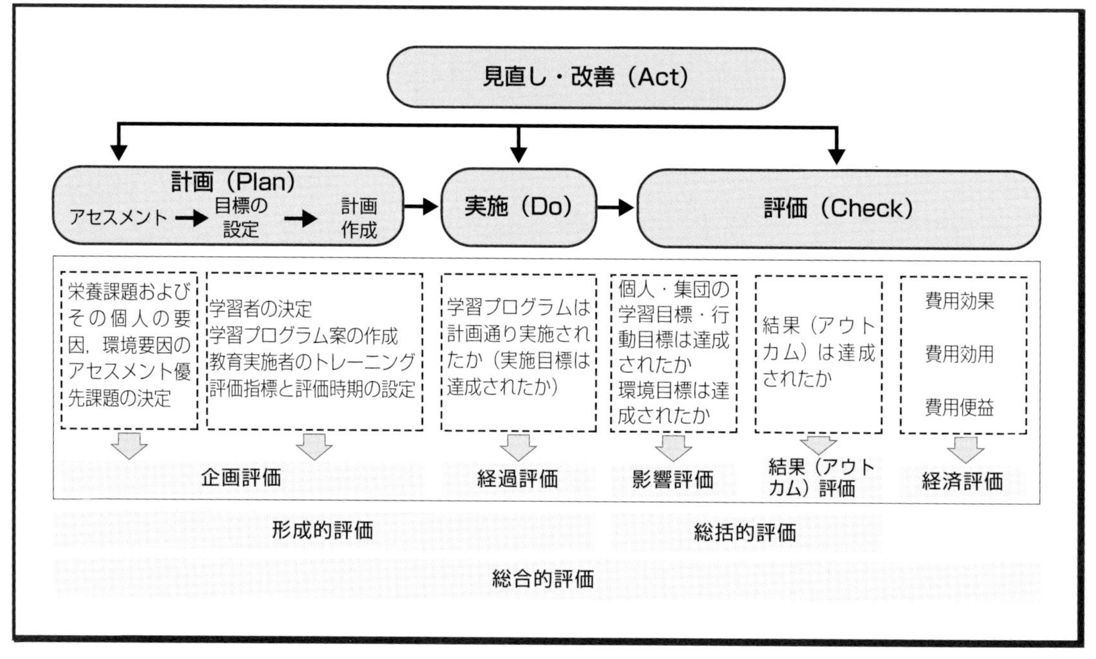

図3-1　栄養教育マネジメントサイクル

出典）武見ゆかり，赤松利恵編：栄養教育論　理論と実践，医歯薬出版，p.54，2013

PDCAサイクルは，継続的に行われる評価に基づいており，サービスの継続的な品質改善に取り組むマネジメント手法である継続的な品質改善活動（continuous quality improvement：CQI）が組み込まれている特性がある。この場合，一般的にサービスの質の評価は，構造（structures），過程（process），成果（outcomes）の3要素から行われている（図3-2）。品質（quality）とは，対象者のニーズや期待を満たし，それを超えるものとして定義されており，CQIは，質の高いケアを目指す恒久的，継続的な活動である。栄養教育を実施したら，このPDCAサイクルに基づいて目標の達成度，計画と実施のずれや，その原因を絶えずチェック，分析し，計画の修正，改善，さらに，プログラムの再生や新たなプログラムの開発・構築に取組むことが必要である。

また，病院・施設・在宅等に導入されている管理栄養士による栄養ケア・マネジメント（図3-3）にも，栄養教育（栄養相談）が位置づけられており，PDCAサイクルによるCQIに取り組めるようにシステム化されている。

一方，プリシード・プロシードモデルは，1991年，グリーンによって提唱された多段階健康教育モデルであるが，栄養教育マネジメントに活用できる（p.36）。

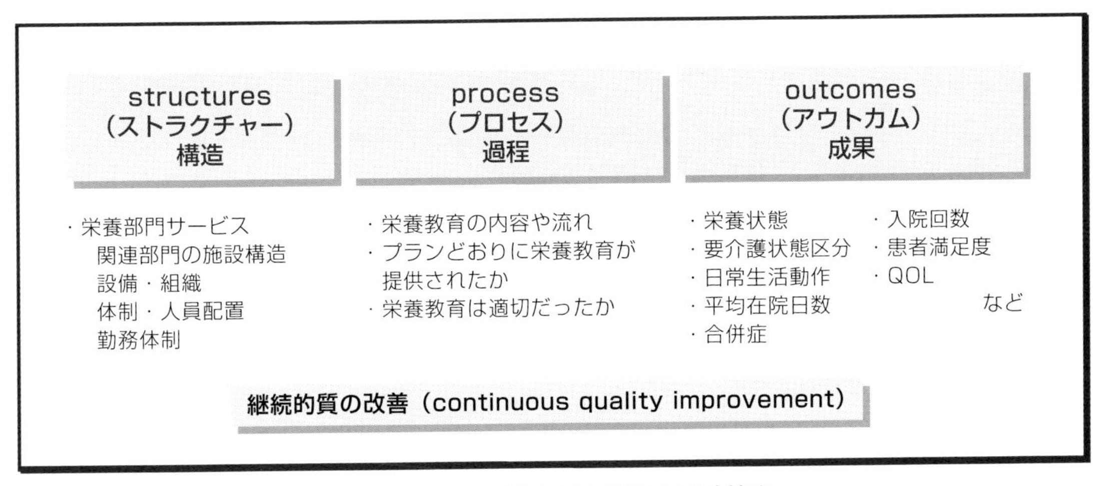

図3-2　サービスの質の評価と栄養教育

資料）杉山みち子：Modern Physician, 20 (5), pp. 101-105, 2000を改変

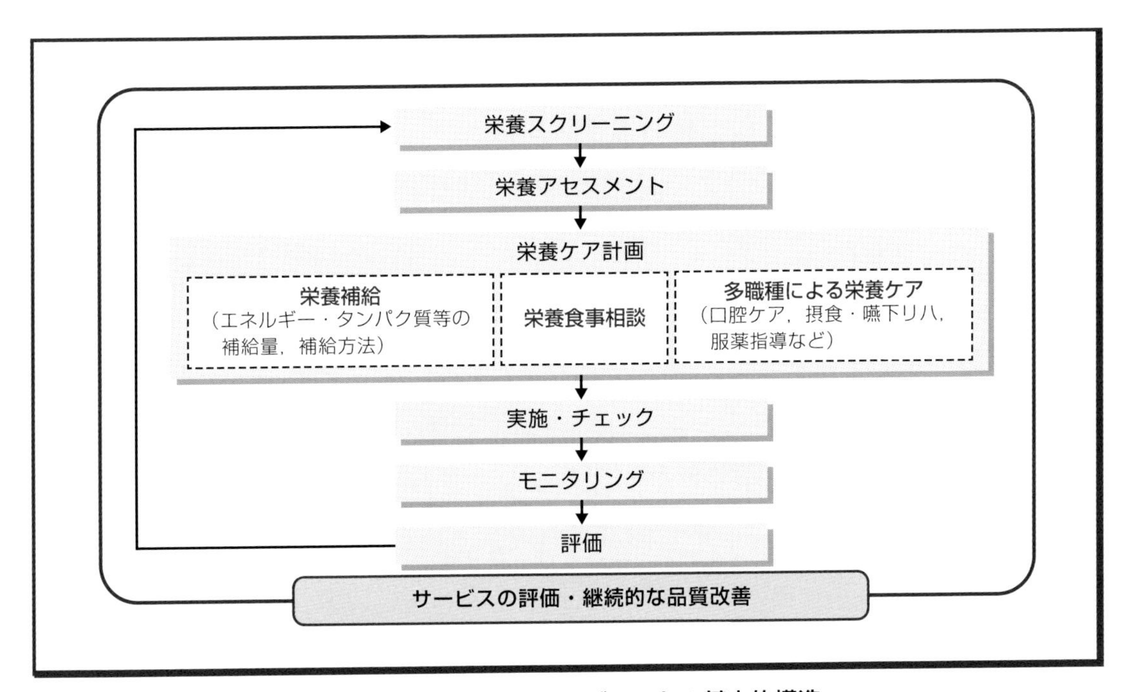

図3-3　栄養ケア・マネジメントの基本的構造

出典）厚生省老人保健事業推進等補助金研究：高齢者の栄養管理サービスに関する研究報告書，1997

2. 健康・食物摂取に影響を及ぼす要因のアセスメント

栄養教育のPDCAサイクルにおいては，栄養アセスメントに基づき，対象者の栄養状態の課題を把握することが重要である。包括的なニーズアセスメントを行い，改善すべき優先順位の高い教育目標を明確にすることによって，より効果的な

表3-1　栄養アセスメント情報収集の方法，種類，備考

方法	種類	備考
実測法	身体計測 生理・生化学的検査 食事調査　秤量法，陰膳法	・測定者の個人内誤差や個人間誤差を最小限にするためのトレーニングをする。 ・他職種による侵襲的処置による情報をスムーズに収集するために連携を強化する。
質問紙法	自記式　留置法，郵送法，ウェブ調査法 他記式　面接聞取り法，電話調査法	・対象者の負担軽減，ならびに，質問に対する正当な回答を高い回収率で得るためには，質問紙の選択肢の数と内容を精査し，明確な表現の工夫が必要である。 ・記名を伴う場合は特に，プライバシーへ配慮する。
面接法（インタビュー）	個人面接法 【調査者1名：対象者1名】 問診・24時間思い出し法・食スキルや環境要因の聞き取り 集団面接法 【1名～複数：数名～数十名】 フォーカスグループインタビュー法	・予備知識による偏見などを持たずに接する。 ・インタビュー技術の充分なトレーニングを積む。 ・多面的な情報量は増えるが長時間に及ぶ可能性があり，運営調整役のファシリテータの充分なトレーニングが必要である。
観察法	皮膚・爪・口唇や舌・浮腫などの視診，摂食嚥下，ADL	・行動観察の場合，観察されているという意識を対象者に抱かせない工夫が必要である。
既存資料	保健統計（保健・医療・福祉団体など）	・信頼性のある情報源を選択し，利用する。

留置法
当日その場ではなく，事前に調査書を配布し自分で記入してもらったものを，後日回収する方法。

郵送法
事前に調査書を配布あるいは郵送し，自分で記入した後に返送してもらう方法。

ウェブ調査法
インターネットのweb上で，直接入力してもらう方法。

電話調査法
電話で聞き取りを行い，調査者が回答を記入する方法。

フォーカスグループインタビュー法（FGI法）
同様のバックグラウンドを持った8～10人程度のフォーカスグループを複数つくり，共通の問題やテーマについて徹底的な発言を促し，その内容を録音記録し，グループごとの共通点や相違点を分析する方法。

栄養教育プログラムを立案・計画することが求められる。

さらに，栄養教育の実施中や終了後にアセスメントを再度実施し，栄養教育実施前と比較して効果を評価することは，教育終了，あるいは修正計画の立案の必要性を判断する際の根拠として欠かせない。それゆえ，アセスメントの方法を理解し，目的に応じて正しく選択・実施する能力，得られた結果から対象者を多面的に判定し把握できる能力を養うことが重要になる。

（1）アセスメントの方法

アセスメントの方法には，実測法，質問紙法（自記式，他記式），面接法（個人面接，集団面接），観察法，既存資料の活用などがある（表3-1）。

対象者に直接あるいは間接的に関わる実測法，質問紙法，面接法（インタビュー），観察法を実施する場合には，事前に本人や家族の同意を得ること，さらに収集した情報の取扱いには十分に留意し，情報に関する守秘義務を遵守する。

また，既存資料を利用する場合には，根拠ある信頼性の高い資料を選択し，情報

表3-2　関連する既存資料とウェブサイト

総務省	https://www.soumu.go.jp/	人口静態統計（国勢調査），家計調査，小売物価統計
厚生労働省	https://www.mhlw.go.jp/	日本人の食事摂取基準，国民健康・栄養調査，国民生活基礎調査，人口動態調査，乳幼児栄養調査，乳幼児身体発育調査，患者調査，糖尿病実態調査，循環器疾患基礎調査，喫煙と健康問題に関する調査
文部科学省	https://www.mext.go.jp/	学校保健統計調査，体力・運動能力調査
農林水産省	https://www.maff.go.jp/	食料需給表，農業統計
消費者庁	https://www.caa.go.jp/	食品表示
WHO（世界保健機関）	https://www.who.int/	
食育の推進（農林水産省）	https://www.maff.go.jp/j/syokuiku/	
国立健康・栄養研究所	https://www.nibiohn.go.jp/eiken/	
国立保健医療科学院	https://www.niph.go.jp/	
国立医薬品食品衛生研究所	http://www.nihs.go.jp/index-j.html	
日本食品衛生協会	http://www.n-shokuei.jp/	
健康・体力づくり事業財団	http://www.health-net.or.jp/	
日本健康・栄養食品協会	http://www.jhnfa.org/	
日本栄養士会	https://www.dietitian.or.jp/	

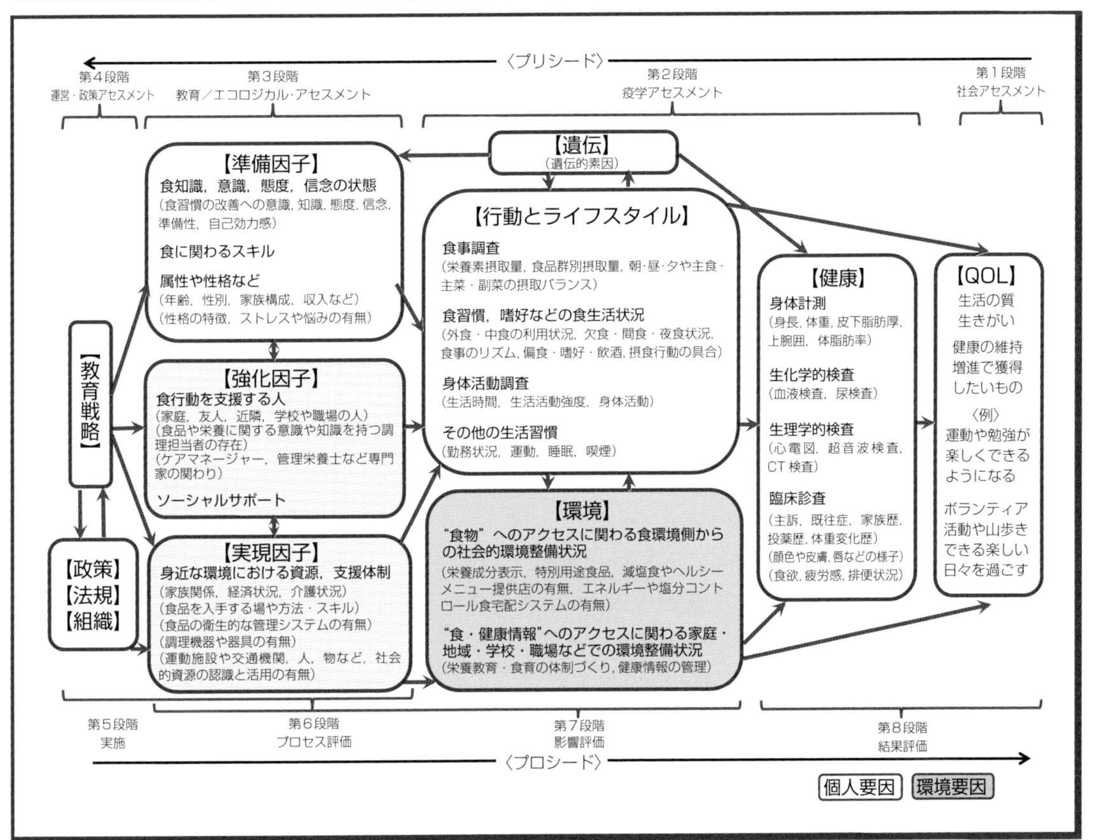

図3-4　プリシード・プロシードモデルから見たアセスメント項目の例

源は明記しておく。政府刊行物だけでなく，学術学会誌や専門誌，あるいは管理栄養士・栄養士向けの研修会などで情報を得ることも可能である（表3-2）。

アセスメントすべき要因は，プリシード・プロシードモデルによって個人に関する要因（個人要因）と環境に関する要因（環境要因）に体系的に分類することができる（図3-4）。

例えば近年，幼児においても観察される朝食欠食の問題を，幼児の個人要因の中でだけ解決することは難しい。幼児にとっての身近な環境要因である家庭を形成する保護者や，取り巻く環境要因の改善が必須であることからも，個人要因と環境要因のアセスメントの必要性は明らかである。それぞれのアセスメントの方法について解説する。

（2）個人要因のアセスメント

1）QOL，健康，行動とライフスタイルのアセスメント

a.QOL（社会アセスメント）　QOLとしては，今の状況と比較して，健康・栄養状態を改善した後に獲得したい主観的な思いを明らかにしておく。

健康関連QOL尺度として，SF-36（MOS Short-Form 36-Item Health Survey）の改良版であるSF-36v2を用いて評価することが一般的である。しかし，健康教育・栄養教育の最終目標であるQOLはあくまでも主観に基づくため，とらえ方は個々に大きく異なる。そのため，他人や一般論と比較するのではなく，栄養教育によってどのような健康・栄養状態になり，その結果，どんな生きがいや充足感を得たいと本人が期待しているか，例えば，朝食をしっかり食べるとスムーズに排便ができ，朝から運動も勉強も楽しくできるようになると思う小学生や，食べやすい食形態の見直しで体調管理ができるようになったらボランティア活動をしたいと考える高齢者など，できるだけ明確な思いをインタビューで把握し，その向上のためのサポートとなる栄養教育を実施することをめざす。

b.健康；健康・栄養状態と遺伝（疫学アセスメント）　プリシロード・プロシードモデルにおいては，本来，QOLに着目して健康教育プログラムの立案を行うが，栄養教育においては，健康の保持・増進，疾病予防・治療，機能回復を必要としている個人や集団の身体の状況や健康・栄養状態を把握すること，すなわち**健康**のアセスメントが基盤となる。

◘重要なアセスメント項目
それぞれの頭文字をそろえてABCDで覚えることができる。身体計測（A：anthropometry），生理・生化学検査（B:biochemical method），臨床診査（C:clinical method），食事調査（D:dietary method）

身体計測（A：anthropometry）と臨床診査（C：clinical method）によって非侵襲的に外側から観察できる健康・栄養状態に加え，体内での栄養素の代謝状態を示す血液や尿の生理・生化学検査（B：biochemical method）のデータを臨床現場のカルテや健康診断結果などから得られる場合は，加えて詳細な判断を行う。

身体計測は特殊な機器を必要としない反面，測定誤差が生じやすいので，測定のトレーニングを積む。身長と体重から得られる体格指数は，対象者に応じて，カウプ指数は乳幼児，ローレル指数は児童生徒，BMIは成人に適用する。なお，立位

を保てない高齢者や障がい者の身長は，膝高と年齢を挿入して身長を算定できる複数の推定式を用いる。体重は，健康であった二十歳代，あるいは，過去1か月，6か月前と比較した変化率も貴重な情報になる。身体計測値と生理・生化学検査値は機器を用いた測定による客観的情報であるが，問診で臨床診査を行い，食欲や疲労感，排便などに関する本人の自覚症状，すなわち主観的情報を聞き出すことも有効である。家族歴（家族の病歴）の問診によって，プリシード・プロシードモデルの遺伝に相当する遺伝的素因を明らかにすることができる。

c.行動とライフスタイル　（疫学アセスメント）　現在の栄養状態に関連する**行動とライフスタイル**を検討する。最初に，食事調査（D：dietary method）によるエネルギーや栄養素の摂取量と，身体活動調査によるエネルギー消費量とのバランスをみる。さらに，食習慣や嗜好などの食生活状況やその他の生活習慣を調査し，対象者の生活習慣や生活行動の特徴と問題点をとらえる。

栄養素摂取量や食品群別摂取量を把握するために行う食事調査法を挙げる（表3-3）。得られる情報の質がそれぞれの方法によって異なり長所と短所があるため，対象者と目的に適した食事調査法を選択して実施する。食事記録法，24時間思い出し法，映像記録法の結果からは，朝食・昼食・夕食あるいは主食・主菜・副菜で摂取している栄養素のバランスなども算出できる。

身体活動調査として，24時間タイムスタディ（生活活動調査）による身体活動レベルの把握，活動量計による消費エネルギーの把握，間接熱量計（間接カロリーメトリー法）を用いた呼気ガス分析による安静時代謝量からの算出などがある。

食習慣や嗜好などの食生活状況調査には，質問紙法や面接法を用いる。例えば食事調査で栄養素摂取量のアンバランスが見られた場合，その原因となる食行動は個々に異なり，朝食欠食，3食食事はするが著しく偏食，経済的に安価な調理済み食品の選択，口腔ケア不足や嚥下障害による摂食量低下など様々である。その個々の状況を把握することが，改善すべき行動目標の決定に必要である。欠食，間食，夜食や，外食・中食利用の状況（食事の時間，回数，場所），主食・主菜・副菜の日常的な組み合わせ，嗜好などを確認する。

その他の生活習慣としては，起床時間と就寝時間，勤務状況（通勤時間，勤務時間帯），運動習慣，喫煙習慣を把握しておく。高齢者や障がい者の場合には，場合によって，日常生活動作（ADL）の評価も加える。

なお，生活行動のアセスメントを行うにあたり，対象者自身によるセルフ・モニタリング（行動観察・自己記録）を導入すると，問題行動や誘因の抽出のみならず，対象者自身による気づきを導くことがあり有用である。

2）教育／エコロジカル・アセスメント

a.準備因子（教育／エコロジカル・アセスメント）　対象者の習慣的な食行動を引き起こす要因のアセスメントとして，まず，準備因子に注目する。

対象者が，なぜその行動をするのか，あるいはなぜしないのかを把握するため

食事調査
ビタミンAを多く含むうなぎやレバーなどように，ある栄養素を際立って多く含む特徴のある食品は事前にリスト化し，調査期間中に摂取していた場合には，摂取頻度を確認する。

ADL（activities of daily living）
人間が自立して生活するために繰り返す，基本的な日常生活動作の機能的な評価を行う指標であり，健康・栄養状態が良好だとADLは高くなる。

表3-3　食事調査の方法と特徴

調査法	方法	長所と短所
食事記録法 ・秤量法	・摂取した食物（食材あるいは料理）や飲料を携帯用秤ですべて秤量し自分で記入する。	・秤量法は精度の高いゴールドスタンダード（至適基準）になるが，対象者の負担が大きい。外食時の秤の携帯や，食材・品数の多さが秤量の負担を増すため普段と異なる食事になりやすい。 ・目安量法は，フードモデルで目安量の確認をすると精度を上げることができる。
・目安量法	・摂取した食物や飲料の目安量（飯茶碗1/2杯，リンゴ１個）を自分で記入する。	・市販の調理済み食品などは，メーカーや栄養成分表示部分を保存あるいは映像記録を依頼し，より正確な情報を収集する。 ・週日と休日では食事内容は大きく異なる。１日の記録では日常的な摂取量は得られず，複数日の記録が必要である。
24時間思い出し法	前日１日の間に摂取したメニュー，食材，目安量を調査者が聞いて記入する。（対象者が思い出して記入後，調査者が聞き取り確認していく場合もある。）	・食事記録法に比べ対象者は思い出すだけなので，負担は軽くなるが精度は低い。精度を上げるためには，起床後の行動を，もれなく思い出させる調査者の技術が求められる。調味料や調理用油の使用量の聞き取りも忘れない。 ・フードモデルや実物大写真を使って，対象者の摂取量を確認する。 ・記憶に頼るため，幼児や小学生，高齢者に対しては不向きである。 ・１日分の記録から，習慣的な摂取量を把握することはできない。
食物摂取頻度調査法	１週間，１か月など特定期間の習慣的な食物摂取状況を食品リストごとに，自分で調査用紙へ記入あるいはPC入力する。	・対象者の負担は少ない。あくまで習慣的な摂取量の概算値である。 ・疫学的な大規模集団の調査には便利である。 ・妥当性を検証された質問票（簡易型自記式食事歴質問票；BDHQ，食物摂取頻度調査；FFQなど）を用いるが，地域特産の食品や，既存の食品リストに記されていない食品は反映されない。
映像記録法	デジタルカメラや携帯電話，スマホなどで，摂取する料理を撮影し送信する。	・対象者の負担は大変少なく近年頻繁に用いられるが，映像のみから読み取ることができる情報は少ない。 ・量の把握のために，大きさの目安となるメジャーなどを一緒に撮影すること，食事の前だけでなく，食後にも残食した様子の撮影を依頼するなど，事前の約束が必要である。 ・料理の味付けや材料は調査者の推測になるので，可能な限り，献立と食材情報の送信を依頼する。 ・大皿盛りを小分けにできなかった場合，食べた割合についての情報の送信を依頼する。
陰膳法（買い上げ分析法）	事前に１食分（陰膳）多く食事を作ることを依頼しておき，陰膳分を買い上げ定量分析する。	・科学的な分析値であり精度は最も高い。 ・毎食１食分を取分け冷凍保存するなど，対象者の手間と分析の時間・費用が大変にかかる。 ・通常の食事をという意図を明確に伝えないと，特別な食事作りが行われがちである。 ・個人あるいは家族が特定されやすいので，プライバシーを保護することが求められる。

食物摂取頻度調査法
定性的頻度調査は習慣的な摂取頻度のみを質問する。半定量的頻度調査では，習慣的な摂取頻度と共に，１回に摂取する摂取量についても質問する。

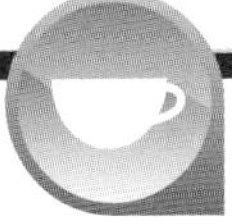

●体重変化率●

体重変化率は，ライフステージを超えた継続的な生活習慣の繰り返しによる長期的な変化を評価する場合と，短期的に急激な変化を評価して緊急な対応を判断する場合がある。過去6か月間の体重減少には，慢性的な進行性の症状，あるいは摂食・嚥下障害の進行による食生活の変化などが考えられる。1か月以内の急激な体重減少は栄養不良（慢性的なエネルギー不足・高度のたんぱく質欠乏状態）が原因になりうる。一方，浮腫や腹水によって生じる見かけ上の体重増加もあり，目視や触診による判断が必要になる。

●主観的包括的評価●

臨床現場では，問診して得た病歴に関する主観的情報（体重変化，食物摂取の変化，消化器症状，身体機能，疾患と栄養必要量とのバランス）と，客観的情報である身体計測値と生理・生化学的検査値を組合せ，管理栄養士（医療スタッフ）が主観的に健康・栄養状態を初期評価し，栄養アセスメントすることを，主観的包括的評価（SGA：subjective global assessment）という。熟練すれば，簡便で安価で早い初期評価が可能になる。SGAの後，栄養管理の必要な対象者は動的アセスメント，静的アセスメント，予後判定アセスメントを実施し，得られた結果を組み合わせ判定・評価が行われる。どの場面でも，対象者から聞き取った客観的情報（subjective data）と主観的情報（objective data）を箇条書きにし，問題点と優先課題を抽出し（assessment），立案した改善目標に向けた具体的計画（Plan）を，SOAPの型式にのっとり記録することは，他職種連携の臨床現場での情報共有を可能にする。

に，知識やスキルや態度（信念や価値観），自己効力感や行動変容段階ステージといった**準備因子**について，質問紙や問診で尋ねる。例えば，知識の有無以前に関心が全くない対象者や，すでに知識を持っているがスキルがないという対象者には，従来行われてきた知識提供のための講義型栄養教育は適さないので，関心を高める工夫やスキルを身に付けられるプログラムを検討する。

問題行動に関わる準備因子には，対象者の基本属性や性格が大きな影響を及ぼす。そこで，対象者自身を把握するために，属性として，年齢，性別，家族構成，学歴，社会経済的要因など，また，性格の特徴や，ストレス・悩みの有無を質問紙や問診で尋ねることも必要である。

b. 強化因子（教育／エコロジカル・アセスメント）　ソーシャルサポートの有無や，家族や友人など身近な人が，どのような意識や知識をもって対象者の食環境を形成し食事づくりや共食をしているのか，また，相談できる管理栄養士やケアマネージャーの存在など，対象者の食行動を支援する人について把握する。例えば，朝食を作ってくれる家族はプラスの強化因子と考えられるが，食べ放題や飲み放題に誘うばかりの友人はマイナスの強化因子ととらえることができ，誘いを上手に断るソーシャルスキルトレーニングを栄養教育に取り入れる必要性の根拠となる。

ソーシャルスキルトレーニング（社会技術訓練法）
行動変容技法の一つで，社会の中で，周囲の理解を得られるように自分の状況を説明（誘いを上手く断ること）でき，行動変容に協力を得られる環境づくりをしていけるように訓練をすること。

c. 実現因子（教育／エコロジカル・アセスメント）　対象者の行動に影響を及ぼしている身近な周囲の環境としての資源や支援体制の有無を確認する。経済的な家庭の状況，家族や本人の食品購入スキルや調理スキル，衛生的な調理環境，スーパーなどの食材や中食販売店や外食店，給食を提供する食堂やヘルシーメニューを提供する店の有無など，望ましい食行動を行うことを可能にする資源を確認する。調理を簡便にできる器具や食具なども含む。また，食行動以外にも，通常使用している運動施設や通勤・通学方法，利用している交通機関などを把握しておくことは，日々の生活行動の中での工夫点の発見につながる。

例えば，食材の宅配や，ピーラーや万能ばさみを使った簡単な調理スキルが食事づくりを可能にしたり，ヘルシーメニューを提供する外食店の存在を知ることが食行動の改善につながる可能性，自転車やエスカレーターなどを使っている通勤時間に，歩いたり階段を上る機会があることへの気づきを導くことができる。

（3）環境要因のアセスメント（疫学アセスメント）

行動は**環境**から強く影響を受けるということを明確に図式化したことが，プリシード・プロシードモデルの特徴である。環境要因には，家庭だけでなく，学校や職場など属する組織，さらには地域から社会環境まで含まれる。疫学アセスメントに含まれる環境として，社会全体としての健康増進をすすめる基盤づくりの体制と，その中で，どのような食物へのアクセスと情報へのアクセスが可能かを分けて評価していく。

食物へのアクセスに関わる環境として，安全で衛生的で栄養成分表示された食品が売られること，ヘルシーメニュー提供店やバランスのとれた食事宅配システムが普及する社会制度が整えられているなど，人々が望ましい食行動をとるための社会環境であるかを調べる。たとえば全米の公立小中学校から清涼飲料水の自動販売機を撤廃した規制は，国レベルでの肥満対策の一環として，好ましくない飲料へのアクセスをできないように小中学校の食環境整備をすることで食行動の変容を求めたものであり，一方，日本のある企業が社員食堂のメニューを見直し社員の健康・栄養状態を向上に導いたのは，好ましい食物へのアクセスを可能にしたからである。

また，食・健康情報へのアクセスがどのように行われているかを把握する。家庭・学校・職場だけでなく，飲食店，保健所・保健センターや病院など様々な場で，どのような情報をどのように受け取っているかを確認する。さらに，マスメディアを含め，提供される数多くの情報が正しい根拠を伴うものになるための情報環境整備の状況や，フードファディズムに陥らないための対象者の情報選択力（情報リテラシー）を養う社会環境が整っているかなども把握する。

近年，地方自治体が主体となって，地域のヘルシーメニュー提供店をHPでPRしたり店頭に統一のぼりを立て（情報へのアクセス），それらを見た住民が実際に店舗でヘルシーメニューを食べる（食物へのアクセス）ことが可能になってきている。このような食行動の変容を導く食環境の整備を今後進めていくためには，メニューを提供する店のオーナーやシェフのみならず，食品の生産・加工・流通に携わる側の人々の意識改革につながる効果的な栄養教育が必要であり，その前提となる環境要因に関するアセスメントを欠かしてはならない。

3. 栄養診断

アメリカ栄養士会の提唱した**栄養ケアプロセス**（nutrition care process and model：NCP）は，栄養専門職が栄養関連の問題に対処し，安全かつ有効で質の高い栄養ケアを提供するために，判断力と臨床的見解を持って体系的に問題を解決するための手法である。このNCPは，患者・利用者のための個人的ケアの一貫性と質の向上，アウトカム予測のために作成されている。また，栄養専門職が個々の患者・利用者に標準化した栄養教育を含む栄養ケアを提供するためではなく，ケアを提供するための標準的なプロセスを確立するためである。このプロセスには4つのステップ，①栄養アセスメント，②栄養診断，③栄養介入，④評価とモニタリングがある。

(1) 栄養アセスメント

栄養アセスメント（nutrition assessment）は栄養関連問題の病気や原因を明確にするために，情報を収集し，確認し，解釈する系統的なプロセスである。このプロセスにおける管理栄養士の役割は，総合的な栄養アセスメント，詳細な食品・栄養歴の確認，栄養上のニーズの把握，栄養教育上のニーズの把握等である。栄養アセスメントでは，①食品・栄養歴（FH），②生化学データ・診断学的検査・処置（BD），③身体測定値（AD），④身体検査と所見（PD），⑤個人履歴（CH）に分類している。

(2) 栄養診断

栄養診断（nutrition diagnosis）は栄養アセスメントの次のステップであり，生じるリスクあるいは実際に起きている栄養関連問題について標準語を使用して記述することによって，栄養関連問題を明確化する。医学的な診断とは異なり，P-E-Sの形式を用いて記載される（表3-4）。

表3-4　PESの記載方法

P（problem）	問題	栄養判定名（複数該当する場合もある）
E（etiology）	病因	問題の原因・病因
S（sign/symptons）	徴候 / 症状	症状や患者の栄養診断のために用いたデータ

栄養診断名がEにも該当する場合や複数該当する場合がある。その場合は，栄養関連問題に影響の大きい原因やより早く解決すべき問題から優先的に取り組む。Eは，患者の栄養関連問題の原因であり介入の対象となる。Sは栄養診断の根拠となる現象であり，栄養アセスメント，評価，・モニタリングで確認される項目である。栄養診断は①摂取（nutrition intake: NI），②臨床（nutrition clinical: NC），③行動・環境（nutrition behavioral-environmental: NB）に分類され，③のカテゴリーには栄養教育に関する用語が含まれる（表3-5）。

(3) 栄養介入

栄養介入（nutrition intervention）は，栄養ケアプロセスの3つ目のステップであり，個人・家族・介護者・目標集団・地域のいずれかを対象に，栄養に関連する行動，リスク要因，環境状態，健康状態を変える意図で構成された，計画的・目的ある行為である。介入の対象は，PESの原因（E）が該当する。もし，Eに介入できない場合は，兆候・症状（S）を対象にする。また，介入は計画と実施の2つの要素で構成されている。

(4) 評価とモニタリング

評価とモニタリング（nutrition monitoring and evaluation）のステップでは，栄養判定と栄養介入と目標に対して，患者・利用者の現在の状態，進捗状況や結果を確

表3-5　栄養教育に関わる栄養診断の用語

用語	定義
食物・栄養に関連した知識不足（NB-1.1）	食物・栄養に関連した情報やガイドラインについての知識が不完全・不正確
食物・栄養に関連した話題に対する誤った信念や態度 (NB-1.2)	食物・栄養に関連した話題に対する信念・態度・習慣が健全な栄養学的理論，栄養ケアや疾患・症状と相対する
食生活・ライフスタイルの変更への心構え不足 (NB-1.3)	行動変容を起こすための準備や自分自身の価値観との葛藤等の労力と比べて行動変容に価値を見出すことができない
セルフモニタリングの欠如（NB-1.4）	人格向上の過程を追跡するためのデータを記録することができない
不規則な食事パターン（NB-1.5）	健康に悪影響を及ぼす摂食障害や食物・食事・体重管理に関連した信念・態度・考え・行動から生じる食事パターン
栄養に関連した提言に対する遵守の限界（NB-1.6）	患者・利用者や集団が承諾した介入を行っても，栄養に関連した変化が乏しい
不適切な食物選択（NB-1.7）	食事摂取基準等で示されている目標量とは適合しない食物や飲料を選択している

表3-6　栄養介入において栄養教育に関わる用語

栄養教育—内容（E-1）（栄養教育に関連した知識を習得する訓練や指導）
栄養教育の目的，優先順位の変更，生きていくための情報，栄養・健康・病気の関連，修正の推奨・その他の関連した話題

栄養教育—応用（E-2）（栄養に関連した結果の解釈と技術向上につながる意図した指導と訓練）
結果の解釈，技術の開発　等

理論的基礎・アプローチ（C-1）（介入を計画・実施するための理論やモデル）
認知行動療法（CBT），健康信念モデル（HBM），社会的認知理論，トランスセオレティカルモデル　等

具体的手法（具体的な目標を達成するために計画された行動の科学的根拠を基盤とした手法や計画を選択的に応用する（C-2）
動機づけ面接，目標設定，セルフモニタリング，問題解決能力，ソーシャルサポート，ストレス管理，刺激統制法，認知再構成法，再発防止，随伴性報酬管理（オペラント強化法）等

認する。以前の状態や目標・検査値を比較し，現在の状態に応じて，計画と戦略の修正をしていく。

（5）PESによる記載例

A氏（男性50歳）は，会社勤めでデスクワークが多い。運動する習慣がなくBMI 30 kg/m^2である。1日3食食べているが，残業が多く，夜7時頃にカップラーメンを食べ，夜中に夕食を食べる習慣がある。食事は揚げ物の多い食事を取る傾向がある。現在，単身赴任であり一人暮らしである。

記載例1

P：肥満（NC-3.3），エネルギー過剰摂取（NI-1.5）
E：望ましくない食品選択（NB-1.7），食物・栄養に関連した知識不足（NB-1.1）
S：BMI 30 kg/m^2（AD-1.1.5），
介入：基礎的アプローチ（C-1）では行動変容段階モデルの無関心期にあり，社内の健康管理室の栄養相談を利用し（ソーシャルサポート），まず，パンフレット等より肥満が今後健康に悪影響を及ぼすことを理解してもらう（認知再構成法）。

記載例2

A氏はBMI 30 kg/m^2（S，AD-1.1.5）に基づいて，一人暮らしによる望ましくない食品選択，食物・栄養に関連した知識不足（E，NB-1.1）による肥満やエネルギー過剰摂取（P，NC-3.3, NI-1.5）が判定される。A氏は行動変容段階モデルの無関心期にあり，社内の健康管理室の栄養相談を利用し（ソーシャルサポート），まず，パンフレット等より肥満が今後健康に悪影響を及ぼすことを理解してもらう（認知再構成法）。

4. 栄養教育の目標設定と評価

（1）目標設定の意義

栄養教育では，アセスメントにより明らかとなった対象者の健康や食生活上の問題について，対象者自身の認識を促し，行動変容へ向かうよう支援を行う。目標設定は，対象者の問題解決に取り組む意欲を高める上で，非常に重要である。問題解決への意欲は**目標設定**により影響をうけると考えられ，教育者には，対象者の抱える問題から優先的に解決すべき課題を整理し，段階的に解決できるよう実態に応じた目標の設定を促す支援的な働きかけが求められる。個人を対象とする栄養教育では，目標設定は行動変容の動機を明確にし，行動を方向づけ，課題解決への意欲をかきたて，意欲や行動を持続させることに役立つ。また，目標に数値や頻度を具体的に設定することで，目標の達成度により教育の効果を評価することができる。

（2）目標設定の方法

対象者にとって効果的で目標行動の実施が促される目標とは，対象者のニーズに適合し，生活の中で取り組みやすいものである必要がある。目標設定の手順を以下に示す。

①対象とする個人や集団の健康や食生活上の問題，ニーズを明らかにする。
②問題の中から，優先的に解決すべき問題を整理する。
③問題を生じさせる問題行動とその要因（個人要因，環境要因）を分析する。
④問題行動を解決するための長期的な目標を設定する。
⑤結果目標を達成するために具体的な行動目標や学習目標を設定する。

なお，目標を設定する際の留意点と目標例を表3-7に示す。具体的な目標の方が抽象的な目標に比べて高い成果が得られる。また，長期間の行動継続が前提となる目標よりも，短期間で行動による成果が得ることができ，周囲の人にも実行したことが伝わりやすい目標の方が実行されやすい。

（3）目標の種類

目標は，アセスメント結果に基づき，最終的に達成したい目標，すなわち結果（アウトカム）目標を設定し，学習目標・行動目標・環境目標を設定する。

1）実施目標

実施目標とは，最終目標を達成するために必要な教育の実施に関する目標のことであり，栄養教育プログラムの実施に関する目標として設定する。参加者数，継続者数，学習者の満足度などが含まれる。

表3-7　目標設定の留意点と目標例

留意点	ポイント	目標例
具体的か	抽象的な内容ではなく，何を行うのか明確にする	・栄養表示の利用方法がわかる。 ・毎日体重を計る。
測定できるか	目標の達成の度合いを客観的に観察，評価することができる指標を用いる	・1日3食の規則正しい食生活をおくる。 ・1日に1万歩歩く。
達成可能か	物理的，心理的に実行可能な内容にする	・外食では，ヘルシーメニューの利用頻度を今より高くする。
現実的か	生活の場面での実行が想定できる内容にする	・通勤時に合計20分間歩く。 ・昼食時に副菜を1品とる。
期間が設定されているか	実施する期間や時期，頻度を設定する	・1か月間毎日間食の記録をつける。

2）学習目標

栄養教育における**学習目標**とは，健康的な食生活管理に必要な知識・スキル・態度についての目標である。健康的な食生活を営むためには，基本的な健康知識や食事管理の知識を理解することが不可欠である。その上で，自分自身の食行動を望ましいあり方と照らし合わせて，主体的に修正しようとする意欲的な態度が形成され，実際の食行動に移すための食関連スキルを身に付けるような目標を設定する。

3）行動目標

行動目標は，最終的な結果（アウトカム）目標を達成するための習慣化すべき行動を目標としたものである。

4）環境目標

栄養教育がめざす行動変容を促すためには，行動目標の達成を支援する環境整備が必要である。対象者の行動に影響を及ぼす食環境や物的・人的資源，社会的支援などの環境づくりに関わる**環境目標**を設定する。例えば，「半年後に，社員食堂のヘルシーメニューを○○品から××品に増やす」などがある。

5）結果（アウトカム）目標

栄養教育プログラムの成果に関する目標である。学習目標，行動目標，環境目標の達成によって得られる成果，目指すべき状態として設定されるものが**結果（アウトカム）目標**である。栄養教育における結果目標は，健康状態や栄養状態の改善，QOLの改善に関する指標を用いて設定する。例えば「腹囲を85 cm未満にする」「BMIが適正範囲の者を5％増やす」のように，健診結果の改善目標，腹囲や体重，BMI等の管理目標がある。また，QOLについてはSF-36をはじめとする健康評価尺度を用いた数値設定により教育効果を測定が可能となり，科学的な評価を得ることができる。さらに，有病率，リスク者の発生率，入院率，死亡率，要介護度や医療費の変化などもあげられる。

小学生（集団）を対象とした栄養教育の目標例を示す。

最終的な１年後の結果（アウトカム）目標として，「毎日元気に学校生活を送る児童を10％増加」させ，「体調不良を原因に欠席する児童を５％減らす」ことを設定する。この結果目標の達成のために，行動目標として，「好き嫌いをせずに給食を残さず毎日食べる」児童の割合を増加させ，学習目標としては，「嫌いなものにも身体によい栄養があることを知る」「給食は栄養バランスがとれていることがわかる」などの健康や栄養に関する基礎知識をもつ児童の割合を増加させ，環境目標としては，「給食時間に栄養教諭の講話を聴く機会を月に〇回増やす」を設定する。

このように，集団を対象とした場合は，それぞれの目標の達成状況（全体人数に対する割合）を現状値から目標値までの変化量を数値化して設定する。

（4）栄養教育の評価

栄養教育を実施した後，目標がどの程度達成されたかを確認し，栄養教育プログラムを有効性（efficacy）・効果（effectiveness）・効率（efficiency）から評価する。評価にあたり，計画段階での評価指標と評価基準の設定が重要である。栄養教育の評価は，図３-１（p.58）に示すように企画評価，経過評価（プロセス評価），影響評価，結果（アウトカム）評価，経済評価がある。評価指標や手段の例を表３-８に示した。

有効性
サービス，治療法などの個人に対する恩恵。あるいは，新しいサービスを施行した場合の影響評価または結果評価による目標の達成度。

効果
すでに有効性の評価が行われているプログラムを，実際の大きなリスク集団に施行した場合の影響評価または結果評価による目的の達成度。

効率
効果や最終目標を達成するために費やされた費用や資源，時間。

１）評価指標と評価基準の設定

評価指標には，明確な数値やデータなどの数字で表すことのできる定量の評価指標（食塩や野菜の摂取量（g）など）と，数字では表せない質に関する定性の評価指標（意欲の向上など）がある。栄養教育目標と整合性があり，実際に調査できる指標（表３-８ 評価手段）を設定することが重要である。

評価指標を栄養教育目標に基づき設定したら，評価の時期と評価基準を設定する。

「栄養教諭を中核としたこれからの学校の食育」（平成29年，文部科学省）を例に挙げると（表３-９），評価指標（ここでは成果指標）の策定時の目標値と実績値を比較し，４段階（１：できた，２：おおむねできた，３：あまりできなかった，４：できなかった）で評価基準を設定している。次に，各成果指標の項目毎における評価指標について，１や２の達成率が何パーセントであったのか，評価するとよい。このほか，健康日本21（第２次）の中間評価なども参考になる。

２）企画評価（planning evaluation）

栄養教育プログラムの計画が適切かについて評価する。学習者のアセスメントは適切に行われ，優先課題の設定が適切に行われているか，アセスメント結果に基づいて学習者の課題に基づいた目標やプログラム計画は適切に計画されているかを評価する。

３）経過（プロセス）評価（process evaluation）

栄養教育プログラムが計画通りに実施（実施目標が達成されたか）されたかを評価する。例えばプログラム実施にあたり，プログラムの実施状況，学習者の参加状

表3-8　特定保健指導における評価方法（例）

対象	評価項目	評価指標	評価手段
個人	影響：意欲の向上 影響：知識の獲得 影響：運動・食事・飲酒・喫煙等の行動変容 影響：自己効力感	・行動変容ステージ ・生活習慣改善状況	・質問表 ・セルフモニタリングシート
	結果：健康状態の改善	・腹囲，BMIなど ・血液検査（血糖値，脂質関連） ・メタボリックシンドロームのリスク個数	・健診データ
集団	影響[*1]：運動・食事・飲酒・喫煙等の行動変容	・行動変容した人数の割合	・質問表 ・セルフモニタリングシート
	結果：健康状態の改善	・腹囲，BMIなど ・血液検査（血糖値，脂質関連） ・メタボリックシンドロームのリスク別人数の割合 ・休業日数，長期休業率	・健診データ ・疾病統計
	結果：医療費	・生活習慣病関連医療費	・レセプト
事業	経過：保健指導の展開 経過：保健指導のスキル 経過：指導教材	・保健指導の実施状況 ・スキルチェック表 ・各教材の使用頻度	・指導記録 ・カンファレンスピアレビュー[*2] ・スキルチェック表
	構造：社会資源の活用	・施設・人材・財源の使用状況 ・委託件数，委託率	・社会資源の活用状況 ・委託状況
	経過：対象者選定の適正	・受診者に対する保健指導対象者の割合 ・脱落者数	
	経過：対象者の満足度	・満足度	・アンケート
	結果：全体の健康状態の改善	・目標達成率 ・死亡率，有病率，有所見率	・健診データ ・死亡，疾病統計
	結果：医療費適正化効果	・生活習慣病関連医療費	・レセプト

＊1集団の影響評価：個人の影響評価のデータを蓄積したもの。
＊2カンファレンスピアレビュー：保健指導の従事者同士で，実施内容を吟味すること。
資料）厚生労働省「標準的な健診・保健指導プログラム（確定版）」（2007）を改変

況，教育者の教育内容や学習者へのかかわり方などを調べる。この評価には記録や映像を用いた質的な評価が用いられることが多い。

4）影響評価（impact evaluation）

栄養教育プログラムの学習目標，行動目標，環境目標は達成されたかについて，比較的短期間の効果を評価する。

5）結果（アウトカム）評価（outcome evaluation）

結果（アウトカム）目標は最終的にどの程度目標が達成されたかを評価する。そのため一般的に「評価」として扱う場合にはこの評価を指すことが多い。栄養教育

表3-9　食育における評価項目例

成果指標（アウトカム）の例		H28 目標値	H28 実績値	評価	備考（取組状況や参考となる事項等）
食に関する意識の改善状況	食育に「関心がある」と回答した割合	●%	●%	1　2　3　4	
	「朝食をとることは大切である」と回答した割合	●%	●%	1　2　3　4	
食習慣の状況（朝食摂取，食事内容等）	朝食を「毎日食べる」と回答した割合	●%	●%	1　2　3　4	
	「栄養バランスを考えた食事をとっている」と回答した割合	●%	●%	1　2　3　4	
	朝食または夕食を家族と一緒に食べる「共食」の回数	週●回	週●回	1　2　3　4	

【評価】　1：できた　2：おおむねできた　3：あまりできなかった　4：できなかった

資料）文部科学省「栄養教諭を中核としたこれからの学校の食育」（2017）抜粋

の効果として扱うことも多く，栄養教育プログラム実施の良否を判断することにもなる。

6）経済評価

栄養教育のプログラム評価における経済評価とは，費用と結果の両面から比較分析することである。費用を考慮したプログラム評価を用いて適切なプログラムの選択をすることは，プログラムの効率性を高めることになる。また，経済評価は費用にかかわる資源を効率よく分配することにもつなげることができる。表3-10に示すように経済評価には主に次の3つがある。

しかしながら経済評価の難しさには，費用として扱う項目の範囲，費用の価値づけ，便益の価値づけ，効用の測定，割引率の選択などが評価者によって異なることが挙げられる。

a. 費用効果分析（cost-effectiveness analysis）　費用効果分析は一単位あたりの効果を得るためにどのくらいの費用がかかったのかを評価する分析方法である。例えば，体重減量のための栄養教育プログラムの場合，体重1kg（単位あたりの効果）を減量するのにかかる費用を求める。表3-11に費用効果分析の例を示す。

b. 費用便益分析（cost-benefit analysis）　費用便益分析では栄養教育プログラムにかかる費用とプログラムによる結果をともに金額で評価する分析方法であり，教育により得られた効果をお金に換算する方法である。便益とは，様々な効果全てを金額に換算したものである。経費も成果も全て金額で表示するため，成果から経費をさし引いた結果，大きな経済的便益が得られれば，栄養教育プログラムが経済的にみて意義がある。例えば，減量のための栄養教育プログラムを実施し，減った

表3-10　費用効果分析，費用効用分析，費用便益分析の比較

	費用の指標	結果の指標	分析の指標
費用効果分析	金額	各種の効果	効果1単位当たりの費用 費用1単位当たりの効果
費用効用分析	金額	各種の効用	効用1単位当たりの費用 費用1単位当たりの効用
費用便益分析	金額	金額	便益－費用 便益1単位当たりの費用 費用1単位当たりの便益

武藤孝司：保健医療プログラムの経済的評価法－費用効果分析，費用効用分析，費用便益分析－，p.6，篠原出版新社，2003

表3-11　糖尿病患者における2種類の栄養教育プログラムの費用効果分析例

			栄養教育プログラム	
			ガイドラインを用いた栄養指導	ベーシックな栄養指導
アウトプット	対象者数		94人	85人
費用	人件費 (栄養士)	栄養指導	5,046.8ドル （1患者当たり2.5時間）	1,975.77ドル （1患者当たり1時間）
		準備，記録など	1,681.56ドル	657.16ドル
	人件費（サポートスタッフ）		567.12ドル	256.41ドル
	教材費		98.7ドル	64.45ドル
	維持費，管理費，施設費		1,542.14ドル	610.76ドル
	総費用		8,936.33ドル	3,565.55ドル
	患者1人当たり		95.07ドル	41.95ドル
効果	空腹時血糖値の変化		-1.07 ± 2.77 mmol/L	-0.41 ± 2.74 mmol/L
	処方薬が変更になった人数A		17人	9人
	Aによるコスト削減		31.49ドル	3.13ドル
血糖値1単位の変化にかかる費用			5.84ドル	5.75ドル
費用対効果			4.20ドル	5.32ドル

出典）Frantz, M.J., et al., Cost-effectiveness of madical nutririon therapy provided by dietitians for persons with non-insulin-dependent diabetes mellitus, *J Am Diet Assoc*, 95, pp.1018-1024, 1995より改変

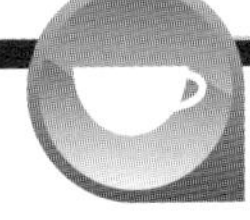

●ゴール・フリー評価●

マイケル・スクリヴァン（Scriven, M.）のゴール・フリー評価（goal-free evaluation：GFE）は，目標に基づく評価ではなく（目標がないのではなく），目標にとらわれない評価である。児童生徒の学習評価において使用されている。評価者はプログラムの目標や意図を知らされず，その評価者のニードに基づいて評価をすることとなる。このように評価者にはステイクホルダー（stakeholder,利害関係者。この場合には評価参加者）も含まれるため，学習者も評価者となる。この評価は目標に基づく評価と異なり，目標にとらわれて思わぬ結果を見過ごすことを防ぐことができる。

体重量，体重に影響する疾患への罹患性とそれによる治療費を算出し，栄養教育プログラムによる減量がどのくらいの便益（金額）があったのかを求める。

c.費用効用分析（cost-utility analysis）　費用効用分析は，単位効用あたりの費用を評価する分析方法である。効用とは，対象者の満足度をいい，通常QALY（質的調整生存年）を用いる。QALYは生存年を健康状態に応じて0～1（0：死亡，1：完全な健康状態）の間として評価する。例えば，8年間のうち，健康状態が0.7と考えられるような期間が3年で，健康な期間が5年の場合，QALYは3年×0.7＋5×1.0＝7.1となる。

7）形成的評価（formative evaluation）

企画評価と経過評価を合わせた評価であり，栄養教育プログラムの実施途中に行われ，栄養教育プログラムの妥当性を評価する。評価により，プログラムの変更も行われる。

8）総括的評価（summative evaluation）

影響評価と結果評価を合わせた評価である。最終的に学習者の変化と栄養教育目標の達成度を要約した評価である。

9）総合的評価（comprehensive evaluation）

栄養教育プログラムの企画評価，経過評価，影響評価，結果評価，経済評価の全ての総合的評価である。

（5）評価の研究デザイン

研究デザインには図3-5に示すように主に実験デザイン，準実験デザイン，前後比較，ケーススタディの4つに分けられる。

1）実験デザイン

対照群を置き，栄養教育群との比較を行う。平行法と交互法があり，交互法では，平行法と同様に行った後に群の入れ替えを行って再度行う。栄養教育群と対照群の参加者は無作為割り付けを行うため，準実験デザイン，前後比較，ケーススタディに比べて最も妥当性が高いといえる。

2）準実験デザイン

対照群を便宜的に設定して比較する。栄養教育プログラムにおいて参加者の無作為割り付けを行うのは，難しいことが多い。そこで，栄養教育プログラム参加者と性，年齢，健康度，生活など，教育効果に影響する因子について，参加者と同じ背景をもつ人をマッチングさせて対照群として配置し，栄養教育プログラム参加者と比較を行う。

3）前 後 比 較

対照群を用意せず，栄養教育プログラム参加者の教育前と教育後の比較を行う。対照群がないため評価の妥当性は高いとは言い難い。

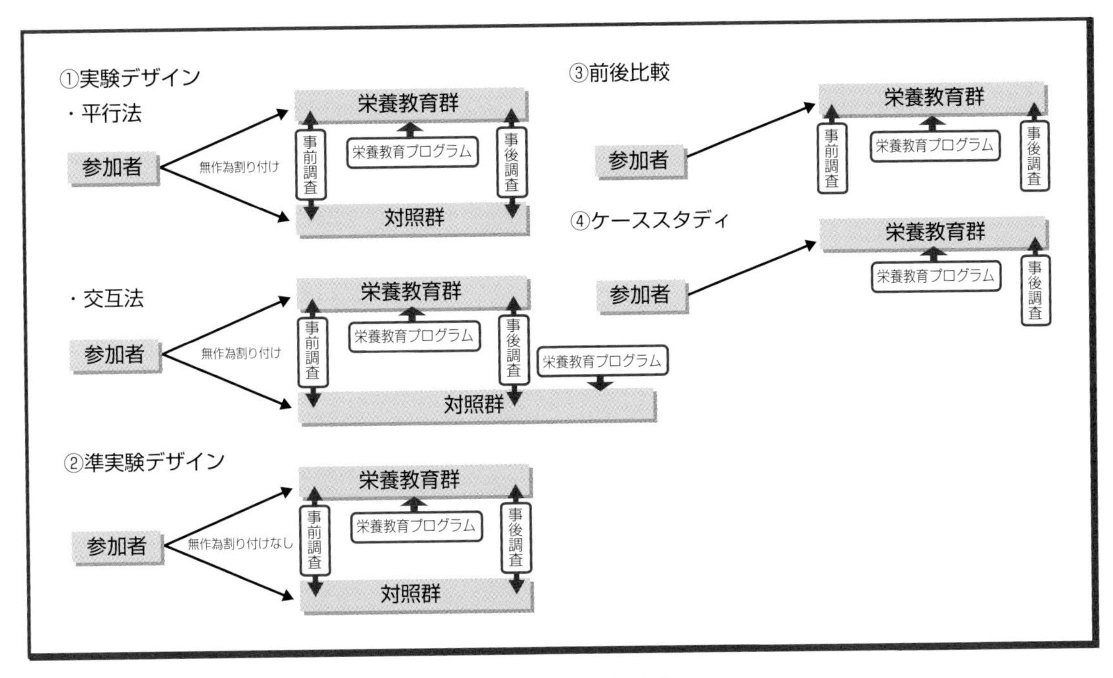

図3-5　評価の研究デザイン

4）ケーススタディ

対照群を用意せず，特定の学習者の変化について測定する。対照群がないため前後比較同様に評価結果の妥当性は低く，母集団への一般化は難しい。

（6）評価の信頼性と妥当性

評価の信頼性は，データの収集過程や質問票の質問項目における強さと一貫性のことである。これらの測定が繰り返されても同じ結果が得られる時に信頼性が高いといえる。

評価の妥当性とは実施した評価が真の値に近いかという概念である。

プログラム評価の妥当性では，妥当性は内的妥当性，外的妥当性にわけられ，内的妥当性では実施したプログラムの対象者に対して真の評価ができているかを示し，外的妥当性では標本研究から得られた結果を母集団にも適応できるか，すなわち得られた結果を一般化できるかを示したものである。

評価の妥当性を脅かす要因として，バイアス，偶然，反応効果，対象者の成熟や脱落がある。

1）バイアス

バイアスは偏りを生じさせる要因のことで，系統的誤差や差異のことである。バイアスには抽出バイアス，選択バイアス，測定バイアス，交絡バイアスがある。

a. 抽出バイアス　母集団から標本集団を選択する際に生じる差異のことである。抽出バイアスを減少させるためには，無作為抽出を行うことが必要である。

b.選択バイアス　教育プログラムに参加する集団と対照群を選ぶ際に起こる差異である。例えば，教育群に教育プログラム参加者を希望者として選び，希望しない集団から対照群を選ぶ場合には，両群に栄養教育プログラムに対する関心度は異なることになり，結果に影響する。選択バイアスを減少させるためには，無作為割り付けを行う。

c.測定バイアス　測定器具や方法が異なるなど測定による差異により生じる。例えば，体重測定を朝，排便後に行う群と就寝時に行う群とでは，食事や消化による影響を受けて,結果に差が出る。両者を比較するためには同時間に測定するといった測定方法を同じにすることが必要である。

d.交絡バイアス　背景因子などの影響により結果に影響するものを交絡因子とよび，これにより差異が生じるものである。例えば減量のための栄養教室に参加している人に他で行っている運動の参加者が多く，運動の効果が栄養教育プログラムの結果に影響するなどである。

2）平均への回帰

何の因果関係もなく，予期しないで起こり得る差異のことである。この代表的なものに**平均への回帰**がある。１回目の試験において，高い，低い人が２回目では全体の平均に近づくというものである。例えば，血圧測定において１回の測定で高く出ても，２回目の測定は基準値に近づくということがある。

3）反応効果

栄養教育プログラム評価では，教育者，学習者，時には別に評価者が存在する。これらの人たちの関係によって結果に誤差が生まれることがある。例えば，教育者がとても権威のある人である場合には，学習者は教育効果がでることが当たり前と考えて評価を受けることによって，学習者は良い結果を出すこととなる。この場合は本来の栄養教育プログラムの効果だけでないものを測定することとなるのである。反応効果には，他に，練習が繰り返されると評価者にとって都合のよい結果がでることになる**テスト効果**や，教育群と対照群の交わりができることによって生じる**波及効果**がある。

4）成　熟

栄養教育プログラムの評価を実施する中で，学習者の発育発達によって効果評価をゆがめられることがある。幼児では言葉や文字を覚える，いろいろな食べ物の経験を積んでいくといった発達過程において習得されるものも多く，栄養教育の結果そのものを評価することが難しくなる。また，子どもだけでなく，食べ物に興味のなかった若い女性が，妊娠を機に胎児のために考えるようになる，などが成熟として扱われる。

5）脱　落

栄養教育プログラムに参加できなくなった人を除いて教育の評価を行うと，栄養教育プログラムを過大に評価することにつながる。脱落の原因には教育プログラムが学習者にとって困難なプログラムであることが考えられる。

5. 栄養教育計画立案

(1) 学習者の決定

栄養教育を実施するにあたり，学習者の選定を行う。栄養教育の実施主体（学校，家庭，地域，職域，臨床，福祉等）によって対象となる学習者は異なる。

学習者が特定の個人で，自立して生活を営んでいる場合は本人が学習者となる。本人の意思で生活を変えることができない子どもの場合は養育者，成人でも例えば本人が調理担当者でない場合は調理担当者も学習者として栄養教育を行うとさらに効果的である。

集団の場合は，各実施主体に所属する集団を学習者とすることが多いが，地域栄養活動のような場合は，学習者をどのようにするかを検討する必要がある。その場合，対象集団の健康栄養状態の実態把握を行い，その要因と考えられる食生活の特徴を捉え，それらを関連づけながら栄養課題の優先順位を検討し，併せてわが国の施策や，教育期間，教育資源なども考慮に入れて学習者を決定する（図3-6）。なお，学習者をどのようなターゲット層にするかについては，ソーシャルマーケティングのセグメンテーションの考え方を用いて，「誰に，何を」行うのか明確化して検討するとより効果的である。また，計画した栄養教育の効果が十分発揮できるような学習者数を検討することも重要である。

ソーシャルマーケティングのセグメンテーション
セグメンテーション（segmentation：市場の細分化）とは，集団をそのニーズや特性，行動などによってグループ分けするプロセスのことをいう。セグメント（分けた各グループ（英語で「部分」の意））をターゲットに栄養教育や普及啓発を行っていくかを明確化することで，そのセグメントに適した方法で行動変容を促すことができ，効果的であるとされている。

(2) 期間・時期・頻度・時間の設定

栄養教育の期間は，学習者の特性を勘案して，結果（アウトカム）目標を達成できる期間として設定する。

学習者が個人である場合で，各疾患のガイドラインによって生活改善が第1選択で治療期間が示されている場合（例えば，肥満症治療ガイドラインではまずは食事療法や運動療法などの生活改善を3ヵ月間と設定されている）には，その期間内に栄養教育の効果が十分発揮されることを前提として栄養教育の期間を設定する。学習者が持つ問題点の内容や，準備性なども勘案して頻度を設定する。時間の設定については，個別栄養相談は初回にアセスメントと目標設定を行うため，20～60分程度が目安となる。2回目以降は，15～30分程度で実施できる内容とする。

教室のように学習者が集団である場合は，特に学習者のライフステージ・ライフスタイルの特性や，地域の実態などを考慮しながら，学習者が一人でも多く参加しやすい期間，時期，頻度，時間とするのが重要である。特に日時については，例えば，働く妊婦やその家族を対象とした母親教室は土曜に，乳幼児，児童を子どもに持つ主婦などは平日午前に，高齢者は午前中の通院を考慮して平日午後に，勤労者

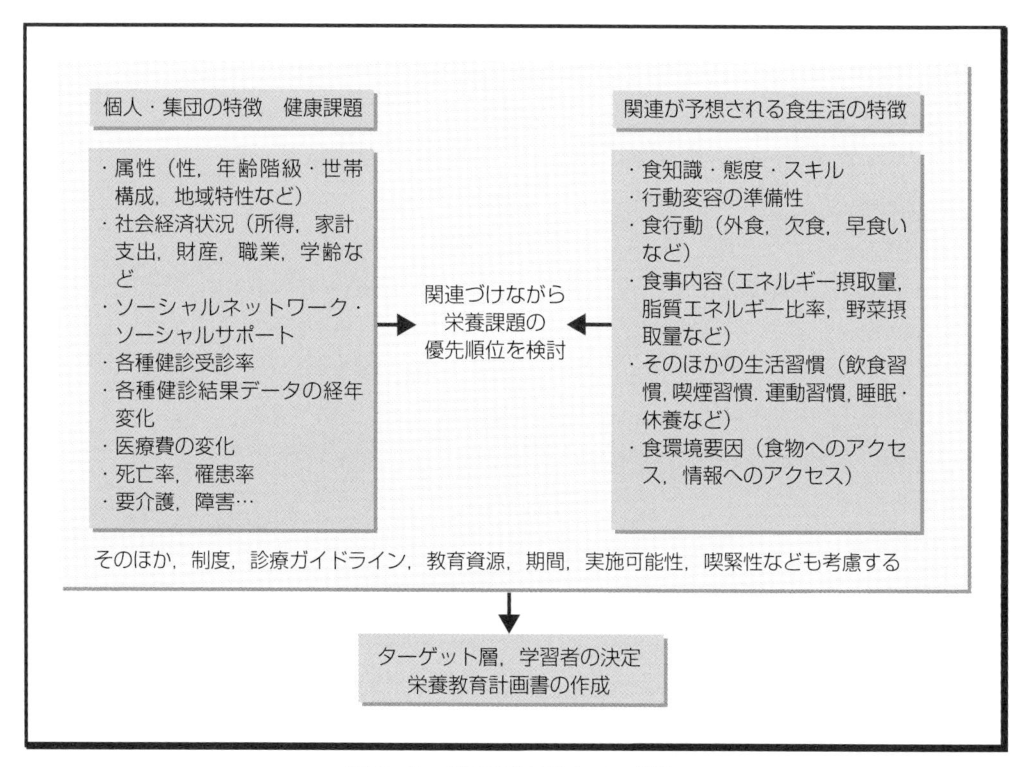

図3-6　学習者決定までの流れ

出典）春木敏編：エッセンシャル栄養教育論，p.105，医歯薬出版，2014

は終業時刻後の平日夜間や土曜日，休日に実施するなど，できるだけ学習者のニーズに対応できるよう，設定には配慮と工夫が必要である。

（3）場所の選択と設定

個別栄養相談の場合は，学習者との相談内容を第三者から聞かれることがないよう，できるだけ個室を準備する。個室の準備が困難な場合は，学習者の顔が周囲から見えないようにパーテーションなどで仕切り，椅子の配置にも留意する。併せて，照明や空調，インテリアの面についても，学習者がリラックスして教育者に相談できるような快適な環境づくりも心がける。

集団を対象とした栄養教育の場合は，学習者の特性や学習内容，学習形態，参加人数に応じた栄養教育の場所を選択する。例えば，多人数の学習者を対象に行う講義形式の場合はプロジェクター，スクリーン，マイク等の付帯設備がある教室，学習内容に調理実習や調理のデモンストレーションが含まれる場合は調理設備のある教室，運動の実技が含まれる場合には使用する器具や実技が可能なスペースのある施設，グループ形式の学習が含まれる場合には可動式の机と椅子のある教室に設定する。やむを得ず必要な機器類が設備としてない場所の場合は，必要に応じて別途準備する。参加する学習者がアクセスしやすい場所であるかも考慮する。また，予算の範囲内に収まるかも検討して決定する必要がある。

（4）実施者の決定とトレーニング

個別栄養相談の場合は，可能な限り，一人の学習者に対して同一の管理栄養士が実施者として継続的に担当することが，学習者との信頼関係を構築し，学習者の行動変容を導く上でも望ましい。限られた時間内で効率よく栄養相談ができるように，またカウンセリング技術や教材使用方法，報告書のまとめ方などのトレーニングも必要である。

集団を対象とした栄養教育の場合，栄養教育計画を基に各回の教室に必要なスタッフの数やどの回を誰が担当するか配置案を検討する。管理栄養士のみでなく，多職種と連携して行う場合などは，事前に協力を得る方法も考える。教室実施前には実施内容の打ち合わせを行うが，特に１回の教室で多くのスタッフが関わる場合には，研修などのトレーニングによってスタッフ間の知識と技術の標準化を図る。全国的に新たなプログラムを実施する場合も，各機関で開催される新たなプログラムに必要な最新の理論や技術を身に付けるための研修会によってトレーニングが行われる。

栄養学をはじめとする管理栄養士に必要な学問の知識や技術は日進月歩であるため，個人，集団いずれを対象とする場合にも，対象となる学習者により効果的な栄養教育を実践して行動変容を促すためには，常に管理栄養士は知識を更新，新たな技術のトレーニングを行う必要がある。そのためには，学会や研修会，勉強会などに積極的に参加し，栄養にまつわる新たな制度や情報についても迅速に対応できるよう，日頃からの情報収集と自己研鑽に努めることが求められる。

（5）教材の選択と作成

1）教 材 と は

教材とは，教育目標を達成するために，学習者が教育内容を習得しやすい形に具体化した素材のことである。栄養教育を行う際には，学習者がよりわかりやすく，また興味・関心が持てるような教材を設定するとよい。一方，教具とは，黒板，パソコンなどを指し，教育内容や情報は含まず，それらを伝えるための道具や用具のことである。小・中学校学習指導要領では，教材と教具を区別せずに「教材・教具」と併記している。

2）教材利用の目的

教材は，教育目標を達成するために学習者の教育内容の理解や習得を支え，教育を確実にすることを目的としている。

栄養教育を実施する際に教材を利用することにより，学習者に教育内容の印象を高め，理解を深め，気分を和らげたりすることも期待できる。学習者が栄養教育内容に興味・関心を持ち，教育効果を高めるためには，教育目標と学習者の状況を考慮し，どのような教材が適しているのかを十分検討することが必要である。

３）教材の種類と特徴

栄養教育では，学習者や学習内容に応じて，適切な教材を選択し，活用することが重要である。使用する教材を選択する際には，高い教育効果が得られるよう，学習者の発達段階，性別，知識の程度，人数，場所などを考慮する必要がある。表３-12に栄養教育で用いる主な教材の種類と特徴を示す。また，具体例を図３-７に示す。

４）教材作成の留意点

教材は，受け入れやすさや分かりやすさなど対象者や場面に応じて考え，既存のものと新たに作成したオリジナルのものを，組み合わせて使用するとよい。また，教材をいつ，どのように提示するとよいのかも検討しておくとよい。時間や経費なども考慮し，効果と効率が高いものにするとよい。

a.既存の教材の利用について　既存の教材を使用する際には，著作権法（昭和45年法律第48号）に準拠して行う必要がある。著作権法における著作物とは，思想または感情を創作的に表現したものであって，文芸，学術，美術または音楽の範囲に属するものをいう。この著作物を，私的目的あるいは営利目的で複製することは著作権侵害として罰せられるため，取り扱いには注意が必要である。ここでいう複製とは，印刷，写真，複写，録音，録画その他の方法により有形的に再製することを指す。ただし，図書館などによる調査研究のための複製や，学校など教育機関における複製，視覚障がい者のための複製など一部認められているものもある。

また，既存の教材を利用する場合は，一般的な課題に対して作成されたものが多いので，目の前の学習者に対応しているかどうかを判断し，工夫して用いることが必要である。

b.教材の作成について　教材を新たに作成する際には，常に嘘や誤りのない正しい情報を使用し，教育する目的，対象，場面を明確化して教材の種類を選び，言葉づかいや表現など，学習者や環境に合わせるとよい。

①　視覚的教材における留意点

視覚的に伝えることができる文字は，説明の要点が認知されやすいので，板書や印刷教材で効果的に使うとよい。小中学校では，学習指導要領を参考に，対象学年に応じた漢字表記なども意識し，予め板書する語句などを選んでおくとよい。文字の大きさは，高齢者には大きく，濃いものがはっきりと見やすい。

文章は，大人が対象であっても小学校高学年が理解できる程度の表現が受け入れられやすい。イラストや図表，写真などは興味を引きやすいので，適宜使用するとよい。印刷教材は，その大きさやページ数を考慮し，あまりぎっしり文字が並ぶと読みにくいので，余白も効果的に用いて，レイアウトや色合いなどを工夫する。また，情報が多くなりすぎると覚えきれず印象が薄れるので，目的を明確にし，情報量に考慮する。

表3-12 主な教材の種類と特徴

教材の種類	具体例	特徴および作成，活用のポイント
印刷教材	テキスト	・学習する際に教材とする書物。学校教育では，教科書が代表的である。 ・内閣府「食育ガイド」など国から出ている各種ガイドや，糖尿病食品交換表などは，テキストとして活用できる。
	リーフレット	・1枚刷り，またはその折りたたみの印刷物のことである。 ・1枚に要点が記載されているため，短時間で読むことができ，理解しやすい。
	パンフレット	・数ページ以上ある仮とじの小冊子のことである。 ・教育後も内容を再確認でき，継続して教材として使用できる。 ・対象者に応じて，文字の大きさや量，イラスト，写真，図表を工夫するとよい。
	新聞	・新聞記事を教材として利用することで，最新の情報を得ることができる。
	記録・記入表	・学習者が学習内容や自分自身の行動を記入する（セルフモニタリング）することにより，自発的学習のきっかけをつくることができる。
	カード	・厚紙を小さく切り，文字や写真，イラストなどを印刷したものである。 ・イメージしやすく，繰り返し利用でき，思い出しやゲームなどに活用できる。
掲示・展示教材	実物	・食品や料理を学習者に提示することにより，食品の分量や組み合わせなどの理解を深める。 ・実物を利用することで，学習者が五感をつかって食品や料理の特徴を知ることができる。給食は「生きた教材」であり，効果的に活用できる。 ・実際に試食することで，学習者が味についての体験をすることができるが，衛生・安全面や，保存，処理方法などを事前に検討する必要がある。
	食品模型（フードモデル）	・合成樹脂などで作られた実物大の食品や料理の立体模型のことである。 ・食品や料理の量の把握や，食事調査，組み合わせの教育に有効である。 ・近年はICタグを内蔵したフードモデルを使って，学習者が選んだ料理の組み合わせの栄養価を，瞬時に確認することができるシステムもある（図3-7）。
	人体・組織・機能模型	・人体の構造や組織及び機能を，本物に忠実に模した模型である。 ・嚥下の仕組みなど，必要な情報を学習者にわかりやすく伝えることができ，理解を助けることができる。
	ポスター・パネル	・ポスターは張り紙。パネルは，ポスターをフレームに入れるなど耐久性をよくしたものである。 ・講習会などイベントの案内や，○○週間などの普及活動に活用しやすい。 ・文字の大きさや色に注意し，写真やイラストを適宜活用し，伝えたい情報が目にとまりやすいデザインを工夫するとよい。
	卓上メモ	・社員食堂などで，献立に関する栄養メモを，カードたてに挟んで卓上に置いたものである。 ・食事中に気軽に楽しく読んでもらえるよう，話題や形式などを工夫するとよい。
	カレンダー	・カレンダーに，旬の食材を使った季節のメニューや，減塩メニューなどを，写真やレシピを載せて紹介したものである。 ・学習者の家庭で冷蔵庫などに飾ってもらい，継続して活用してもらうことができる。
視聴覚教材	歌・CD・放送	・栄養教育の内容を歌詞で表した歌や替え歌は，学習者の記憶に残りやすい。CDは，繰り返すことができる。 ・小学校などでは，給食の時間に，献立に関する話題などを放送で伝えている。

教材の種類	具体例	特徴および作成，活用のポイント
視聴覚教材	ICレコーダー	・栄養カウンセリングでは，内容を録音しておくことで，繰り返し学習することができる。 ・視覚障がいのある学習者には，印刷教材の朗読や，調理の説明の録音が，音声教材として効果的である。
	OHP	・専用のフィルムシート（直接ペンで書いたものや，コピー機で複写したもの）を，スクリーンに拡大投影して使用する。その場で書き込むこともできる。
	OHC	・写真，図書，実物などを直接拡大投影することができる。書画カメラとも呼ぶ。
	ビデオ・DVD	・動画は，学習者に臨場感を与えることで理解しやすい。繰り返し再生できる。
	パソコン・プロジェクター	・プレゼンテーション用のパソコンソフト（PowerPoint®など）を使い，静止画，動画，音声など取り込んだ情報を，プロジェクターと接続して教室などで映写し，多人数の栄養教育に活用することができる。直前まで修正が可能である。
	インターネット・電子メール	・ホームページ，メールマガジン，SNSなどから多くの情報が得られたり，その情報を教材として活用したり，共有することができる。 ・電子メールは，場所や時間の制限がなく，遠隔栄養相談などに利用できる。 ・信頼度，セキュリティ，プライバシーの保護に注意が必要である。
演示教材	ペープサート・人形劇	・ペープサート（paper puppet theaterの略語。人形を操った劇のこと）。幼児や学童に栄養教育を行う際に効果的である。
	パネルシアター・エプロンシアター	・フランネルやフェルトなどの布地で作ったパーツを，壁や板に貼り（フランネルボード），進行に合わせて着脱することができる。布地は柔らかいので幼児に向いている。 ・エプロンを使ったものを，エプロンシアターと呼ぶ。
	調理実演	・特定の調理方法などを学習する際に，理解しやすい。 ・自助食器やユニバーサルデザインフードなどを用いる場合は，それ自体も実演教材となる。

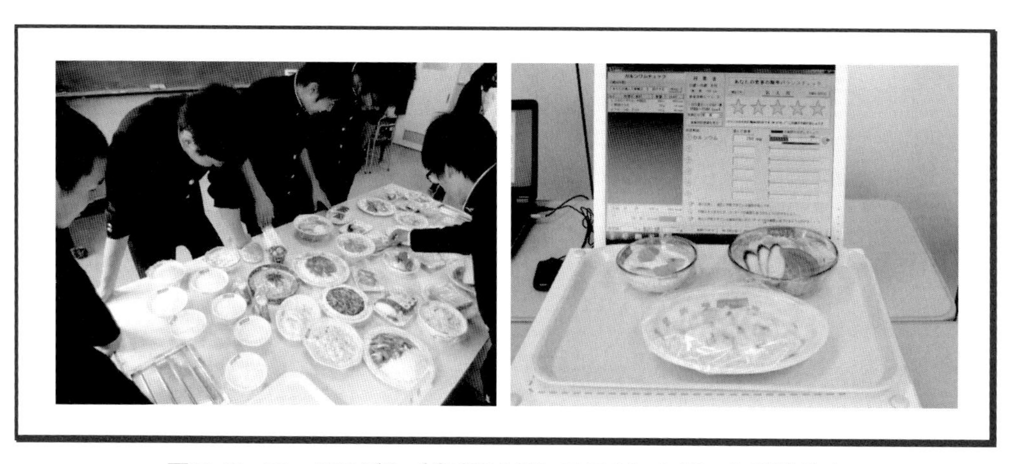

図3-7　フードモデル（食育SATシステム）を用いた栄養教育

高校生が自分の食生活を振りかえる（写真提供：岐阜市健康部健康増進課）

食品や料理の実物やフードモデルは，学習者に色，形，量などの印象を与えやすい教材である。学校給食は，食に関する指導を効果的に進めるための「生きた教材」として，活用することができる。学童期の教材では学校給食の他に，お菓子など身近な商品の提示も興味をひきやすい。しかし，関心がそこに集中しすぎると栄養教育の内容が頭に入りにくくなるので，タイミングなどを考慮した教材を作成することが大切である。

幼児には，フランネルボードや，角の丸い絵本など安全性の高い素材のものを作成するとよい。誤飲に考慮して，教材の大きさなどにも配慮が必要である。

また，成人を対象とした教材では，仕事や家事・育児の時間を制限することがないインターネットや電子メールなどを有効に活用すると受け入れられやすい。その際には，個人情報の取り扱いなど情報モラルを大切にすることを心がけたい。

② 聴覚的教材における留意点

聴覚的に伝える教材では，聞き取りやすく，学習者に安心感を与える発音や発話が求められる。カウンセリングでは，発話そのものが教材となるので，相手に応じた言葉や話し方が大切である。

要点を歌詞で表した歌は，記憶に残りやすく，繰り返し大勢で楽しく歌うことにより，集団の一体感を高める効果もある。幼児では振り付けを交えて歌ったり，高齢者では，誰でも知っている曲を替え歌にして嚥下体操などに用いるとよい。

また，ICレコーダーなどの録音は，繰り返し聞くことのできる教材である。持ち運びにも優れており，視覚障がいのある学習者にとっても有効な教材である。

③ 演示教材における留意点

調理実演をする際には，学習者が入手しやすい食材や，地域特有の食材を取り入れるとよい。また，食物アレルギーなども事前に配慮する必要がある。調理がその場限りにならず家庭でも継続して行ってもらえるよう，レシピなどの印刷教材も併用すると効果的である。

視覚障がいのある学習者と調理を行う場合には，調理器具は扱いやすいものを取り入れ，食材や作り方など一つ一つの説明を丁寧にする。例えば，加熱器具では音声ガイドの付いたものが安全で分かりやすく，液体調味料の計量には，一定量が出てくるボトルが便利である。また，調理器具や調味料などは常に決まった場所に置き，場所を変更する場合には，必ず声をかけてから移動するとよい。

聴覚障がいのある学習者と調理を行う場合には，印刷教材を活用し，調理過程で視覚や嗅覚などをいかして料理を楽しんでもらえる工夫があるとよい。また，簡単な手話を覚えておくと，学習者とのコミュニケーションがとりやすい。

c. 教材の評価について 栄養教育の目的を達成するために，学習者に応じた教育内容の理解や習得を支えるのが教材である。栄養教育マネジメントにおける評価では，教材の選択や作成が適切であったのか教材の形成評価を組み込み，改善・修正へとつなげる必要がある。

形成評価の方法には，面接によるヒアリング，観察評価，アンケート調査などがあげられ，教材の評価の内容としては，以下のような観点が考えられる。

・教育目標に合った教材であったか。
・教材は，わかりやすく，学習者にとって適切かつ有効であったか。
・教材には偽りがなく，矛盾，思考の混乱，偏りなどを生じるおそれがないか。
・教材の提示のタイミング・方法は，適切であったか。
・教材には，特性，創意・工夫がみられるか。
・教材は，作成に要する時間，労力，経費に見合う価値をもっているか。

栄養教育に既存の教材を用いたり，新たに作成した場合には，教材の評価を行い，問題点を改善・修正して，学習者にとってより有効なものにしていく必要がある。

（6）学習形態の選択

栄養教育で用いられる学習者に主体をおく学習には，参加型学習と問題解決型学習に大別される。**参加型学習**とは，教育者と共に学習者が解決すべき問題を共有し，情報の分析から学習計画，行動計画などを立案し，実践する方法で，学習者の自発性や主体性を尊重し，協同による効果を得ようとするものである。

また，**問題解決型学習**とは，学習者自身が問題を見出し（気づき），それを解決するために情報収集および，実習や実験を計画し，自分で知識や情報を整理して結論を導こうとするものである。

両者ともに自発的に問題解決能力を高めることで，達成感が得られ，QOLを維持増進させつつ学習を展開させることができる。

学習者が課題に対して理解を得，深めるためには，効果的な学習形態・学習方法を選択する必要がある。学習形態は，一斉学習，グループ学習，個別学習に大別される。学習方法には，講義形式，討議形式，体験学習，自己学習などがある（表3-13）。表3-14に，糖尿病教室のプログラムとしての学習形態・方法の組み合わせ例を示す。

1）一斉学習

複数～多数の集団に対して一斉に教育する学習方法である。一斉学習の講義形式として，講演会，講座，講義があり，討議形式として，シンポジウム，パネルディスカッション，フォーラム，マスコミュニケーションがある。またその他に実演（デモンストレーション），展示会，コンクールなどがある。

a.講義（レクチャー）　ある課題について，講師が学習者に対し，講演する。学習者の共通課題を解決するために専門的な知識を分かりやすく講義，解説することにより，多数の学習者に内容を情報提供できる（図3-8）。

b.シンポジウム　同一の課題について，2人以上の意見の異なる専門家が講師（シンポジスト）となり，各々意見を述べる。その後，学習者または司会者が質

表3-13 学習形態と学習方法

①学習形態		
一斉学習 （複数～多数の集団に対して一斉に教育する）	グループ学習 （少数の集団で学習を行う）	個別学習 （自己学習）
②学習方法		
①講義形式 ・講演会 ・講座 ・講義 ②討議形式 ・シンポジウム ・パネルディスカション ・フォーラム ・マスコミュニケーション ③その他 ・実演（デモンストレーション） ・展示会 ・コンクール	①討議形式 ・座談会 （ラウンドテーブルディスカッション） ・バズセッション ・6-6式討議 ・ブレインストーミング ②体験学習 ・ロールプレイ ・実習 ・実験 ③その他 ・ピアエデュケーション	①自己学習 ・読書，視聴覚教材 ・個別栄養相談 ・栄養カウンセリング ・通信教育 （双方向通信） ・インターネット （ウェブサイト）の活用 ・e-learning
ワークショップ*		

*ワークショップ：一斉学習とグループ学習の混合型

表3-14 （例）糖尿病教室の学習形態の組み合わせ

●対象者：糖尿病と診断された外来通院中の患者
●教育目標：血糖コントロールを良好に保つ

	短期目標	学習形態と学習方法		学習内容
第1回	自己の食習慣を知る	個別学習	個別栄養相談	食事調査の結果を学習者にフィードバックし，問題点を把握する。
第2回	食事摂取と血糖値の関係を理解する	一斉学習	講義→実験→講義	学習テーマについての講義の後，食事摂取前後で自己血糖測定を行い，食事による血糖の変動状況を評価する。
第3回	アルコールや菓子類の摂取を減らす	グループ学習	ラウンドテーブルディスカッション	アルコールや菓子類を摂取する状況などを話し合い，自己管理方法を見つける。
第4回	栄養バランスのとれた食事摂取ができるようにする	グループ学習	講義→実演→実習	学習テーマについての講義の後，実演を見学し，実際に料理を作成し，試食する。
第5回	指示エネルギー量の遵守	個別学習	栄養カウンセリング	問題となっている食習慣や食行動の修正を行う。

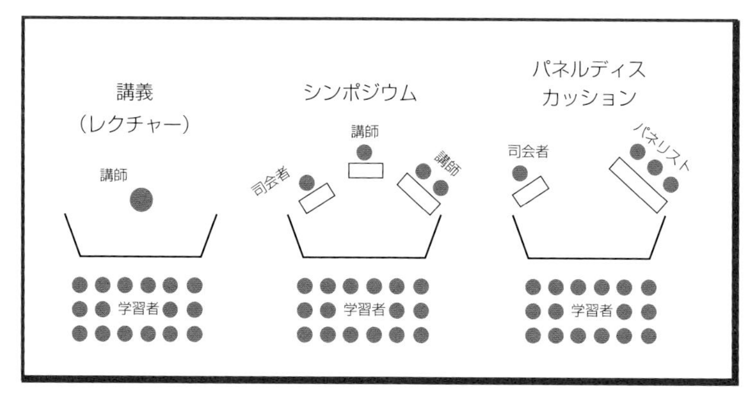

図3-8　集団を対象とした教育における人の位置関係の例

問し，講演者がこれに答え，学習者の前で意見を交わす。取り上げた課題についての多面的な意見が出ることにより，学習者は自身の意見，立場を考えることができる（図3-8）。

c.パネルディスカッション　司会者の進行により，ある課題について異なる専門や意見を持った複数（3人以上）の討論者によって，公開で討議を行う。討論をまとめたり，適切に話題提供を促す司会者をコーディネーターという。パネリストの人選が重要であり，同じ意見の人物を集めてもあまり意味がなく，互いに別の観点から考察できる人物を選ぶ必要がある。学習者は，自己と類似したパネリストにより，モデリングができる（図3-8）。

d.フォーラム　あるテーマを中心にした説明の後，学習者と討議を行う。
（レクチャーフォーラム，ディベートフォーラム，フィルムフォーラム）

e.マスコミュニケーション　テレビ，新聞，広告，ポスター，インターネット等のマスメディアによって不特定多数の人々に情報を伝達する社会的伝達手段の一種である。広く多くの人々に情報を流すことができる利点があるが，情報の流れが一方的であるため，発信者は，科学的根拠に基づく情報を，受け手が正しく理解できるよう十分配慮して流すことが重要である。

f.実演　教育者が学習者の前で実際に実演させてみせる。スキル獲得のための基本的技術や，レベルアップをはかりたいときの技術的要点を知ることができる。実習の前に行うと，学習者は学習のねらいと成果を確認できる。

2）グループ学習

少数の集団で学習を行う学習方法である。グループ学習の討議形式として，座談会（ラウンドテーブルディスカッション），バズセッション，6-6式討議，ブレインストーミングがある。また体験学習として，ロールプレイング，実習，実験がある。その他，ピアエデュケーションがある。

a.ラウンドテーブルディスカッション（座談会）　自分の抱える課題について，他の人とのコミュニケーションを通じて解決策を探す。参加者同士の顔が見え

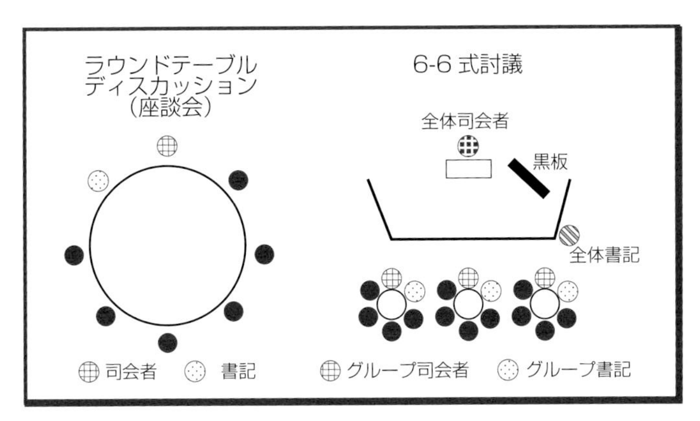

図3-9 グループを対象とした教育における人の位置関係の例

るように円形に座り，課題の説明→問題提起→討議の順に進行する。司会者は，全員が討論に参加できるようなコミュニケーションを促す。グループダイナミクスにより，課題や解決策についての新たな発見があることもある。最後に司会者が結論をまとめる（図3-9）。

b. 6-6式討議　学習者を6人ずつのグループに分け，各グループで同時に，1人1分ずつ，合計6分間，あるテーマについて話す。その後は，バズセッションと同様に各グループの代表が意見を発表し，最後に全体の司会者がまとめる。全員1人1分は必ず発言するため，短時間に学習者全員の意見を知ることができる（図3-9）。

c. バズセッション　6～10人を1グループとし，グループ内で近くの人と自由に討議を行う。講義やシンポジウム等の一方向性の高い学習方法の休憩時間や合間に行うことにより，学習者はお互いに疑問点や理解の確認をすることができ，次の学習への準備状態を良好にできる。

d. ブレインストーミング　司会者をおき，学習者は自由に話をする。また，他のメンバーは他人の発言に批判をせず，結論を得ることを目的としない。問題の明確化や，独創的な発想，解決法を発見したい場合に簡単にできる方法である。

e. ワールドカフェ　4～6人を1グループとして，与えられたテーマについて各テーブルの学習者がまず議論し，次に各テーブルのホスト以外は他のテーブルへ移動し，そこのホストから前の議論のサマリーを聞いてからさらに議論を深める。これを何回か繰り返した後に，各テーブルホストがまとめの報告をする方法である。学習者が少人数で自由に発言をしながら，他の学習者の様々な意見にも耳を傾ける機会を増やすことができる。

f. ロールプレイ（役割演技法）　ある課題について，擬似的場面を設定し，その場に登場する人々の役割を学習者や教育者がそれぞれ演じる。観察する学習者は，演技を観察することでモデリングの機会を得，意識の変容や経験の獲得に役立つ。

g. ピアエデュケーション（仲間教育）　ある課題について，正しい知識・スキル・行動を共有し合うことで，問題に正しく対処できるよう，自己決定や問題解決に必要な情報の提供を行う。参加者にとって，身近で信頼できる仲間を教育者（ピアエデュケーター）におく。

h. ワークショップ（一斉学習とグループ学習の混合型）　ワークショップ（研究集会）は，背景が同様の人々が研究会形式で共通の課題について検討し，協力して問題解決しようとする集会のこと。参加体験型および双方向性を特徴とする。全体会議で課題を説明した後，小集団の分科会のグループで自由討論や体験学習を行う。分科会の成果を全体に報告し，振り返りを行い，さらに討論を重ねて総括する。学習者は，学習者相互での検討や教育者（ファシリテータ）の助言により，問題解決を図ることができる。

i. チーム・ティーチング（TT）　TTは，集団教育における「教育の個別化」のための学習形態であり，例えば栄養教諭と担任の複数の教員が授業を協同で行うことをいう。

3）個別学習

自身で学習に取り組む学習方法である。自己学習として，読書，視聴覚教材，個別栄養相談，栄養カウンセリング，通信教育（双方向通信），インターネット（ウェブサイト）の活用，e-learningなどがある。

a. 個別栄養相談　学習者は，個人の栄養課題について，教育者との面接によって解決策を考える。学習者が安心して話せる場面を提供し，学習者自身の食事・食生活習慣，生活環境などの特性を踏まえ，具体的な行動変容を促すための意思決定を行う。

b. 通信教育　教材等を学習者に送付し，郵送，FAX，e-mailなどを用いて，教育者が添削指導を行う。学習者の居住地域が遠隔地等の理由で教育者と学習者が対面できない場合に有効である。

c. インターネットの活用　通信ネットワークの普及により，栄養教育においても学習教材のひとつとして，教育教材としても活用が期待されている。ウェブサイトは，文章だけでなく，画像・音声・動画など多くの情報を提供することができ，関連ホームページへのリンクも容易であり，活用方法は多彩である。

6. 栄養教育プログラムの実施

(1) モニタリング

モニタリングとは，栄養教育マネジメントを実施する上において，実施上の問題点がなかったかを定期的に評価・判定する過程である。

栄養教育は，まず対象者の性，年齢，職業，健康状態の違いや個人か集団か，あるいは食事内容や運動などの健康行動に対する理解度，態度，意欲や行動変容のステージ（準備段階）などに対する栄養アセスメントにより栄養状態を評価・判定し，P（plan：計画），D（do：実施），C（check：評価），A（act：修正・改善）から構成されるPDCAサイクルによって実施される。また栄養教育を実施していく過程において，対象者の状況観察，記録やチェックなどを定期的にモニタリングし，栄養アセスメント結果や最初の計画と比較して，目標に対してずれが生じていないかを確認する。期待する目標からずれや無理がある場合には，最初の計画や実施へフィードバックし，修正あるいは破棄して次の計画や方法へ結びつける。問題となった指標が改善されれば，他職種の関係者とともに意見交換（目標達成状況，栄養状態の推移など）や協議を行い，栄養教育マネジメントを終了する。しかし，栄養教育マネジメント終了後の食生活がどのように変化するか，あるいは食習慣や食行動の悪化防止のために３か月あるいは６か月後のモニタリングが必要である。このようにPDCAサイクルを繰り返し，定期的なモニタリングを実施しながら，対象者を望ましい行動変容へと導く。

栄養教育の最終ゴールは，栄養教育の実施により対象者が必要な栄養に関する知識やスキルを習得し，自ら望ましい食習慣や食行動の変容を起こし，改善した食生活が習慣化する自己管理能力を身につけ，QOLを向上させることにある。

実際の栄養教育を実施するにあたり，管理栄養士はこれらの理論や手順について十分に理解するとともに，対象者が自主的に行動変容できるよう指導・支援できるスキルを習得することが求められる。

図３-10に標準的な健診・保健指導プログラムのPDCAサイクル，表３-15に栄養アセスメント・モニタリングの様式例を示す。

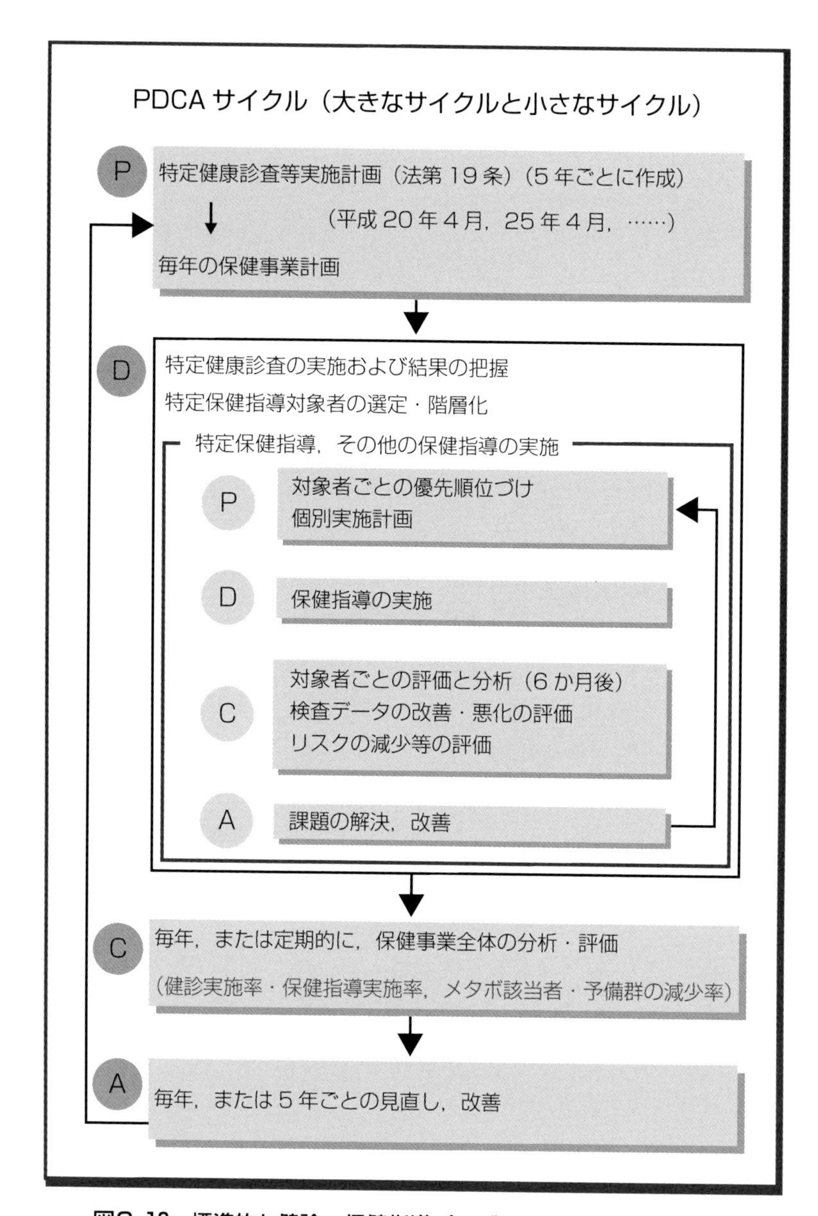

図3-10　標準的な健診・保健指導プログラムのPDCAサイクル

出典）厚生労働省水嶋研究班：「健診データ・レセプト分析から見る生活習慣病管理」，p.208，2007

表3-15　栄養アセスメント・モニタリング（様式例）

利用者名		記入者	
身体状況、栄養・食事に関する意向		家族構成とキーパーソン	本人　—

（以下は、入所者個々の状態に応じて作成）

実　施　日		年　月　日（記入者名）	年　月　日（記入者名）	年　月　日（記入者名）
身体計測等	体　重（kg）	（kg）	（kg）	（kg）
	肥満度[1)]			
	3％以上の体重変化	□無　□有（　kg/　ヶ月）	□無　□有（　kg/　ヶ月）	□無　□有（　kg/　ヶ月）
	血清アルブミン値（g/dl）	□無　□有　(g/dl)	□無　□有　(g/dl)	□無　□有　(g/dl)
	その他（必要に応じて高血圧、高血糖、脂質異常症、貧血等に関する指標）	（　）	（　）	（　）
食生活状況等	栄養補給の状況　食事摂取の状況[2)]	[　]　％	[　]　％	[　]　％
	・主食の摂取状況[2)]	[　]　％	[　]　％	[　]　％
	・主菜の摂取状況[2)]	[　]　％	[　]　％	[　]　％
	・副菜の摂取状況[2)]	[　]　％	[　]　％	[　]　％
	・その他（補助食品、経腸・静脈栄養など）	[　]　％ （　）	[　]　％ （　）	[　]　％ （　）
	必要栄養量（ｴﾈﾙｷﾞｰ・たんぱく質など）	kcal g	kcal g	kcal g
	食事の留意事項の有無（療養食の指示、食事形態、嗜好、禁忌、アレルギーなど）	□無　□有 （　）	□無　□有 （　）	□無　□有 （　）
	その他（食習慣、生活習慣、食行動などの留意事項など）	（　）	（　）	（　）
多職種による栄養ケアの課題	低栄養・過栄養関連問題	□過食　□拒食　□偏食 □早食い・丸呑み　□異食 □盗食　□隠れ食い □開口・閉口障害　□食べこぼし □褥瘡　□口腔及び摂食・嚥下 □嘔気・嘔吐　□下痢・便秘 □浮腫　□脱水　□感染・発熱 □経腸・静脈栄養 □生活機能の低下 □医薬品　□その他	□過食　□拒食　□偏食 □早食い・丸呑み　□異食 □盗食　□隠れ食い □開口・閉口障害　□食べこぼし □褥瘡　□口腔及び摂食・嚥下 □嘔気・嘔吐　□下痢・便秘 □浮腫　□脱水　□感染・発熱 □経腸・静脈栄養 □生活機能の低下 □医薬品　□その他	□過食　□拒食　□偏食 □早食い・丸呑み　□異食 □盗食　□隠れ食い □開口・閉口障害　□食べこぼし □褥瘡　□口腔及び摂食・嚥下 □嘔気・嘔吐　□下痢・便秘 □浮腫　□脱水　□感染・発熱 □経腸・静脈栄養 □生活機能の低下 □医薬品　□その他
	特記事項			
問題点	① 身体計測等	□無　□有（　）	□無　□有（　）	□無　□有（　）
	② 食生活状況等	□無　□有（　）	□無　□有（　）	□無　□有（　）
	③ 食行動	□無　□有（　）	□無　□有（　）	□無　□有（　）
	④ 身体症状	□無　□有（　）	□無　□有（　）	□無　□有（　）
	⑤ その他	□無　□有（　）	□無　□有（　）	□無　□有（　）
評価・判定		□改善　□改善傾向　□維持 □改善が認められない	□改善　□改善傾向　□維持 □改善が認められない	□改善　□改善傾向　□維持 □改善が認められない

1) 成人はBMI、幼児期はカウプ指数、学童期・思春期は肥満度を記入。3歳未満は乳児身体発育曲線または幼児身体発育曲線を利用。

2) [1：良　2：不良] の中から[　]へ該当数字を記入し、食事摂取量を％で記載。

※　**利用者の状態及び家族等の状況により、確認できない場合は「空欄」とする。**

出典）厚生労働省：栄養マネジメント加算及び経口移行加算等に関する事務処理手順例及び様式例の提示について（障障発第0331002号），平成21年3月31日

(2) 実施記録・報告

個別栄養相談の場合は，**問題志向型システム**（POS：problem oriented system）の考え方に基づいて，特に臨床の場では経過記録の記載方法である**SOAP形式**でプロブレムリストごとに整理して記載する場合がある（表3-16）。S（subjective data）は学習者の主観的データのことで，学習者が直接訴えた内容や，栄養士が面接で得た事実，質問紙法で得た情報を記録する。O（objective data）は学習者の客観的な情報のことで，学習者を観察して得た情報や臨床検査値，食事調査を行った結果を記録する。A（assessment）は，評価のことで，SとOからそれぞれ得られた主観的な事項・事実，客観的な事項・事実などから，学習者が持つ健康問題（プロブレム）との関連について適切な評価・分析を行い，問題点を明確にして記録する。特に，栄養素の過不足やバランス，摂取食品の過不足，食行動や食生活上の問題などに注目して評価する。P（plan）は栄養管理計画で，**モニタリング計画**（monitoring plan：Mx），**栄養治療計画**（therapeutic plan：Rx），**栄養教育計画**（educational Plan：Ex）等に分けて記載する。具体的な数値目標を必ず記載しておくのがよい。このような記録は，他職種スタッフと情報を共有するためにも重要である。さらに，PESによる記載方法（p.67）もある。

集団を対象にした栄養教育でも，実施記録を行う。栄養教育プログラムの実施記録を残すことは，スタッフ間の情報の共有，所属機関や上司への報告のため，そして栄養教育実績の記録ともなるため必要である。記録の内容に，栄養教育プログラムの評価として経過評価の項目や，次回教室への改善案としてフィードバックの項目を加えておくとよい（表3-17）。

表3-16　実施記録の例（SOAP形式）

	栄養診断：肥満
S	・毎日，趣味で夜更かしをして，夜中に夕食とは別にカップラーメンを食べるのが習慣。 ・朝・昼・夕食は毎日食べている。 ・肥満かなと思うけれど，別に体の調子は悪くない。
O	・BMI 30 kg/m² ・食事記録より摂取エネルギー量：2300 kcal/日 ・夜食のエネルギー量：約500 kcal
A	・指示エネルギー1800 kcalに対し500 kcalの過剰摂取。 夜食がエネルギー過剰摂取の主な原因である。
P	Mx）体重，夜食 Rx）適正エネルギー量　1800 kcal Ex）・夜食のエネルギー量に対する理解を促す ・カップラーメンを週1回にする ・カップラーメンの代わりに，温かいお茶にする ・カップラーメンの買い置きを控える

表3-17　集団を対象とした栄養教育実施記録表

栄養診断：肥満	
実施事業名 目的	幼児関連の栄養教室「ぱくぱく教室」 食に関連した問題を有する幼児の保護者への支援を行う。
学習者募集方法	食に関連した悩みを持つ，幼児の保護者（主に母親） 保育所・幼稚園・子育てセンターとの連携により，支援が必要な保護者に対して教室の受講を勧奨してもらう。
栄養・健康上の課題解決に向けた方法	1．食事の１回量や幼児食に適した料理の方法がわからないという保護者からの訴えがある →管理栄養士による具体的な支援を行う。 2．1の場合，食だけでなく子育て全般で悩んでるケースが多い →保健師から生活面を含む支援を行う（個別で対応）。 3．相談できる知り合いが近くにいない →教室で，仲間作りも行えるよう支援する。
実施方法	内容 ①　グループワーク ②　幼児食の話と試食 ③　幼児向けの紙芝居 ④　個別相談（希望者） スタッフ 保健師　2 管理栄養士　1 ボランティア　2
日程・スケジュール	月１回　第１水曜日（定例） 13時30分　受付開始 14時-16時　教室 終了後次回の連絡をして解散
経過評価1 （参加率）	呼びかけ　25組 参加者　20組 出席率　80％
経過評価2	全体：各施設との連携により多くの親子が参加していた。 ①グループワークでは，母親自身の気づきとみられる発言がいくつか認められた。またいろいろな思いを語り合うことにより，母親の育児ストレスの解消にもつながっているようであった。 ②③興味を持った母親から多くの質問が出た。しかし，話の後半で退屈した幼児が走り回るなど話に集中できない場面も見られた。親子でできるクッキングをしたいとの要望がでた。 ④教室の中でスタッフとの人間関係ができていくことが，参加の継続につながっているようであった。
次回教室へのフィードバック	①グループワークが十分に行えるよう時間配分する。 ②③母親が集中して話を聴けるよう，ボランティアの人数を増やす必要がある．親子クッキングを教室に取り入れるためには，子どもの踏み台など，調理ができるよう整備する必要がある。 ④多くの親子と積極的に話をしていく。名札があるとお互い名前で呼びあえるので，次回までに作成する。

出典）武見ゆかり，赤松利恵：栄養教育論　理論と実践，p.98，医歯薬出版，2013

引用・参考文献

・松原達哉，田上不二夫編：カウンセリング心理学ハンドブック，金子書房，pp.86-87，2011
・松原達哉編：カウンセリング実践ハンドブック，丸善，2011
・春木敏編：エッセンシャル栄養教育論，医歯薬出版，2014
・武藤孝司：保健医療プログラムの経済的評価法，篠原出版新社，2003
・田中耕治編：よくわかる教育評価 第２版，ミネルヴァ書房，2015
・Rossi H.P., Lipsey W.M., Freeman E.H., Evaluation a systematic approach 7th ed/大島巌，平岡公一，森俊夫，元永拓郎監訳：プログラム評価の理論と方法，日本評論社，2005
・Smith J.M., Program evaluation in the human services/ 藤江昌嗣監訳，プログラム評価入門：梓出版，2009
・中村丁次，小松龍史，杉山みち子，川島由起子編：臨床栄養学 改訂第２版 健康・栄養科学シリーズ，南江堂，2014
・厚生労働省：「すこやか生活習慣国民運動のターゲット選定に関する調査業務」，https://www.e-healthnet.mhlw.go.jp/information/communication_manual/pdf/target.pdf
・日本肥満学会：肥満症治療ガイドライン2006, 肥満研究，12（臨時増刊号），2006
・文部科学省：小学校学習指導要領，2017
・文部科学省：中学校学習指導要領，2017
・全国栄養士養成施設協会，日本栄養士会監修：管理栄養士受験講座栄養教育論，第一出版，2009
・日本教材学会：日本教材学会設立20周年記念論文集「教材学」現状と展望 上巻，協同出版，2008
・中村丁次編：チーム医療に必要な人間栄養の取り組み，第一出版，2012
・池田小夜子，斎藤トシ子，川野因編：サクセス管理栄養士講座栄養教育論，第一出版，2011
・松崎政三，寺本房子，福井富穂：チーム医療のための実践POS入門臨床栄養別冊，pp.55－58，医歯薬出版，2005
・日本健康・栄養システム学会：栄養・食事サービスの困難事例のための栄養ケア・マネジメント–米国栄養士会栄養ケアプロセス基準の活用–, 2011
・日本栄養士会：国際標準化のための栄養ケアプロセス用語マニュアル, 第一出版，2012
・栄養管理プロセス研究会監修：栄養管理プロセス 第２版，第一出版，2021

第Ⅱ編
栄養教育の展開の実際

ライフステージ・対象者別栄養教育の展開

章	事例の内容	備考
第４章　妊娠・授乳期	妊娠期の外来・検査入院中の栄養教育	個人
第５章　乳幼児期	幼児期の偏食・小食への保護者への栄養教育	個人
第６章　学童期・思春期	小学校第６学年の食育の授業（体育科保健領域）	集団（食育）
	女子大学生の食行動を改善する栄養教育の試み	集団
第７章　成人期	大学病院更年期外来における栄養教育	個人
	生活習慣病の栄養教育（メタボリックシンドローム）	集団
	壮年期女性の生活習慣病およびメタボリックシンドローム予防の栄養教育	個人
第８章　高齢期	地域包括支援センターから依頼された後期高齢者の訪問栄養教育	個人
	市町村における介護予防・栄養改善プログラム	集団
第９章　傷病者	慢性腎不全患者の外来栄養食事指導	個人
	糖尿病（前期高齢者）の栄養食事指導	個人
	脂質異常症を併発する肥満患者の個別・集団栄養教育	個人・集団
	胃がん患者の退院後の栄養食事指導	個人
第10章　障がい者	自閉症児の病院外来での個別栄養食事指導	個人
	身体障がい児（脳性まひ）の個別栄養相談	個人
	特別支援学級での栄養教育〜栄養教諭と給食の役割	集団
第11章　アスリート	高校野球部のアスリートへの栄養サポートにおける栄養教育	集団
第12章　食環境の整備	市内飲食店事業者等を巻き込んだ食環境整備の推進	集団

第4章 妊娠・授乳期の栄養教育

妊娠・授乳期の栄養・食生活は，妊娠を維持する母体の健康と胎児の発育，さらに分娩，産褥の経過にとって不可欠な役割を果たしている。近年，胎児期の栄養状態は将来の生活習慣病発症にも影響することが明らかになっている[1)-5)]。また，授乳期には，分娩による身体の消耗を補い，乳汁分泌に必要なエネルギーや栄養素も補給する必要がある。このように，この時期の食生活は母体と胎児の両方に影響がある。

1. 妊娠・授乳期の栄養教育の留意事項

(1) アセスメントの要点

アセスメントの際には，妊婦健診での臨床検査の結果も活用できる。主な項目を表4-1にまとめた。このほか，非妊娠時の体脂肪率，非妊娠時の体重歴（変動），過去の妊娠，分娩歴，出産時の異常の有無，子どもの出生時の身長と体重，子どもの既往歴なども把握しておくことが望ましい。

表4-1　妊娠期・授乳期のアセスメントの要点

		項目
基本情報		年齢
健康・栄養		身長，体重（非妊娠時と現在），妊娠期間～出産後までの体重歴（変動），体格指数（BMIなど） 血液検査結果（妊婦健診，産婦検診の検査結果を活用），既往歴（循環器疾患，呼吸器疾患，消化器疾患，内分泌疾患など），家族歴（特に糖尿病），妊娠後の経過（つわりの有無や程度，血圧，浮腫など），母乳分泌の状況，出産後の月経の再来時期
行動・食環境	行動・ ライフスタイル・ 食生活	身体活動レベル，日常の生活習慣 食習慣·食嗜好（欠食，間食，外食，偏食，サプリメントの使用状況）
教育・組織	準備因子	栄養・食生活への価値観，興味・関心度，およびそれらの知識・技術のレベル

（2）栄養教育の留意点

1）高齢初産婦への対応

高齢初産婦の中には，勤務先で役職についたり，部下を何人も抱え，専門分野で活躍中の者もいるが，必ずしも食生活に詳しく，栄養バランスのよい食生活を営んでいるわけではない。そこで彼女らの自尊心を傷つけないように言葉を選びながら，どの程度の食の知識・技術があるかを慎重に見極めて対応することが重要である。

また，長い不妊治療の末に妊娠した者のなかには，食事に対して厳格になりすぎたり，インターネットなどからの多くの情報を精査しきれず，何をどれだけ食べたらよいのか不安感，負担感に悩む者もいる。そこで栄養教育では，まず「妊産婦のための食事バランスガイド」（p.40）などのツールにより基本的事項の理解を促す。その後は個別栄養相談・栄養教育の形をとり，食の悩みに限らず，個々の妊婦が抱える夫や姑など家庭内の人間関係，経済状況なども含めた悩み全般に丁寧に答えながら，食生活改善を目指すことが必要である。

2）妊娠中の推奨体重増加量

「妊娠前からはじめる妊産婦のための食生活指針」（厚生労働省）[6)]には，妊娠中の体重増加の目安として推奨体重増加量が示されている。しかし，妊娠中の体重増加は個人差が大きい。また，一人の対象者であっても，妊娠の経過に伴い体調の変動があり，食事量や身体活動の量が変化することも多く，体重増加量が妊娠期間を通じて一定であることは少ない。そこで，食事量や身体活動の量などを考慮しながら，画一的な栄養計画を立てたり，指導をすることのないように留意する。

なお，非妊娠時のBMIが18.5 kg/m^{2}未満の「低栄養（やせ）」の場合のように，現在のBMIが目標値から大きく離れている場合には，到達可能と思われる暫定値を設定し，その後，徐々に目標値に近づけていくような対策が必要である。どの程度のBMIをめざすかは，対象者の年齢や妊娠前の体重，妊娠中の体重増加量，身体活動レベルなどを総合的に考慮して決定することが望ましい。目標とするBMIは通常22.0 kg/m^{2}が用いられることが多い。しかし，これは中年男女における一般健診での異常項目数を最少にするBMIであり，必ずしも健康全体の指標ではないこと[7)]，また，BMI 22.0 kg/m^{2}を指標にすると，これまでに比べて食事量が急に多くなるなど妊婦にとって受け入れづらいことも多い。そこで，参照体位（18～29歳女性：158 cm，50.3 kg，30～49歳女性：158 cm，53.0 kg）[8)]から求めた18～29歳女性のBMI：20.1 kg/m^2，30～49歳女性のBMI：21.2 kg/m^{2}をめざすべき１つの基準とすることも提案される。

3）出産後の栄養計画と母乳育児への対応

出産後は，分娩による身体の消耗を補い，母乳分泌を継続できる状態を保ちつつ，母乳分泌や適度な運動などにより消費エネルギーを増大させ，出産後６か月を目安に，非妊娠時の体格区分で「ふつう」の体格であった者は非妊娠時の体重に近づけるようにする。「低体重（やせ）」の者は，上記参照体位[8]をもとに求めたBMIから算出される体重を，「肥満」の者はBMI 22.0 kg/m^2で算出される体重を目標値として，それぞれの値に近づけるようにすることが一つの方策として提案される。

4）つわりへの対応

妊婦の多くが妊娠初期につわりを経験し，十分な食事摂取ができない場合もある。食事計画では，①朝の空腹時にみられることが多いので，手軽につまめる食品を常備，②１回の食事量を少なく，頻回摂取，③調理過程で発生するにおいで気持ちが悪くなることもあるので，調理済みの市販品，においの気にならない冷たいものを利用，④嘔吐が激しいと脱水症になりやすいので，水分補給に努めることなどに留意する。

5）妊娠中に食事等で配慮する栄養素，病原菌など

胎児の神経管閉鎖障害発症リスク低減に必要な葉酸は，サプリメント（プテロイルモノグルタミン酸）の形での摂取が推奨される。その他，妊娠期に不足しがちな鉄，食習慣により摂取量に個人差の大きいカルシウムにも留意する。また，妊娠中は免疫機能が低下し，リステリア菌やトキソプラズマ原虫などに感染しやすく，胎児に影響が出ることがある。果物，野菜はよく洗い，肉，魚は十分に加熱する。生ハム，スモークサーモン，ナチュラルチーズなどは避けた方がよい。

2. 事例：妊娠期の外来・検査入院中の栄養教育

●連絡ルート

病院産婦人科外来受診時妊娠初期に妊婦Ａさん本人の希望で妊娠中の食事の取り方について聞きたいと依頼があり，診察後，自費の外来栄養相談の申し込みとなった。

●妊婦Ａさんの基本情報

初産15週，37歳，身長160 cm
非妊娠時体重57 kg（BMI 22.3 kg/m^2），現在体重54 kg（つわりで－３kg）

アセスメント（１回目栄養相談，約１時間，表４-２アセスメント）

栄養相談開始までに，食生活調査票に記入して，栄養相談時に提出。その調査票を見ながら聞き取り（約10分）によりアセスメントを行った（表４-２「アセスメント」）。

現在就労中で座位が多い。通勤は自宅から駅まで徒歩10分，電車15分，駅から職場まで徒歩５分。夫と２人暮らし。自分の帰宅時間は19時，夫の帰宅時間は21時頃で夕食は夫の帰りを待ってから食べる。つわり症状があり思ったように食事がとれない。果物やゼリーなどが食べやすく，オレンジジュースもよく飲む。つわりの時の食事はどうしたらよいのか。バランスがとれていなくても良いのか。妊娠中

に食事で注意しなければいけないことも聞きたいと話す**【行動変容ステージ：関心期】**[9]。

聞き取りにより，Aさんは，栄養・食生活が自分と胎児の健康に直結していることを強く意識しており，管理栄養士の説明をメモしながら熱心に聴く態度から，食生活への興味・関心度は高いことが感じられた。一方，Aさんは食生活の基本的な知識はあるが，献立構成の知識や調理の技術はあまりないように思えたので，今後は具体的な説明を多くしながらそれらの理解を促していくこととした。

栄養教育計画の作成方針の決定

①つわりの時期の食事の工夫を理解し，実践できるようになる。②就労中の妊婦に，あまり負担をかけずに栄養バランスのよい食事がとれる基礎的知識・技術を短期間に体得する。③病院で作成したBMI別の妊娠中の体重曲線のカーブを逸脱しないように，食事を調整する。

２回目栄養相談

母親学級（１回目）：22週で参加，個人で申し込み。「バランスの良い妊娠後半期の食事を取る方法」45分の講義（栄養バランスの良い食事とは，妊娠中期・後期の食事の目安量，献立の立て方，注意する食品・体重増加・塩分について）**【準備期】**[9]。母親学級には，20名参加。自己紹介と自分の心配事などを話す。また，参加者の中で妊娠時の食事で苦労したが，上手に乗り切れた人の話を聴く（**社会的認知理論，自己効力感，代理体験**）[9]。講義終了後は質問時間も設け，管理栄養士が心配事に返答。その時，「あなたならできるわよ」と励ます（**社会的認知理論，自己効力感，言語的説得**）[9]

３回目栄養相談

妊娠週数23週。75 g経口ブドウ糖負荷試験（75 gOGTT）実施。検査値が基準値を超えたためターゲス検査のため入院となる。ターゲス検査入院前の妊娠糖尿病（GDM）1,700 kcal（３分割）外来栄養相談依頼。

ターゲス検査
血糖日内変動，１日の血糖値の推移を調べる検査のこと。

	測定値	（基準値）
血糖値（75 gOGTT）	負荷前　97 mg/dL〔計測値高値〕 30分後　159 mg/dL 60分後　177 mg/dL 120分後　143 mg/dL	≧92 mg/dL ≧180 mg/dL ≧153 mg/dL
HbA1c	5.6%	
グルコアルブミン（GA）	14.0%	
体重	64 kg（非妊時より＋７kg）	

アセスメントからの現状把握

つわりが終わったあと，食事は通常の食事に戻る。朝食は勤務のため，簡単にバナナ１本と牛乳コップ１杯（150 mL）のことが多い。昼食前に空腹で職場では，10時頃板チョコ1/2枚（25 g），ビスケット２～３枚（30 g），ナッツ20 g，オレンジジュース200 mLなどを摂取。昼食は職場近くで外食が多い。パスタなど洋風のランチが多く，空腹のために完食。外食は野菜量が少ない。午後の勤務中も空腹時にはドライフルーツやお菓子（小分けになった袋１つ程度）をつまむことが週４，５日と多い。夕飯は夫の帰宅後21時頃で，仕事で疲れていて調理が負担になる場合は，弁当や惣菜を購入。夫が揚げ物好きなので，揚げ物の惣菜を取ることが多い（週３回程度）。帰宅後空腹感が抑えられない時は，週に２～３回はシリアルを50 g位食べて，食事の用意をしている。夕食後はゆっくりできるので，週に５回位はアイスクリーム（小１個120 g），果物（グレープフルーツ1/2個，あるいはいちご８粒程度）を食べる。就寝午前１時頃。週末は夫と外出をして，月に４回～６回外食をする**【実行期】**[9]。

栄養相談の内容

医師の食事指示内容GDM 1,700 kcal（３分割）について料理カードとパンフレットを用いて説明。検査の流れも説明。入院するまで自宅で取る食事と入院中の食事の説明。アレルギー，苦手な食品の確認。退院日に再度栄養相談を実施し，退院後の食事の説明を行うことを説明。

モニタリングと評価

前日の食事摂取エネルギー：2,000 kcal（日安量に対して主食：朝食なし，昼食1.5倍（外食），たんぱく質：2/3（揚げ物あり）野菜：1/3　乳製品：1/2　果物：同量　間食：500 kcal）。朝食が少ないなど１日３食の摂取エネルギーのバランスが悪く，特に野菜不足など栄養のバランスも悪い。食事の間に甘い間食の摂取が多い時あり。夕食時間が遅いなど食事時間の影響もある。

栄養教育方針の決定

①ターゲス検査入院前の自宅での食事配分を説明。②入院までは甘い間食は控え，主食・たんぱく質，野菜を組み合わせるように説明。③入院に向けて心配なことがあるか確認。④妊娠糖尿病の食事療法のポイントを説明。

４回目栄養相談

栄養相談実施日より３日後，妊娠週数28週ターゲス検査入院。昼食から翌日の朝食まで摂取。食前と食後２時間の血糖値検査実施。医師診察後退院が決定し，退院当日医師より入院栄養相談GDM 1,700 kcal（３分割）依頼。

血糖値（mg/dL）		測定値		医師判断基準 食前　100 mg/dL 以下 食後２時間　120 mg/dL　未満 ※個人によって判断の違いあり
		食前値	食後２時間値	
入院当日	昼食	75	113	
	夕食	74	117	
翌日	朝食	90	120	

表4-2　37歳初産婦の妊娠糖尿病の栄養指導

		アセスメント（初回，1時間）	計画 目標
QOL	アウトカム	**健康観** 「お腹の赤ちゃんのために適切な食事を摂取したい」 **意欲** 「つわりで食欲がない」 「台所に立つのが辛い時がある」	**本人の自己実現目標** 1か月後：「つわりの時期を乗り越える」 2か月後：「つわりの時期が過ぎたら食事を整える」 **意欲** 1か月後：「妊娠期の食事の取り方を注意していく」 「栄養面でも過不足のないようにしたい」
健康・栄養		**妊娠週数：15週　（初産）　37歳** **身体状況** 身長160cm，非妊時体重57 kg，BMI22.3，現在体重54 kg **栄養状態** つわりで体重3kg減	**出産までの目標** 体重増加＋7～12 kg （病院で作成したBMI別の妊娠中の体重増加曲線で，曲線を逸脱しないように説明）
行動・環境	行動・ライフスタイル・食生活	**行動・ライフスタイル** 就労中（座位が多い），通勤は駅まで徒歩10分・電車15分・駅から職場まで5分，夕食は21時頃 **食生活** 前日の食事の摂取エネルギー1,000 kcal つわりのため摂取できる食品が果物やゼリーなどに限られている。甘い食品に偏っている。	・食事の目安量を守る。 ・妊娠初期　1,750 kcal＋50 kcal ・妊娠中期　1,750 kcal＋250 kcal ・妊娠後期　1,750 kcal＋450 kcal （食事摂取基準 推定エネルギー必要量） ・産休36週に入るまで，仕事は続ける。
	環境	**自宅外** 自宅はマンション5F，エレベーターあり。スーパーは自宅から5分。買い物は週末にまとめ買いが多い。	2か月後：運動を兼ねて買い物に積極的に行く。 夕食が遅くなりがちなので，食事の取り方を考える。
教育・組織	準備因子	栄養・食生活への興味・関心度は高く，妊娠が判明し，胎児のために何に注意したらよいのか，本やインターネットで調べており，食生活改善への意欲は強い。栄養・食生活の基本的な知識はあるが，献立構成の知識や調理の技術はあまりない。**【行動変容ステージ：関心期】**	2か月後：病院で，妊娠初期の栄養相談を受け，注意する食品，摂取する食品の目安量を理解し，今後の食生活に生かす。
	強化因子	配偶者の両親：他県在住 実父母：他県在住 職場や近隣で妊婦・出産・産後の話を聞ける知人はいない。 妊娠週数が同じくらいの妊婦の知り合いがいない。 夫には，食事準備がつらい日があることを話していない。	夫に，食事準備がつらい日があることを話して，早く帰宅してもらったり，家事を手伝ってもらう。 2か月後：妊娠週数が同じくらいの妊婦の知り合いをつくる。
	実現因子	地域の母親学級で，食事の相談ができることを知らない。 地域の保健センターの両親学級には，日程が合わず参加したことがない（ソーシャルサポート）。そのため，近隣の妊婦の知り合いがいない。	1か月後：地域の母親学級で，食事の相談ができることを知る。 2か月後：病院主催の母親学級に参加予定： 1回目：20～22週　2回目：26週～28週 病院主催の母親学級では，居住地域が近い妊婦を近くの席にして，病院外でも交流しやすいような配慮を行う。 **社会的認知理論，自己効力感，代理体験，言語的説得**

・理論・モデル：社会的認知理論，自己効力感，ソーシャルサポート，個人栄養相談（カウンセリング）
・使用教材：パワーポイントスライド，パンフレット，試供品（サンプル）

計画	実施状況	評価
実施内容		
1回目：アンケート記入後現在の食事内容等聞き取り。 初期～妊娠後期の間に気をつける食品の説明。食事のバランス，目安量，体重曲線でこれからの体重増加の目安を説明（パンフレット）。 ≪つわりの対応≫ ①無理なく取れる食品を探し，摂食量を確保する。 ②つわりが落ち着いたら栄養バランスの良い食事にしていく。	**1回目**：つわりの症状があり，果物・ゼリー・プリン・アイスクリーム・オレンジジュースなどを頻回摂取。つわりの時の食事はどうしたらよいか関心がある。 **【行動変容ステージの関心期】**	20週：つわりの後，1日3食取れるようになった。 28週：妊娠糖尿病の3分割食について理解し，退院時には自分で管理する自信がついた。 32週：食事管理が順調にできるようになった。 36週：食事管理に問題がなく，食事を楽しむことができるようになった。 ・妊娠週数毎体重増（非妊時体重比較） 28週＋7kg　・32週＋8kg　・36週＋8kg ・HbAIC　32週　6.0％　36週　6.7％ 5か月後：BMI別の妊娠中の体重増加曲線で，体重増加が曲線を逸脱することなく増加していた。
2回目：22週　母親学級（1回目）にて「栄養バランスの良い妊娠後半期の食事を取る方法」を受講。 講義終了後は質問時間も設け，管理栄養士が心配事に返答。その時，「あなたならできるわよ」と励ます。 **自己効力感，言語的説得**	**2回目**：講義により妊娠中期・後期の食事の取り方を理解して，家庭でも実践してみようとしている。**【準備期】** 妊娠時の食事で苦労したが，上手に乗り切れた人の話を聴く。 **社会的認知理論，代理体験**	22週：食事のバランスに注意する 28週：昼食は外食が多かった。夕食後間食が多かった。病院と比較して昼食の外食が多かった。 32週：食事に注意している。甘いものは退院直後は気をつけていたが，仕事で忙しいときなどは食べてしまった。 36週：血液検査良好。食事療法良好。
3回目：23週　ターゲス検査入院。入院前の妊娠糖尿病の食事1,700kcal（3分割）の栄養相談を実施（料理カード，パンフレット）。食事内容をアンケート調査票に記入。	**3回目**：妊娠糖尿病の診断で今後の食事について説明を聞き，次回入院までの食事の取り方を理解て，家庭で毎日実践する。 **【実行期】**	3か月後：ご主人の20時前の帰宅が増え，夕食開始時刻が早い日が増えた（週3日）。
4回目：28週　ターゲス検査入院。今までの食生活と病院の食事を比較して，退院後の食事の取り方を説明（甘味料のサンプル，パンフレット）。	**4回目**：退院時は入院中の食事を目安に，今までの食事を振り返り，退院後の食事の目安量を理解した。**【実行期】**	1か月後：妊婦の食事の注意点を理解した。 3か月後：妊娠糖尿病の食事療法を理解し，バランスの良い食事の摂取を心がけた。
5回目：32週　ターゲス検査入院 退院後の妊娠糖尿病の食事1,700 kcal（3分割）の確認（料理カード，パンフレット）。食事療法，生活等で変化の有無を確認。	**5回目**：退院後，1日3食のバランスは注意していたが，主食：朝食0.7倍，たんぱく質：朝食0.5倍，野菜量：朝食・昼食0.7倍で，朝食・昼食の主食は少ない。**【実行期】**	2か月後：夫に，食事準備がつらい日があることを話して，早く帰宅してもらったり，家事を手伝ってもらうようになった。
6回目：36週　32週後の妊娠糖尿病の食事1,700 kcal（3分割）の確認。出産前最後の栄養相談。出産後の授乳婦の食事を解説（スライド，パンフレット）。	**6回目**：朝食の量は適量に近づいている。甘いお菓子は食べなくなっている。 基本的な調理には，少し自信がもてる。**【実行期】**	1か月後：地域の母親学級で，食事の相談ができることを知った。 3か月後：2回目の母親学級で，友人の食事の工夫を聞いて，自分で実践した。 6か月後：母親学級で知り合った妊婦とメール等で連絡を取り，お互いの食事の工夫を披露しあい，食事に少しずつ自信がついた。 **社会的認知理論，自己効力感，代理体験，言語的説得**

アンケート調査票内容確認（入院中最後の朝食摂取後，約10分）

病院食と自分の食事を比較して，食事全体量：朝食は病院の0.5倍，昼食・夕食は病院の1.2～1.5倍。主食量：朝食は病院の0.5倍，昼食は1.5～1.8倍，夕食は病院と同じ。たんぱく質：朝食は病院の0.5倍，昼食・夕食は病院の1.5～２倍。野菜類：朝は病院の0.5倍，昼食（外食時）は病院の0.3～0.5倍，夕食は病院の0.5～0.8倍。果物：病院と同じか1.2倍。乳製品：病院の0.5倍**【行動変容ステージ：実行期】**[9]。

栄養教育方針の決定

退院後の食事の目安量を入院の食事で学ぶ。具体的には①朝食を十分に取る。②昼食の外食時，パスタなど主食が多くならない。③夕食の全体量，揚げ物，たんぱく質が多い傾向なので栄養バランスに注意。④夕食開始時刻が遅くなる時には，早い時刻におにぎり等の主食を食べて，遅い時刻にはおかずを食べる。⑤食事量が少ない，食事時間が遅いと空腹感が出る。そのような時は牛乳・果物・補食などを取り，甘い間食は控える。⑥妊娠糖尿病の食事の５つのポイント（糖質が多くならないように，食事時間は規則的に，ゆっくりよく噛んで，食物繊維はたっぷりと，食後の運動）を一緒に確認。⑦ラカント・マービー（甘味料）マンナンライスの試供品（サンプル）の説明。

５回目栄養相談

妊娠週数32週，ターゲス検査入院退院後の予約外来栄養相談，GDM 1,700 kcal（３分割）。

測定値	
血糖値	食後２時間　94 mg/dL
HbA1c	6.0％
グルコアルブミン（GA）	13.7％
体重	65 kg（非妊時より＋８kg）

アンケート調査票内容確認（約10分）

食事は気をつけており，以前より朝食内容に配慮するようになってきた。昼食は週に３回はたんぱく質や野菜の多い定食メニューを選んでいる。10時，15時などに空腹感がある時は，牛乳200 mLや果物（バナナ１本），補食（ロールパン１個）を取っている。自分で食事がコントロールできていることを管理栄養士がほめる（**社会的認知理論，自己効力感，自己の成功体験**）[9]。甘い物は退院直後，控えていたが仕事で忙しい時，週に１～２回，帰宅時に板チョコ1/2枚（25 g）を食べたり，２週間に１回夕食後アイスクリーム（小１個120 g）を食べるときがある**【行動変容ステージ：実行期】**[9]。

モニタリングと評価

前日の食事摂取エネルギー約1,700 kcal，１日３食の食事バランスには注意しており，献立構成もこれまでに比べて，適切なものとなってきた。

主食：朝食0.7倍，たんぱく質：朝食0.5倍，野菜量：朝食・昼食0.7倍，果物・乳製品：適量，間食：１日200 kcal摂取の時あり。

栄養教育方針の決定

①血液検査結果が次回返答となるため，食事記録から今後36週までの食事療法の改善点を確認。②食事の量が少ないと空腹感が強くなり，甘い間食が欲しくなる時があるので目安量は摂取。③食事療法はストレスがかかるので，甘い間食は週に１回など決めて，エネルギーを抑える方法を一緒に考える。④資料で用意した甘い間食を食べたときの血糖曲線を一緒に確認する。

６回目栄養相談

妊娠週数36週，ターゲス検査入院退院後の栄養相談，GDM 1,700 kcal（３分割）。

測定値	
血糖値	食後２時間　94 mg/dL
HbA1c	6.7％
グルコアルブミン（GA）	13.9％
体重	65 kg（非妊時より＋８kg）

アンケート調査票内容確認（約10分）

朝食量とたんぱく質や野菜の量が増えた。昼食は簡単な料理になるが，基本的な調理には，少し自信がもてるようになったようで，主食やたんぱく質，野菜を組み合わせて，食生活を楽しむ余裕もみられるようになった。間食は３分割で食べられなかった食品を10時，15時に摂取。甘い菓子は以前より食べない，果物を食べることでなんとか調整できている。

モニタリングと評価

前日の食事摂取エネルギー約1,600 kcal，１日３食の食事のバランスは注意しており，良好。食事の目安量摂取良好，果物・乳製品：適量，間食：甘い間食は週に１回程度で80 kcal以内（ゼリー，クッキー，アイス）。

栄養教育方針の決定

①血液検査から血糖コントロールは良好，②食事療法は良好。出産まで継続していく。③出産後の授乳期の食事の説明。④出産後の妊娠糖尿病の食事・生活習慣の注意点の説明。

妊娠・授乳期の栄養教育上の留意点まとめ

妊娠期では，つわり・悪阻や妊娠高血圧症候群などの妊娠期ならではの問題に十分注意する。そうでなくても不安を抱えやすい時期であるため，栄養教育を通じてそうした不安を解消できるとよい。授乳期も，母体の回復によるホルモンバランスの変化や育児の負担などにより，産後うつなど精神的に不安定になりやすい。正しい指針などを示して支援していきたい。

「妊産婦のための食事バランスガイド」「妊娠前からはじめる妊産婦のための食生活指針」「授乳・離乳の支援ガイド」といったツールが利用できる。また，両親学級のようなソーシャルサポートも活用したい。両親学級などに参加できない場合も，他の母親の事例などを紹介し（代理的体験），「あなたならできますよ」と励ます（言語的説得）などにより，自己効力感を高めることができる。

参考文献

1）Barker DJ, Winter PD, Osmond C, Margetts B, Simmond SJ. Weight in infancy and death from ischaemic heart disease. Lancet. 1982; 2（8663）: 577-580
2）Phipps K, Barker DJ, Hales CN, Fall CH, Osmond C, Clark PM. Fetal growth and impaired glucose tolerance in men and women. Diabetologia. 1993; 36（3）: 225-228
3）Fowden AL, Giussani DA, Forhead AJ. Endocrine and metabolic programming during intrauterine development. Early Hum Dev. 2005;81：723-734
4）Stocker CJ, Arch JR, Cawthorne MA. Fetal orig b ins of insulin resistance and obesity.Proc Nutr Soc. 2005 ;64（2）: 143-151
5）Bertram C, Trowern AR, Copin N, Jackson AA, Whorwood CB.The maternal diet during pregnancy programs altered expression of the glucocorticoid receptor and type 2 11beta-hydroxysteroid dehydrogenase：potential molecular mechanisms underlying the programming of hypertension in utero. Endocrinology. 2001 ;142：2841-2853
6）妊娠前からはじめる妊産婦のための食生活指針－妊娠前から，健康なからだづくりを－：厚生労働省，2021
7）佐々木敏：高齢者にとって至適BMIはいくつか，臨床栄養，114，616-617，2009
8）伊藤貞嘉，佐々木敏監修：日本人の食事摂取基準（2020年版），p.11，第一出版，2020
9）赤松利恵，永井成美：栄養カウンセリング論，pp.17-22，化学同人，2015

第5章 乳幼児期の栄養教育

乳幼児期の栄養・食生活は，健全な発育・発達に影響するのみならず，将来の肥満，2型糖尿病，高血圧や循環器疾患などとも関係する重要なものである[1)-5)]。また，味覚や食嗜好の基礎もこの時期に培われ，その後の食習慣にも影響を与える。栄養教育においては，生涯にわたる健康の維持・増進という長期的な視点に立脚することが必要である。

1. 乳幼児期の栄養教育の留意事項

(1) アセスメントの要点

乳幼児のアセスメントには，出生時の身体計測値とそれから推察される子宮内発育状況，出生時の合併症の有無，授乳方法と授乳量，離乳食の摂取状況，成長の推移，精神運動発達状況，家庭環境などの情報が必要である。

健常な乳幼児では成人と異なり，侵襲行為である採血は必要時以外には行わないことが多いが，実施した場合には血液生化学的検査結果も栄養アセスメントに活用する。

乳幼児のアセスメントでは，本人からの聞き取りができない，あるいは情報として不十分なことがほとんどであるので，養育者への聞き取りが必要である。また，乳幼児は，自分だけでは食生活を整えられないので，養育者の栄養・食生活に対する価値観，興味・関心度，およびそれらの知識・技術のレベルを把握しておくことも重要である。

アセスメントの主な項目を表5-1にまとめた。

(2) 栄養教育の留意点

1) 保護者支援の視点に立脚した栄養教育

1歳以上就学前の子どもの保護者の約4割は，子どもの偏食・少食・食べ過ぎなどに悩んでおり，食事の心配事がある親ほど，育児に自信がもてなかったり，子育てに困難を感じたりすることが多い[6)]。これは，食事の悩みを解決することで，育児に自信がもてたり，子育てが楽しめるようになったりすることを意味する。すなわち，食生活支援は「子育て支援そのもの」であることをまず，認識することが重要である。

表5-1　乳幼児のアセスメントの要点

		項目
基本情報		性別，月齢（年齢），在胎週数
健康・栄養		子宮内発育状況，出生時の合併症の有無，出生時の身長と体重，出生時から現在までの身体計測値（成長曲線），体格指数（カウプ指数：体重（kg）/身長（cm）^{2}×10^4），頭囲，胸囲 既往歴（呼吸障害，新生児仮死，食物アレルギーなど），家族歴 生歯の状況，咀嚼・嚥下機能，精神運動発達等身体診察所見，血液生化学的検査
行動・食環境	行動・ライフスタイル・食生活	乳汁栄養法の種類と状況（母乳，混合乳，人工乳の別，母乳分泌量，人工乳の摂取量），離乳の開始および進行状況
教育・組織	準備因子	養育者の栄養･食生活への価値観，興味･関心度，およびそれらの知識･技術のレベル
	強化因子	養育者の身近な支援者（家族や近隣者）の栄養・食生活への価値観，興味・関心度，およびそれらの知識・技術のレベル
	実現因子	利用可能な市町村のサービス（保育園等），勤務先の支援体制等

近年は，特に都市部において，核家族で育った親世代は，子育ての知識習得や望ましい食習慣の継承が困難なことも多い。身近な相談相手もおらず，地域から孤立しているような環境では，情報収集の手段としてインターネットを活用する親も多い。しかしそれらの情報は，正しいものばかりとは限らず，情報収集すればするほど，混乱したり，わが子にそれらを当てはめてもうまくいかないこともあり，不安感が大きい者もいる。そのような状況下，勇気を出して栄養相談会場に来た者もいることから，まずは相談者の不安感に寄り添い，何でも相談してよいことを伝え，安心してもらうところから始める。何でも話せる信頼関係が構築されると，自分の弱点も素直に話してくれるようになり，それ以降の栄養教育が円滑に進むことが多い。

2）保護者をねぎらい，ほめる

近年，高齢出産も多い。仕事を持ち，社会で活躍している者の中には，学生時代の勉強や社会に出てからの仕事は，自分が努力すればそれに見合った成果が表れ，他人から「よくやった」と評価される生活に慣れているため，子育てという，自分の努力の成果がすぐに表れないこと，また，できて当たり前と思われてほめられることが少ないことに対していらだち，戸惑いや無力感を感じることがある。そこで，相談者にはまず「お母さん，よくやっておられますね。お子さんがこんなに沢山笑顔が出るのは，お母さんのことが大好きだからですよ。子育てはこの調子で大丈夫ですよ」などとねぎらい，ほめることが必要である。ねぎらい，ほめられた親は，自尊感情も高まり，栄養教育を行う者への尊敬の念も発生し，信頼関係の構築も順調に進むと思われる。

3）成長曲線の見方

通常示されている乳児の成長曲線は，母乳栄養，混合栄養，人工栄養の子どもの平均値である。母乳栄養児は比較的小柄なことが多いので，成長曲線を見ると「小さいのではないか」と心配になり，育児用ミルクを足さなければと考えてしまうことがある。成長曲線には，母乳栄養児以外も入っていることを認識して，安易に母乳不足を疑ったりせずに，その子どもなりに成長曲線のカーブに沿って成長しているかどうか継続的に観察・評価していく。

4）母乳不足の判断

母乳栄養の場合には，1gの体重増加は1mLの母乳摂取と見なして，授乳前後の体重測定により，その差を授乳量とする。母乳不足は体重の増加量を成長曲線のグラフに記入し，成長曲線のカーブに沿って増加していないことで判断する。また，授乳時間で判断することもある。1回の授乳時間は15分程度が適当であるとされるので，授乳時間が長くなり30分以上乳房から離れない場合は，母乳不足を疑う。なお，授乳間隔が短くなることも母乳不足の目安となる。しかし，これ以外にも，子どもがどのような飲み方をしているのかということに加えて，子どもの皮膚のはり・つや，機嫌，排便や睡眠の状況等により総合的に判断する必要がある[7)]。その上で，母乳不足が考えられる場合には，育児用ミルクを補うように指導する。この場合にも，授乳の初めは母乳を与え，その後に育児用ミルクを補うようにして，母乳を与えている期間がなるべく長く継続できるように働きかける。

なお，母乳育児の推進は重要であるが，事情があり母乳を与えられない，あるいは母乳育児にこだわっているのに母乳不足で悩んでいる母親には，育児用ミルクで育てることに対して，劣等感や罪悪感をもつことがないよう，十分な配慮が求められる。

5）育児用ミルクの飲ませ方

育児用ミルクの胃内停滞時間は母乳の約90分に比べて，約180分と長い。そこで，平均の授乳間隔は約3時間が目安になる。

乳児に育児用ミルクを飲ませるときに，例えば200mLの育児用ミルクを作って飲ませたところ，160mLで飲むのをやめたとする。すると「あともう少し（40mL）だから」と『飲みたいだけ飲ませる』のではなくて，『飲ませたいだけ飲ませてしまう』ことがある。しかし，子どもがいったん160mLでやめたら，それがその時点での育児用ミルクの適量であると判断して，将来の肥満にもつながりかねない『飲ませたいだけ飲ませる』ことを慎むことが大切である。

6）多彩な食材を使った食事を

幼児期の偏食は，ある時期に食べられなくても次第に食べられるようになったり，食べられるようになったかと思うと他の食品を嫌がったりと，好き嫌いの食品が固定しないことが多い。そこで，ある食品を嫌っても，日を改めたり，調理法，味付けを変えたりするなどの工夫をして，受け入れを促す配慮も必要になる。

また，子どもの偏食の原因のひとつに「食べたことがないから嫌い」といういわゆる新奇性恐怖[8]からくる「食べず嫌い」がある。そこで，多様な食材を経験できるような食事計画が望まれる。

2. 事例：幼児期の偏食・小食への保護者への栄養教育

●連絡ルート

小児科入院患者Ｂ児の食事の摂取量が増えず，母親は離乳食から幼児食へ食事の固さや大きさなどを変えているが，なかなか食べない悩みあり。病棟より嗜好調査，栄養相談の依頼。

●本人および家族の基本情報

本人（幼児Ｂ児）：２歳１か月女児，身長 83 cm，体重 10.5 kg，カウプ指数 15.24（正常），気管支炎による発熱で入院，入院２日後には解熱。食事は，幼児食１歳半～２歳，ミルク併用 200 mL × 4 本。

家族：父親 44 歳，母親 40 歳，兄 4 歳，健康状態良好

父親は会社員で残業が多く，帰宅は 22 時過ぎ。家事・育児は妻（母親）の役割と思っており，母親に協力的ではない。父親の両親はすでに他界。母親の両親は健在だが，遠方に住み，盆暮れに帰省。

アセスメント（1回目栄養相談，約30分，表5-2）

病棟担当管理栄養士によるＢ児の母親への聞き取り。母親は，成長期の子どもにとって栄養・食生活が重要であることを認識しており，Ｂ児の喫食量が増えてほしいとの強い希望をもっている。母親は，栄養・食生活の基本的知識はもっている。管理栄養士の説明に質問したり，メモをしたり，この状況を何とかしたい，という強い意欲がみられた。

アセスメントからの問題把握

問題（P）　①食事摂食量が少ない。好きな食品，料理，味付け，食事形態の偏り。一度食べても次に食べないこともある。見ただけで嫌となると口も開けない。②よく食べる食品が限られており，たらこなど塩分の多い食品もある。量や取り方に注意の必要あり。③母親も食事に迷い，疲労している。食事不足をミルクで補う。食事直前に飲み物を与え，食事の摂食量が少ない。④兄と第2子Ｂ児の離乳食の進みが違い心配している。⑤母親は料理が上手でないと感じ，料理教室や離乳食講座に通うが料理を作っても食べてくれない。どうしたらよいのかという気持ちになっている。

原因（E）　食事形態が咀嚼の能力と合致していない，口腔内の感覚が鋭い，自分で食べたい意欲が強い，食事時間，周囲に絵本やおもちゃがあり，食事に集中できない。

栄養教育計画の作成方針の決定

入院中に食事の摂食量を増やす。退院後に自宅の食事，昼のお弁当の喫食量が増えるように，食事の形態，調理法を入院中に確認する。具体的には，①入院中の摂

食量を増やすために食事形態を完了期の大きさにし，手づかみ食べなど自分で食べやすい料理にする。②母親には離乳食から幼児期の食事の説明をパンフレット，料理カードを使用し行う。③食事時間に摂食状況を一緒に確認する。④退院前，心配な点を再度確認する。

実施計画

担当者は病院管理栄養士，時間：30分，個人栄養相談（カウンセリング），教材は離乳食の資料，パンフレット配布で確認を行う（表5－2「計画：実施内容」を参照）。

実施状況

詳細は表5－2「実施状況」を参照。

モニタリングと評価

詳細は表5－2「評価」を参照。

退院時の食事の摂食量は同年齢児の2/3。入院中に同じ年齢の子どもの食事状況を観察することで，わが子の食事摂取の特徴が理解できるようになった。病状良好にて退院したが，ミルクの摂取量が約半分になり，その分，食事摂取量が増加した。B児は，手づかみ食べで，自分で食べる意欲を満足できるようになった。食事に集中できる環境を整えられ，買い物に一緒に行くと，食材名を自分から言うようになり，食に興味・関心が少しずつでてきた。退院までにB児の年齢に見合う食事の把握，咀嚼・嚥下力に合致した献立，調理の工夫ができるようになった。病院で知り合った母親と交流するようになり，自分一人が食事で悩んでいるわけではない，工夫しながら日々食事作りをしていることを知り，気持ちが楽になり，食事作りがあまり負担にならなくなった（**社会的認知理論，自己効力感，代理体験**）[9]。自分の読みやすい離乳食や幼児食の書籍を購入し，頁をめくるとどれもおいしそうに思えて，B児や兄に作ってあげたいと思うようになった。実家の母親は料理が得意で，帰省した時に母親特製の料理カードと共に，料理を教えてもらった。実家から戻り，料理カードを見ながら子どもに料理を作ったら，「おいしい」と言って，普段の1.5倍位食べたので，料理に少しずつ自信がもてるようになった（**社会的認知理論，自己効力感，自己の成功体験**）[9]。

表5-2　年齢2歳1か月女児の食事摂取量増加をめざした栄養教育

		アセスメント（初回病棟訪問，30分）	計画 目標
QOL	アウトカム	**健康観** 母親：「離乳食をバランスよく食べて，健やかに成長する子どもになってほしい」 **意欲** 母親：「料理教室や離乳食講座に参加している」**【行動変容ステージ：実行期】**	**本人の自己実現目標** 入院中：「食事の摂食量を増やす」 退院後：「家の食事，昼のお弁当がもっと食べられるように量や，食事の形態を入院中に確認することができるようになる」
健康・栄養	アウトカム	**病状**：気管支炎　発熱 **栄養状態** 身長83cm，体重10.5 kg　カウプ指数15.24（正常） **入院中の食事** 病院の食事：幼児食1歳半～2歳，ミルク併用200 mL×4本（飲む分だけ）	**入院中の目標** 症状の改善，退院 **退院後の目標** 毎日の食事摂食量の増加
行動・環境	行動・ライフスタイル・食生活	**行動・ライフスタイル** 母親は平日9：00～15：00まで就業。 B児と兄は，昼食はお弁当持参。 **食生活** 食事の全体量が少ない。よく食べるものが限られている。	入院中：母親は，入院中に食材の大きさを確認し，幼児食の大きさを理解する。 退院後：母親は，自分で手づかみ食べができるような料理を提供できるようになる。
	環境	**食卓** 食事中，子どもの手の届くところにお気に入りのおもちゃや絵本があり，食事中もそれらが気になっている。 **自宅外** 自宅から徒歩5分の所にスーパーがあり，買い物に子ども2人を連れて行くこともある。2人とも食に対して興味・関心が薄いので，お菓子を欲しがるなど駄々をこねることはない。	退院後：B児が，周囲におもちゃや絵本などがない食べることに集中できる環境で食事を取ることができるようになる。 母親が子どもたちと買い物に行った時には，食材名を教えたり，食材に触れさせるなど食に興味・関心をもたせるようにする。
教育・組織	準備因子	母親：成長期の子どもにとって栄養・食生活が重要であることを認識しており，B児の喫食量が増えてほしいとの強い希望を持っている。栄養・食生活の基本的知識はあり，管理栄養士の説明に質問したり，メモをしたりと，この状況を何とかしたいという強い意欲がある。 料理が上手ではないからと，離乳食講座を受講したり，料理教室にも通った。**【行動変容ステージの実行期】**	入院中：母親は，離乳食の資料を利用し，食事形態を確認する。 管理栄養士がやわらかいクリーム煮，キャベツの和え物，果物などを提供し，母親と摂食状態を確認する。
	強化因子	身近に子どもの食事について相談したり，食事準備を助けてくれる人はおらず，情報は，インターネットのサイトから得ている。 調理の基本（だしの取り方，野菜の茹で方など）について，実母や義母に教えてもらったことはない。	入院中：病院での摂食状況を母親と管理栄養士が一緒に確認する。 管理栄養士に何でも気軽に相談する。 同じ時期に入院している幼児の母親を紹介し，体験談を話してもらう。 退院後：夏休みに実家に帰省した時に，実母に料理の基本を教えてもらう。
	実現因子	離乳食や幼児食の書籍は持っていない。 **ソーシャルサポート** 居住地域の保健センターの電話栄養相談に電話をかけているが，いつかけてもお話し中なので，相談ができない。 保健センターの栄養相談日（平日の10～15時）は仕事の都合がつかず，相談に行かれない。	子どもの退院後，書店に行き，離乳食や幼児食の書籍で，自分が読みやすいと思う本を購入し，それを参考にしながら食事を作る。

・理論・モデル：行動変容ステージ，社会的認知理論，自己効力感，ソーシャルサポート
・使用教材：料理カードとパンフレット，咀嚼・嚥下についてのパンフレット

<table>
<tr><th>計画
実施内容</th><th>実施状況</th><th>評価</th></tr>
<tr>
<td rowspan="7">実施計画概要
・担当者：病院管理栄養士
・時間：30分
・形態：個人栄養相談（カウンセリング）
・教材：離乳食の資料で確認を行う。パンフレット配布

計画の流れ
1回目（アセスメント実施翌日）：
・入院中の食事の摂食状況を確認し，摂食量の増加につなげる。
・母親の離乳食への負担感を取るため簡単料理の工夫を教える。
・同じ病棟に入院中の幼児の母親と会話をする機会を作り，その母親の子どもの食べている様子を見せてもらったり，教えてもらったりすることで自信をつけてもらう。
社会的認知理論，自己効力感，代理体験
↓
2回目（入院7日目の退院時）：
・家庭で簡単に調理できる幼児食レシピ集をもとに説明する。「このレシピ集は，同じ子育て中の母親から集めたものなので，お母さんにも簡単に作れますよ」と励ます。退院後の食事について質問がないか確認する。
社会的認知理論，自己効力感，言語的説得</td>
<td rowspan="7">1回目：
食事形態は幼児食の大きさ，手づかみ食べができる料理も入れることを意識した。
食事は同年齢児の1/3摂取。果物，野菜等手づかみ，スプーンで食べていた。
入院中の子どもの食べるところを母親は見せてもらったことで，自分の子どもの食べ方の問題点に気づくことができた。
↓
2回目：
幼児食のレシピ集を見て，幼児の母親が作ったと聞き，B児の母親から「これなら私にも作れそう」と前向きな言葉が出た。
社会的認知理論，自己効力感，言語的説得，代理体験</td>
<td>・退院時：食事の摂食量は同年齢児の2/3。
・入院中に母親は，同じ年齢の子どもの食事状況を観察することで，わが子の食事摂取の特徴が理解できるようになった。</td>
</tr>
<tr><td>・病状良好にて退院
退院後：B児はミルクの摂取量が約半分になり，その分，食事摂取量が増加した。</td></tr>
<tr><td>退院後：B児は手づかみ食べで，自分で食べる意欲を満足できるようになった。</td></tr>
<tr><td>退院後：母親は，B児の兄（4歳）の協力のもと，食卓の周囲のおもちゃや絵本を片づけ，食事に集中できる環境を整えられた。
・B児は買い物に母親と一緒に行った時に，食材の名前を自分から言うようになり，食に興味・関心が少しづつではあるがでてきた。</td></tr>
<tr><td>入院中：母親はB児の年齢に見合う食事の把握，咀嚼・嚥下力に合致した献立が理解できた。
退院後：母親は献立の理解に基づき，調理の工夫ができるようになった。</td></tr>
<tr><td>母親は，病院で知り合ったママ友と交流するようになり，みんな悩み工夫しながら食事作りをしていることを知り，気持ちが楽になり，食事作りがあまり負担にならなくなった。
実家の母親に料理を教えてもらった。実家から戻り，母親特製の料理カードを見ながら子どもに料理を作ったら，「おいしい」とたくさん食べてくれたので，料理に自信がもてるようになった。
社会的認知理論，自己効力感，代理体験</td></tr>
<tr><td>自分の読みやすい離乳食や幼児食の書籍を購入し，頁をめくるとどれもおいしそうに思えて，子どもに作ってあげたいと思うようになった。</td></tr>
</table>

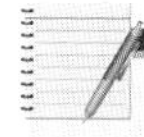

乳幼児期の栄養教育上の留意点まとめ

乳幼児期の栄養教育は，保護者支援としての視点に留意し，保護者と連携しながら進めていく。

乳児期は「授乳・離乳の支援ガイド」に沿って栄養教育を行う。基本的には母乳育児が推奨されるが，母乳不足で悩む母親が罪悪感を抱くことがないよう配慮することも重要である。離乳完了後は，食物アレルギーにも十分注意しながら，あるべき食習慣の形成に向けて保護者・養育者への栄養教育を進めていく。

参考文献

1）Waterland R.A., Garza C. : Potential mechanisms of metabolic imprinting that lead to chronic disease. Am. J. Clin. Nutr. 69, 179-197, 1999

2）Martorell R., Stein A.D., Schroeder D.G. : Early nutrition and later adiposity. J. Nutr. 131, 874S-880S, 2001

3）Must A., Strauss R. S. : Risks and consequences of childhood and adolescent obesity. Int. J. Obes. Relat. Metab. Disord. 23（Supple2）, S2-11, 1999

4）Nader P. R.,O'Brien, Houts R., Bradley R., Belsky J., Crosnoe R., Friendman S., Mei Z., Susman E. J. : National Institute of Child Health and Human Development Early Child Care Reserch Network. Identifying risk for obesity in early childfood. Pediatrics, 118, 594-601, 2006

5）Stettler N., Stalling A., Troxel A. B., Zhao J., Schinnar R., Nelspn S. E., Ziegler E. E., Strom B.L. : Weight gain in the first week of life and overweight in adulthood. : A cohort study of European American Subjects. Fed. Infant Formula, Circulation, 111, 1897-1903, 2005

6）幼児健康度に関する継続的比較研究，平成22年度厚生労働科学研究費補助金　成育疾患克服等次世代育成基盤研究事業（平成23年3月），研究代表者　衞藤隆，2011

7）堤ちはる，平岩幹男：新訂版　やさしく学べる子どもの食，pp.20-31，診断と治療社，2012

8）外山紀子：共食（共に食べること）の勧め．チャイルドヘルス，12巻1号，34-35，2009

9）赤松利恵，永井成美：栄養カウンセリング論，pp.17-22，化学同人，2015

第6章 学童期・思春期の栄養教育

学童期は，６～11歳（小学１～６年）にあたり，乳幼児期に次いで身体発育が著しい。高学年になると第二次性徴期を迎える。学童期に形成された食習慣は成人期以降も継続されるため，規則正しい食習慣や生活リズムを形成・維持することが重要である。思春期は個人差，性差が大きく年齢で区切ることは難しいが10～18歳頃までとされている。生活活動範囲が拡大し，食習慣を含む生活習慣が不規則になりやすい時期である。

1. 学童期・思春期の栄養教育の特徴と留意事項

（１）栄養教育の特徴

１）食習慣・生活習慣の乱れ

夜食の摂取や，遅い就寝になるなど夜型生活になりやすい時期である。これらにともない起床時刻が遅くなり，朝食を食べる時間がないなどの理由から，朝食欠食が習慣化しやすい。朝食欠食や生活リズムの乱れは，体調に影響するだけでなく，学習意欲や学習能力の低下にもつながる。国民健康・栄養調査の結果[1]によると朝食欠食の習慣化は，中学生，高校生のころに始まる者も多いため，学童期・思春期を通じて起床・就寝時刻の適正化や規則正しく食事をすることなどを継続的に指導することが重要である。

２）孤　食

家族が食卓を囲みコミュニケーションを図る共食は，健康的な食習慣を形成するためだけでなく，食べることを通じて健全な精神を育てる重要な場である。孤食頻度が高い者ほど肥満の割合が高く，自覚症状の訴えが多いことや，共食頻度が高い者の方が，野菜や果物の摂取量が多いことなどが明らかとなっている。

３）肥　満

学童期・思春期の肥満は，成人期以降の肥満，生活習慣病につながりやすいだけでなく，運動能力や自尊感情の低下とも関連している[2]。17歳までは，肥満の判定は，身長別標準体重（表６-１）を用いて，**肥満度**がプラス20％以上であれば肥満と判定している。この時期は成人期以降と異なり，BMIは肥満判定に適していないことに留意する。

肥満度＝（実測体重（kg）－身長別標準体重（kg））÷身長別標準体重（kg）×100（％）

表6-1　身長別標準体重を求める係数と計算式*

年齢	男子		年齢	女子	
	a	b		a	b
5	0.386	23.699	5	0.377	22.750
6	0.461	32.382	6	0.458	32.079
7	0.513	38.878	7	0.508	38.367
8	0.592	48.804	8	0.561	45.006
9	0.687	61.390	9	0.652	56.992
10	0.752	70.461	10	0.730	68.091
11	0.782	75.106	11	0.803	78.846
12	0.783	75.642	12	0.796	76.934
13	0.815	81.348	13	0.655	54.234
14	0.832	83.695	14	0.594	43.264
15	0.766	70.989	15	0.560	37.002
16	0.656	51.822	16	0.578	39.057
17	0.672	53.642	17	0.598	42.339

＊身長別標準体重（kg）＝a×実測身長（cm）－b
資料：文部科学省スポーツ青少年局，児童生徒の健康診断マニュアル，pp.41-43，日本学校保健会，2010

4）や　せ

テレビやインターネットなどでは「やせていること」が美しいことのようにもてはやされており，思春期になると，特に女子において自身の容姿を気にして「やせ志向」が強くなる傾向がある。このことが，過度なダイエット行動をまねき，貧血や摂食障害などの発症につながるおそれがある。

（2）学校における食育の実施

1）計画（Plan）

a．アセスメントの実施　年度当初に質問紙調査や給食の残食調査などからアセスメントを実施し，児童生徒の食生活実態や食に関する知識やスキル等の把握を行う。これにより抽出された課題の中から，重要性や改善可能性を考慮したうえで，取り上げる優先課題を選定する。

b．目標設定　アセスメントの結果を踏まえ，目標を設定する。学校教育においては，知識，態度，スキルの習得といった学習目標に該当する項目に重点が置かれることが多い。しかし，食育は「望ましい食習慣の形成」，つまり現在の食習慣を望ましい食習慣へと変えていくことが求められているため，行動目標の設定が欠かせない。アセスメントの結果を踏まえ，「毎日朝食を食べる児童の割合を95％以上にする」といったように，数値目標を設定することにより評価しやすくなる。

c．計画の作成　学校教育において食育という特定の教科はなく，食育を行なうためだけの時間枠は確保されていない。そのため，食育を推進する際には，給食の時間における指導や各教科等における食に関する指導の関連性やその体系を明確にし，学校教育活動全体で食育を行う必要がある[3]。学校における食育の方向性や体系を示す資料が全体計画である。全体計画には，食育により目指す児童生徒像や各学年の目標，給食の時間を中心にして各教科や総合的な学習の時間において食に関する指導をどのように進めていくのかなどが示される。全体計画作成により，食育の基本方針や考え方を明確にし，教職員の共通理解を図ることが可能となる[4]。また，年間指導計画は学年ごとに作成され，いつ，どの単元で，どのように食育を実施するのか具体的な計画が記される。

2）実施（Do）

a．給食の時間における指導　学校給食は年間190回程実施され，望ましい食事内容や食べ方，食具の準備や片づけなどの指導を実際の活動を通して，繰り返し行うことができ習慣化を図ることができる。食育の実施においては，給食を「生きた教材」として活用することが重要であり，例えば，教科等で学習する野菜などを計画的に給食献立に取り入れることで，野菜を身近に感じさせることができ，学習意欲の向上や食への理解を深めることにつながる[5]。

b．各教科等の時間の指導　食に関する指導は，特定の教科においてのみ実施されるものではない[6]。学習指導要領をもとに各教科，総合的な学習の時間，特別活動の特性や指導内容を確認し，教科等の学習のねらいと食に関する指導の目標[7]をあわせて達成する授業を児童生徒の発達段階にあわせて実施する。

◘食に関する指導の目標
食に関する指導の目標は，「食事の重要性」，「心身の健康」，「食事を選択する能力」，「感謝の心」，「社会性」，「食文化」の6つがあり，これらの目標にそって，それぞれの関連から食に関する指導が行われる。

3）評価（Check）

学校教育の評価には，「関心・意欲・態度」，「思考・判断・表現」，「技能」，「知識，理解」の４つの観点が設けられている。しかし，この４つの観点のみでは，食に関する指導のめざす，「望ましい食習慣の形成」すなわち行動目標の達成度を評価することはむずかしい[8]。食育のねらいである「望ましい食習慣の形成」について評価するためには，健康教育・ヘルスプロモーションの評価の考え方を導入すると考えやすい。評価の種類と内容の例を表６－２に示す。**企画評価**では，計画や準備が適切に行われているかなど企画に関する評価を行う。**経過評価**においては，食育の実施状況や児童生徒の理解度などを評価する。**影響評価**では食育実施により，児童生徒の知識，スキル，態度がどのように変化したかや，目標とした行動の達成状況を評価する。**結果評価**においては，児童生徒の健康・栄養状態が望ましい方向に変化しているかを評価する。結果評価の項目は短期的には変化しないことも多いため，経過評価および影響評価を適切に行うことが重要となる。

4）見直し・改善（Act）

評価結果を踏まえ，総合的に計画を見直し，課題を整理したうえで計画を改善し，次の指導へとつなげる。

表6-2 評価の種類と内容

評価の種類	対応する目標の種類	"評価指標"と評価結果の例
企画評価・	—	"指導者のスキル"が十分ではなかった
診断的評価	—	"授業中の指導者同士の連携"がスムーズに行かない時があった
経過評価	実施目標	毎月欠かさず"食育だよりを発行した"(取組み状況)
	実施目標	90%の児童生徒が"学習が楽しかった"と回答した(満足度)
	実施目標	30%の児童生徒が"学習内容が難しかった"と回答した(理解度)
影響評価	学習目標	"食に対する感謝の気持ちを持つ児童生徒"が増えた
	環境目標	"学校給食における地域の農産物の品数"が増えた "食に関する関心がある保護者"が増えた
	行動目標	"給食を毎日残さず食べる児童生徒"が80%になった "朝食を毎日食べる"児童生徒が95%になった
結果評価	結果目標	"肥満傾向児(肥満度20%以上の児童)"が8%になった "毎朝排便のある児童生徒"が85%になった

出典)赤松利恵,稲山貴代,衛藤久美,他:望ましい食習慣の形成を評価する学校における食育の進め方.日本健康教育学会誌,23巻2号,pp.152-161,2015

2. 教科における事例:小学校第6学年の食育の授業(体育科保健領域)[9)]

●単元名

「生活行動がかかわって起こる病気の予防」

●単元の学習内容

本単元においては,生活が関わって起こる病気として,心臓病や脳卒中などの生活習慣病について学習し,その予防には糖分,脂肪分,塩分などを摂りすぎる偏った食事や間食を避けるなど,健康によい生活習慣を身につける必要があることを学習する[10)]。

学習計画(2時間)

指導計画(表6-3)を参照。

指導内容

この学習では,生活習慣病の予防について理解することと併せて食育の観点も踏まえ健康的な生活習慣の形成へとつなげるために,**目標設定**や**セルフモニタリング**を取り入れた。

授業は担任教諭および栄養教諭との**チーム・ティーチング**(TT)により行う。はじめに,生活習慣病は食事,運動,休養などの生活習慣が深く関係して起こることに気付かせる。血管モデル等の視覚的な教材を用い,体内で起こる変化についても実感できるようにする。

チーム・ティーチング(TT) 複数の教師(例えば学級担任と栄養教諭)が役割を分担し,協同で授業を行う指導方式(p.90)。

次に,栄養教諭が給食献立を例にバランスのとれた食事について説明し,児童は

表6-3　指導計画

時	学習内容	指導者
1	・生活のしかたとむし歯との関係を考える。 ・健康と生活習慣が関連していることを学習する。 ・毎日繰り返している生活習慣が将来の健康状態に影響することを知る。	T1：担任教諭
2 （本時）	・生活習慣病の起こり方や原因について振り返る。 ・健康な生活をおくるための望ましい食事について学習する。 ・健康によい生活行動の実践が必要であることを理解する。 ・自分の生活を振り返り，健康な生活をおくるための行動目標の設定する。	T1：担任教諭 T2：栄養教諭

給食の献立と比較しながら自身の食事について振り返りを行う。続いて，日常生活の問題行動を特定するために，生活習慣セルフチェックを実施する。生活習慣セルフチェックは，６学年の児童に該当しそうな好ましくない食行動等を記載したワークシートにより児童自身がチェックを行う（図6-1）。

さらに，児童は健康によい生活習慣を身につけるための行動目標を設定する。児童が適切な目標を考えやすいように，「少しの努力でできること」や「具体的であること」，「達成できたかどうか確認できること」，「家族の協力が得られること」を目標設定のポイントとして示すとよい。適切に目標を設定することで，小さな**成功体験（スモールステップ）**を経験しやすくなり，新たな目標に挑戦する意欲や**自己効力感**を高めることが期待できる。また，児童に行動目標を達成した場合，どんないいことがあるのか結果を予測させ，目標達成への意欲を高める。

最後に，何人かの児童に健康な生活をおくるための行動目標を発表（**目標宣言**）させ，本時のまとめを行う。授業終了後から各自が５日間**セルフモニタリング**を実施する。また，行動目標を定着させるために，授業１か月後に再度，目標設定を行い，５日間のセルフモニタリングを実施する。

実施状況（学習指導案）

学習指導案（表6-4）を参照。

1（　　）夜ふかしをすることがある
2（　　）朝食を食べない日がある
3（　　）運動をあまりしない
4（　　）炭酸飲料やジュースをよく飲む
5（　　）野菜をあまり食べない
6（　　）肉をよく食べ，魚をあまり食べない
7（　　）あぶらっこいものをよく食べる
8（　　）夜食や間食をよく食べる

図6-1　生活習慣セルフチェックの項目の例

表6-4 学習指導案

単元の目標
●糖分や塩分や脂肪の摂り過ぎや，運動不足など健康によくない生活の積み重ねは生活習慣病を引き起こすことがわかる。
●生活習慣病の予防には，望ましい生活習慣を身につけることが必要であることを理解し，自らの生活習慣の課題を考え，改善するための目標を考えることができる。

食育の目標
●自分の食生活を見つめ直し，よりよい食習慣を身につける。【心身の健康】

	学習活動	指導者の指導・支援（T1）	指導者の指導・支援（T2）	資料・教材
導入	1）生活習慣病には，どんな病気があるか思い出す。	○生活習慣病とは，どんな病気であるか思い出させる。 ○生活習慣病は，何気なく繰り返している生活習慣が深く関係して起こることを確認する。		
展開	2）生活習慣病がどのように起こるのか知る。	○血管モデルや血管の写真を提示し，生活習慣病がどのように発症するのか説明する。日本人の死亡原因の上位であることから，その恐ろしさを理解できるようにする。		血管モデル，血管の写真
	生活習慣病を予防するには，どうすればいいか考えよう			
	3）生活習慣病の原因について話し合う。	○生活習慣病の原因を以下の観点でまとめていく。 ・不規則な食事，偏った食事 ・運動不足・たばこ・ストレス		
	4）給食献立と自分たちの食事内容を比較し，望ましい食事について考える。		○自分の食事内容と給食献立を比較することで，自分の食生活について考えられるようにする。野菜の量，食塩の量，魚と肉のバランスなど，具体的に学校給食の良さを実感できるように指導する。	給食の写真
	5）自分の生活を振り返る。		○自身の生活習慣セルフチェックを行い，生活を振り返り問題行動に気づくことができるようにする。	ワークシート
まとめ	6）生活習慣病を予防するためには，どのような生活をおくるとよいか考え，行動目標を設定し，発表する。	○目標設定のポイントとして，「少しの努力でできること」，「具体的であること」，「達成できたかどうか確認できること」，「家族の協力が得られること」を示す。 ○行動目標を実行したとき，どんなよい結果がありそうか考えさせる。 ○健康な生活をおくるため行動目標を発表させ，本時のまとめとする。 ○最後に今日から５日間，自分で設定した目標をできたかどうか記録することを伝える。	○適切に目標を設定できるように，個別に助言をする。	ワークシート

評価

1）学習の評価

・塩分・脂肪の摂りすぎ，運動不足など健康によくない生活の積み重ねは，生活習慣病を引き起こすことが理解できたか。（知識・理解）

・生活習慣病の予防には，望ましい生活習慣を身につけることが必要であることを理解し，行動目標を設定することができたか。（思考・判断）

2）食育の評価

・よりよい食習慣を実践することができたか。

評価方法

授業直後および授業1か月後における5日間のセルフモニタリング結果を集計し，5日間全て目標を達成できた児童を，よりよい食習慣（生活習慣）を実践できた者として評価を行う。また，行動目標が十分に達成できなかった児童に対しては，セルフモニタリングの結果を振り返りや保護者との連携方法を工夫するなど，行動目標達成に向けた個別の対応ができるとよい。

また，この授業実践では，上記の評価のみを行ったが，食に関する指導の評価としては，年度初めと年度終わりに食に関する質問紙調査を行い，1年間でどのように児童生徒の食知識，食態度および食行動が変化したかや，肥満傾向児・やせ傾向児の割合などを評価することが重要である。

3. 事例：女子大学生の食行動を改善する栄養教育の試み

アセスメント

国民健康・栄養調査では，思春期・青年期女性における朝食欠食習慣が問題として挙げられている。C女子大学で例年実施している学生生活調査においても，朝食を取らない，あるいは取ったり取らなかったりする者は，①40％程度存在しており心身の不定愁訴が多いこと，②朝食に関する知識のない者は少ないが，朝の食事作りの時間や手早いスキルのなさが原因であり，やせ志向に基づくダイエットではないこと，③アルバイトにより夕食・就寝時刻が遅く睡眠時間が短い者の割合が高いこと，が明らかになっている。そこで，朝食欠食傾向のある者の健康・栄養状態やQOLに関連する要因を把握するため，質問紙を用いてアセスメントした結果を，プリシード・プロシードモデルによって整理した（図6-2）。このアセスメント結果に基づいて，大学生としての生活リズムが形成される入学1か月後に，栄養教育プログラムである「QOLの向上をめざす教育戦略：朝食欠食改善をめざして！」を実施した。

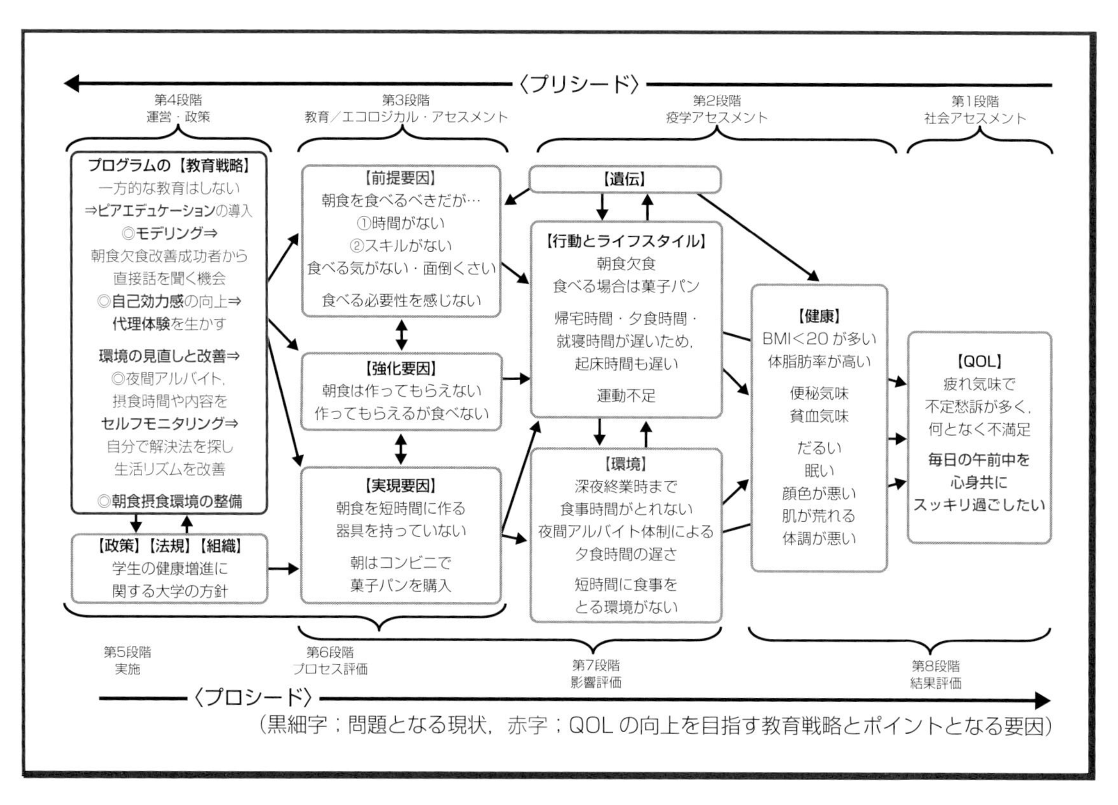

図6-2　女子大学生の朝食行動改善を目的とする栄養教育計画のためのアセスメント（プリシードフレームワークによる）

計画と目標設定

朝食欠食改善をめざして！	
実施目標	対象者全員が最後まで積極的に取り組むこと
学習目標	**知識・スキルはあるが時間がない者**　生活時間見直しによる自己管理法の習得 **知識はあるがスキルがない者**　簡単時短レシピの習得 **知識がない者**　朝食の意義の理解
行動目標	週に4日以上朝食を食べるようになること
環境目標	大学食堂の環境整備に取り組むこと
結果目標	便秘・肌荒れの解消と，午前中をイキイキ過ごす自分になること

実施～プログラムの工夫～（図6-3）

1）対象者への働きかけ

C女子大学1年生を対象に，朝食欠食傾向のある者あるいは朝食作りに不安のある者を募集した。思春期・青年期の健康・栄養教育には，知識提供のための講義型に比べ**ピアエデュケーション**[11]の方が有効であり，環境への働きかけも含めた複数の内容を組み合わせて実施した方が効果的である[12-14]。そこで，トレーニングを受けた栄養関連学科の4年生と，同様のプログラムに参加歴がある2年生がピアエ

◘ピアエデュケーション
同世代の仲間が相談役になり，解決を目指す教育的な取り組み（p.90）。

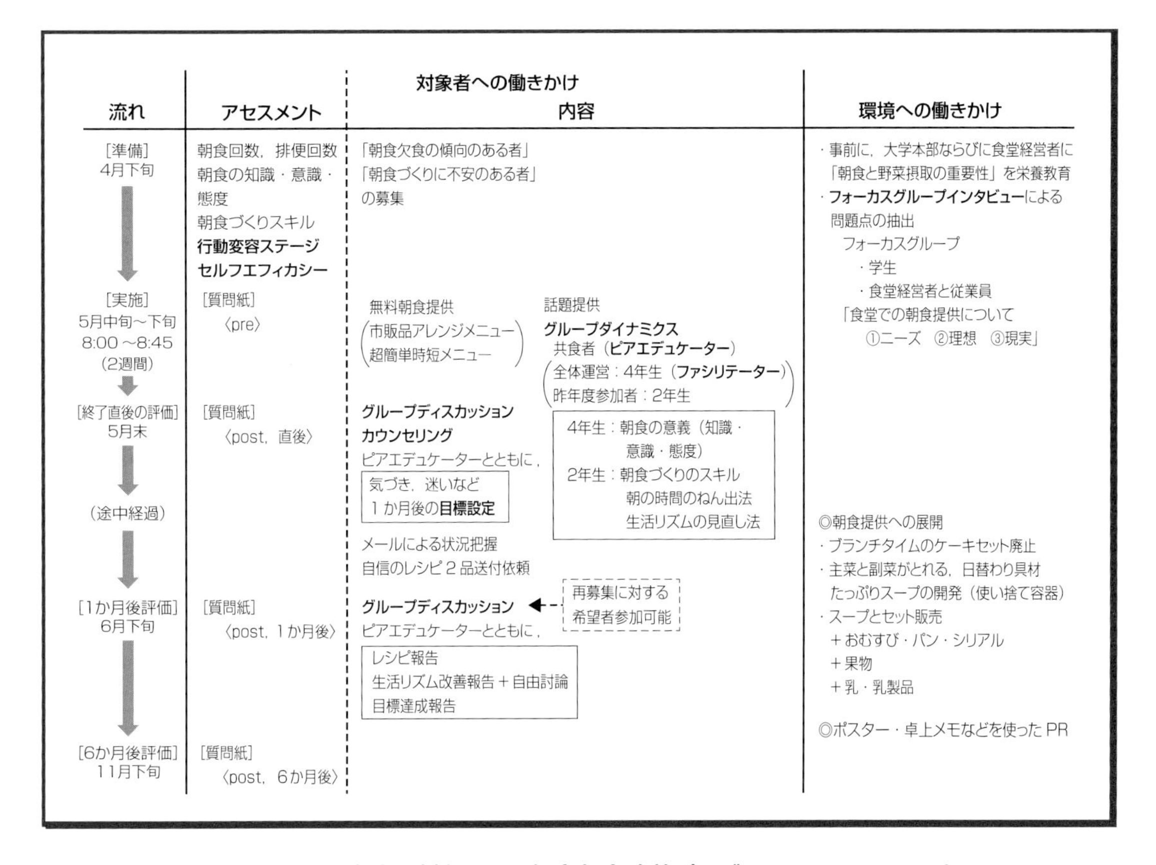

図6-3　女子大生を対象とした朝食欠食改善プログラムのフローチャート

デュケーターとなり，2週間にわたって朝食を共食しながら**グループ学習（討議法）**をすすめた。当日メニューのレシピ紹介と話題を提供するリーフレットを毎朝配布したが，知識提供より朝食作りの方法や工夫，**セルフモニタリング**による生活時間の見直しについての話し合いに重点をおいた結果，**グループダイナミクス**が高まった。ピアエデュケーターは**モデリング**の対象になり，その体験談は**自己効力感**を高める**代理体験**として有効であった。

2週間の朝食共食終了後に集まり，1か月後までの目標を個々に設定し，宣言した。2週間経過した時点で，メールで状況を確認するとともに，2品の自信のレシピ映像送付を依頼し，1か月後には，自信作レシピ集のパンフレットを使って紹介しあうと共に，目標の達成度を報告し，成功体験の確認をしあうことで自己効力感がさらに高まった。6か月後にフォローアップ調査を実施した。

さらに，プログラムへの新たな参加者を増やすため，**イノベーション普及理論**におけるアーリーアダプターの存在に着目した。募集をする際，すでにプログラムに参加して行動変容する機会を得たイノベーターとアーリーアダプター担当者を含んだ本対象者の，実施1か月後の時点でのグループディスカッションへの自由参加を促した。アーリーアダプターは，その試みを自己判断して受け入れ，自ら発信し，まだ受け入れていない他者へ伝える影響力を有する存在であり，本対象者に含まれるアーリーアダプターが新たなピアエデュケーターとして情報を発信することで，個人のみならず学年全体への普及啓発がすすんだ。さらに，自己の経験を発信することによって，ピアエデュケーター自身の行動変容の継続につながった。

2）環境への働きかけ

環境への働きかけも同時に行った。事前に，学生側，食堂経営者と従業員側それぞれの立場での**グループフォーカスインタビュー（集団面接法）**を行い，朝食提供に関する意見を集めた。双方から挙げられたコストと時間の問題は対立するため，妥協点として，ケーキセットを販売しているブランチタイム営業をやめて，朝食提供１品のみ（主菜と副菜の入った日替わりの具沢山汁物を使い捨て容器に盛付）と，加工済み食品であるおむすび・パン・シリアルと，果物か乳・乳製品のセット価格での提供と，そのための動線の見直しをすすめている。また，ポスター，卓上メモ，POP，トレイマットなどを用いた朝食摂取PRの計画もすすめている。

評価～対象者への働きかけ～

企画評価	ピアエデュケーターとなる，**ファシリテーター**としてのトレーニングが必要であった。早朝プログラムであったが，参加率の維持は5～6月という爽やかな気候の影響が大きく，早朝プログラムには時期の選択が重要であった。
経過評価	知識がない者においては，知識（朝食欠食のリスクと便益の理解：３点⇒７点/10点）と意識（食べることの大切さの認識：２点⇒８点）が増大した。知識はあるがスキルがない者においては，スキル（朝食に簡単な食材の選択と組み合わせができる：３点⇒９点）が増大した。知識・スキルはあるが時間がない者においては，生活時間全体を見直す方法が理解されたこと（１点⇒８点）が明らかであった。また，ほとんどの対象者の態度（朝食を食べる行動変容のステージレベル）は，１ステージ以上の上昇がみられた。
影響評価	約半数の者が朝食を４日以上食べるようになった（５割増）。アルバイトの前に食事をとることで夕食時間と就寝時間を早めるなど，生活リズムの改善がその誘因となった者が３割程度であった。さらに，料理の基本を保護者に尋ねたり常備菜の作り方や保存法などを自ら情報収集して実践するなど，能動的な行動改善への取り組みが数多く見られた。また，特に果物を摂取するようになった者が見られたことから，いわゆる一汁三菜の整った食事ではないものの，欠食あるいは菓子パンのみに偏りがちな思春期・青年期の朝食摂取に，果物を軸とした組合せの提案は現実的な改善法になると示唆された。
結果評価	週当たりの排便回数が増えた者が２割増大した。あくまで主観的であるが，体調がよいと感じている者が３割増大した。朝型のリズムに身体が慣れ快適であると満足している者が４割近い。
経済評価	（人件費・光熱費含まず） 総費用　120,000円 対象者　30名 朝食を４日以上食べるようになった者　15名 対象者一人当たりの費用　4,000円 費用／効果　8,000円
総合的評価	ピア（仲間）同士の対話によって，自己効力感や自尊心を高める思春期・青年期への働きかけが有効であった。

栄養教育の見直し・改善

行動変容ステージの準備期にある者のスキル獲得には，レシピ等の教材など企画した内容が適していたが，関心期の者が朝の時間を作る生活時間の見直しを行うには，SNSなどを介した個人カウンセリングの併用が必要であり，ピアエデュケーションと専門家による栄養カウンセリングが組み合わさったプログラムへの改善が課題として明らかになった。

学童期・思春期の栄養教育上の留意点まとめ

学童期・思春期は，食習慣が完成していく時期でもあり，朝食の欠食のほか，間食，孤食などの食習慣に関わる部分が栄養教育上の課題となる。また，食習慣と関連して肥満・やせが健康上の問題になりやすい時期である。

さらに，学校においては「食に関する指導の手引き」などの指針を元に，学校給食を教材として食育の取り組みがなされる。目標設定と評価を的確に行いPDCAサイクルに基づいて実施する。

教室などの集団での栄養教育においては，グループダイナミクスを利用した行動変容にも期待できる。また，食事提供の現場と連携し，食環境に働きかけを行うこともできる。

引用文献・参考文献

1）厚生労働省：平成21年国民健康・栄養調査結果の概要　http://www.mhlw.go.jp/stf/houdou/2r9852000000xtwq-att/2r9852000000xu3s.pdf
2）文部科学省：食に関する個別指導　～肥満傾向児童への対応～　http://www.jpnsport.go.jp/anzen/kankobutuichiran////tabid/1060/Default.aspx
3）森泉哲也：学校における食育（現代の学校保健 2011）（学校保健の現代的課題），小児科臨床，64（増刊），1557-1562，2011
4）文部科学省：食に関する指導の手引－第一次改訂版－，pp.16-22，2010
5）文部科学省：食に関する指導の手引－第一次改訂版－，p.201，2010
6）文部科学省：食に関する指導の手引－第一次改訂版－，p.11，2010
7）文部科学省：食に関する指導の手引－第一次改訂版－，pp.11-13，2010
8）赤松利恵，稲山貴代，衛藤久美，他：望ましい食習慣の形成を目指した学校における食育の評価．日本健康教育学会誌，23（2），145-151，2015
9）坂本達昭，萩　真季，小出真理子，他：6学年体育科保健領域と学級活動における食に関する指導の試み，健康的な生活習慣の形成を目指した授業実践．学校保健研究，54（5），440-448，2012
10）文部科学省：小学校学習指導要領解説体育編．p.83，東洋館出版社，2008
11）日本教育カウンセラー協会編：ピアヘルパーハンドブック，図書文化社，2001
12）Nickols-Pichardson, SA., Nelson, SA., Corbin, MA: Peer education in childhood and adolescence : Evidence-based guidance for impactful programs. J Nutr Educ Behav., 46(4) suppl，S196, 2014
13）Bogart, LM., Elliott, MN., Uyeda, K. et.al.: Preliminary healthy eating outcomes of SNaX, a pilot community-based intervention for adolescents, J Adolesc Health, 48,

pp.196-202, 2011
14) 衛藤久美，岸田恵津，北林蒔子，三谷規子：諸外国における学童・思春期の学校を拠点とした栄養・食教育に関する介入研究の動向　系統的レビューより．日本健康教育学会誌，19（3），183-203，2011

第7章 成人期の栄養教育

成人期は20歳前後から64歳までの長い期間をいい，心身は成熟し，健康の維持・増進をはかる時期でもあり，また，高齢期にむけて生活習慣病予防やがんなど疾病の早期発見・治療も重要な時期となる。生活習慣が個々人によって多様となる一方で，多くの人が仕事中心の生活や結婚・子育てをするなかで慢性疲労，ストレス，外食や欠食によるアンバランスな栄養摂取が起因して体重の増加がみられたり，疾病に罹患する者も現れてくる。

1. 成人期の栄養教育の留意事項

(1) 成人期の栄養・食生活の課題と栄養・食事指導

20歳以上の肥満者の割合は，男性では3人に1人，女性でも5人に1人（令和元年国民健康・栄養調査），高血圧の者は年代が上がるごとに増加し，40歳以上で男性の約6割，女性の4割以上にみられる（令和元年国民健康・栄養調査，収縮期血圧130 mmHg以上の者）。年に1回の健診で，検査数値に多少の異常がみられても，動脈硬化性疾患の進行には時間がかかり，初期の段階では自覚症状として表れること

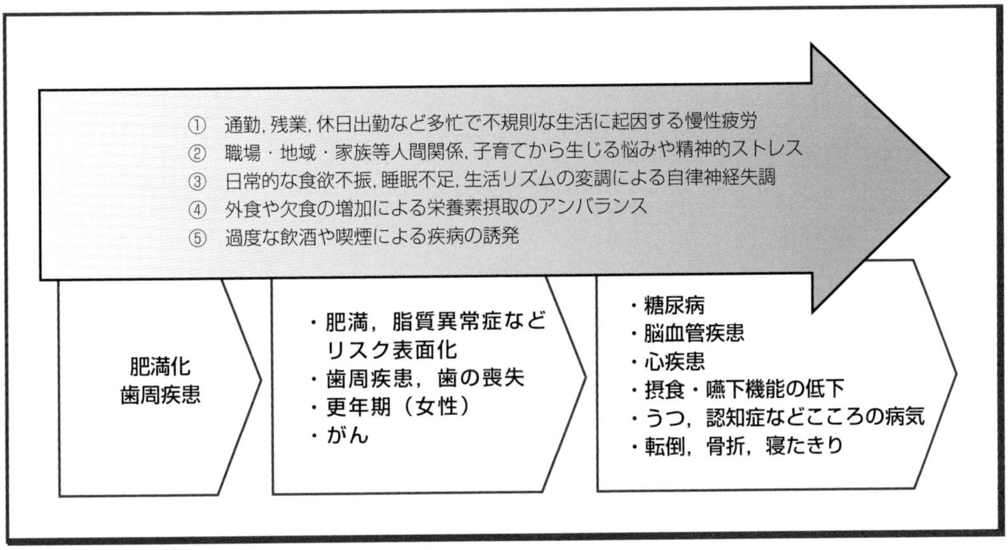

① 通勤，残業，休日出勤など多忙で不規則な生活に起因する慢性疲労
② 職場・地域・家族等人間関係，子育てから生じる悩みや精神的ストレス
③ 日常的な食欲不振，睡眠不足，生活リズムの変調による自律神経失調
④ 外食や欠食の増加による栄養素摂取のアンバランス
⑤ 過度な飲酒や喫煙による疾病の誘発

肥満化
歯周疾患

・肥満，脂質異常症など
　リスク表面化
・歯周疾患，歯の喪失
・更年期（女性）
・がん

・糖尿病
・脳血管疾患
・心疾患
・摂食・嚥下機能の低下
・うつ，認知症などこころの病気
・転倒，骨折，寝たきり

図7-1　成人期の健康課題－高齢期に連続して－

が少ないため放置されやすい。このように，成人期に罹患した生活習慣病が，高齢期の健康上の問題につながることがある（図7-1）。食生活を主とする生活習慣の改善が必要であることはわかっていても，仕事や子育て，介護など日常生活におわれて実行が難しい者**【行動変容ステージ：無関心期または関心期】**が多く，食生活改善の動機づけを適切に行いながら，食生活の支援を実施する必要がある。

（2）特定健診・特定保健指導

生活習慣の乱れ，特に，摂取エネルギーと消費エネルギーのアンバランスによって内臓脂肪が蓄積することにより，高血圧や高血糖，脂質異常が重なり起こっている状態を**メタボリックシンドローム**（内臓脂肪症候群）と呼ぶ。この状態は，心筋梗塞や脳梗塞など重篤な状態を引き起こすリスクが高いことをふまえ（図7-2），わが国では2008（平成20）年より**特定健診・特定保健指導**がスタートした（図7-3）。特定健診は，メタボ健診とも言い，早期にメタボリックシンドロームに該当する人を発見し，該当者には医師・保健師・管理栄養士が生活習慣改善のサポートを3～6か月間にわたり実施し，国民全体でメタボ脱却をめざす取り組みである。

1）メタボリックシンドロームに対する栄養教育

メタボリックシンドロームの人は，内臓脂肪型肥満に加えて，高血圧，高血糖，あるいは脂質異常を有している。高血圧と栄養素摂取については，ナトリウム（食塩），カリウム，アルコールが関連する。また，高血糖については，糖質，食物繊

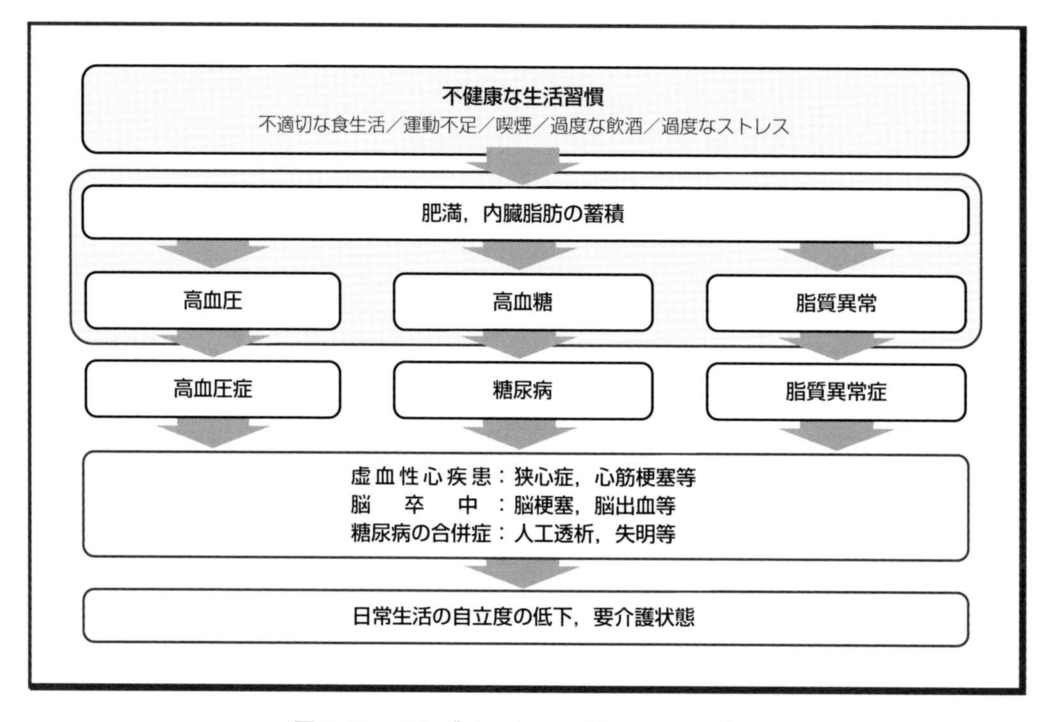

図7-2　メタボリックシンドロームの影響

維の摂取が関連する。さらに，脂質異常については，飽和脂肪酸，多価不飽和脂肪酸，コレステロール，糖質，食物繊維の摂取が関連する。しかしながら，メタボリックシンドロームの人の食生活改善においては，肥満の是正，内臓脂肪の減少を第一の目標にする。すなわち，エネルギー収支バランスを適切にアセスメントし，適正化のためのプランを必ずとりいれる。

基本的には，体脂肪1kgが7000 kcalに相当することをベースに，1日あたりにマイナスにすべきエネルギーバランスを算出する。例えば，6か月で6kgの減量を計画する場合には，6 kg × 7000 kcal ÷ 180日 = 233 kcalとなり，1日あたり230～240 kcal，摂取エネルギーを減らすか，消費エネルギーを増やすか，その組み合わせの配分をプランニングする。管理栄養士が行う特定保健指導においては，栄養アセスメントにもとづいて，どの食品をどれくらいの量を減らせば良いかを見極め，的確な行動目標を作成する。

また，メタボリックシンドロームについての認知度は高まったとはいえ，対象者は病気の前段階であるという自覚は乏しく，生活習慣を改善しようとする意欲が高いとは限らない。そのため，対象者の行動変容ステージを考慮して支援することが求められている。望ましい食生活とは，多項目に及ぶため，一般的に，ひとりの人

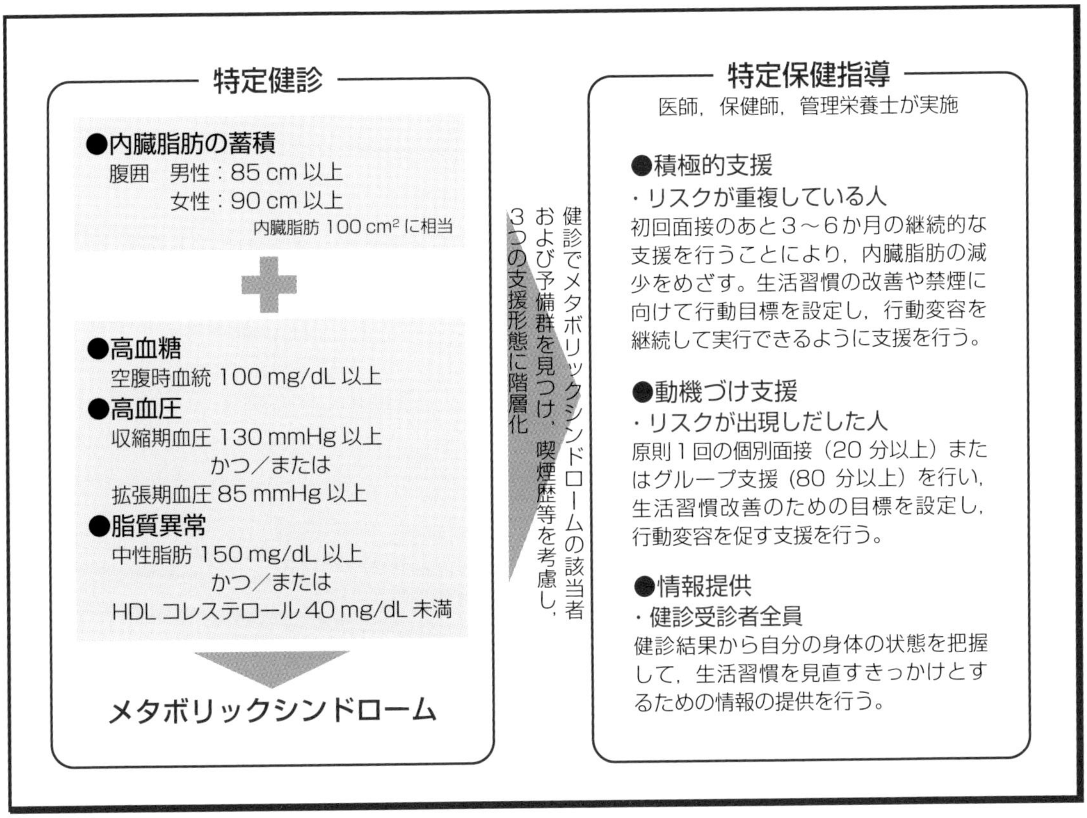

図7-3　特定健診・特定保健指導のしくみ

でも実行できているものと実行できていないものが混在していることが多い。この場合，行動変容ステージを「関心期」と自己評価する人もいれば，「実行期」や「維持期」と自己評価する人もいる。栄養状態や食生活を適切にアセスメントするとともに，行動変容ステージも評価し，「無関心期」や「関心期」の人には，食生活改善の具体的な行動プランを焦って提示するよりも，動機づけなど認知的なアプローチを行うようにする。

2）メタボリックシンドロームの人への栄養教育教材

対象者の身体の状況や食生活状況，行動目標に応じて必要な資料を準備し，配布する。面談時に使用するワークシートも教材となる。体脂肪1kgの模型は，実物の重さを体感することによって，1日や2日の努力では体重は減らないことを実感できる。菓子類，嗜好飲料，脂質を多く含む食品などをイラストで示したエネルギー一覧表や，カロリーブック，フードモデルも教材として用いることができる。さらに，社員食堂や健診機関で提供しているヘルシーメニュー，掲示物，メールマガジン等も食生活改善を支援する教材となる。

2. 事例：大学病院更年期外来における栄養教育

●連絡ルート

「ほてり」などの自律神経症状や「怒りやすくイライラする」といった精神的な症状等様々な不定愁訴を訴えて，更年期女性Dさんが更年期外来（産婦人科）を訪れた。

スクリーニング

医師による更年期障害の診断およびインフォームドコンセントの後，Dさんは「健康・栄養教育プログラム」に参加した（表7-1）。本プログラムは，更年期障害の軽減と生活習慣病予防および重症化防止を目指し，健康寿命の延伸とQOLの向上を目的としている。

表7-1　「健康・栄養教育プログラム」概要

形態	個人カウンセリング（ps）	グループカウンセリング（gs） ー女性の健康教室ー
頻度	1年に4回：初回，2回目；3か月後，3回目；6か月後，4回目；1年後	1年間に5種類のテーマ： 栄養，運動，休養，医学面からの身体の変化，心の課題
時間	60～90分	90～120分
場所	産婦人科更年期外来	カンファレンスルーム
担当者	管理栄養士	管理栄養士，健康運動指導士，臨床心理士，医師，保健師
教材	印刷物（リーフレット，パンフレット，行動目標記入用紙），視聴覚（ビデオ），実物（食品）	印刷物（リーフレット，パンフレット，行動目標記入用紙），視聴覚（パワーポイント，ビデオ），実物（食品）

アセスメントと初回健康・栄養カウンセリング（合計1.5時間）

管理栄養士が，プリシード・プロシードモデルに基づき，QOL，健康・栄養，行動・環境，準備・強化・実現因子に関する詳細なアセスメントを行った。（身体計測を実施し，臨床検査・臨床診査の結果を電子カルテより抽出した。食物摂取状況やその他の生活習慣調査は，質問法やインタビューより把握した（表7-2「アセスメント」参照）。

対象者の基本特性	46歳　初経14歳　閉経45歳　妊娠0回　34歳結婚
職業	グラフィックデザイナー（自営業）
生活歴	飲酒（－），喫煙（－）
服薬	なし
既往歴	子宮筋腫
家族歴	実父が65歳時心筋梗塞で死亡

アセスメントからの問題把握

問題（P）　更年期障害や脂質異常症のリスクが高い等の半健康状態にあり，QOLが低下している。

原因（E）　エネルギーと栄養素摂取が夕食に偏った食事内容であること，休日にはストレス解消のために大量の菓子を食べたり，中食の利用や外食中心の食事であること。また，平日は自宅での仕事（デスクワーク）が忙しく，身体活動量と運動量が少ない（ジョギング10分×5回/週）。

徴候・症状（S）　顔がほてる。眠りが浅い。怒りやすい。イライラする。疲れやすい。

栄養教育計画の作成と目標の決定

生き生きとした生活と健康を取り戻し，脂質異常症にならないように，Dさんが自らの生活習慣や心の有様を振り返り，どのような行動変容を起こしたらよいかを考える栄養カウンセリングを始めた。

Dさんは，「今よりも健康状態を良くしたい。健康づくり・生活習慣病予防のためには，薬服用ではなく生活習慣を改善したい」（質問表より）という前向きな考え方を持っていたが，更年期障害が行動変容の妨げになっていると考えられた**【行動変容ステージ：関心期】**。表7-2「計画：目標」の通りに目標を設定した。

実施状況

詳細は表7-2「実施状況」を参照。

モニタリングと評価

長期目標（1年後）に対する評価を行うと，①1日3食決まった時間に主食，主菜（肉類や卵類だけでなく，意識して魚類や大豆類を摂取），野菜中心の副菜の揃った食事をとるようになったこと，②ストレス解消のために土日大量の菓子を食べることがなくなったこと，③平日は自宅での仕事（デスクワーク）が相変わらず忙しいが目標の運動量を実行できている等，行動変容の維持が認められた。**【実行期→維持期】**

仕事以外に自分の趣味を見つけたことがストレス解消になると同時に生きがいに

表7-2　大学病院更年期外来における栄養教育

		アセスメント（初回，1時間）	計画
			目標
QOL		**QOLスコア** ・身体的健康点（20/27点） ・精神的健康点（30/36点） ・生活の満足度点（10/15点） ・社会的参加・支援点（11/16点） **楽しみやストレス** ・仕事以外に楽しみがない ・夫とのけんかが以前より増えた ・マンション住まいなので，近所の生活音が気になる	**長期目標** 1年後：「QOLの向上」 ・身体的健康点の上昇 ・精神的健康点の上昇 ・生活の満足度点の上昇 ・社会的参加・支援点の上昇 「仕事以外の生きがい，楽しみを見つけ，生き生きとした生活を送る」
健康・栄養		**主訴** ・更年期障害：ほてり中程度，眠りが浅い中程度，怒りやすくイライラ中程度，疲れやすい中程度 **身体計測結果** 身長154.2 cm，体重46.8 kg，BMI19.7 kg/m^2　体脂肪率30.8％（体脂肪率高値），腹囲84 cm 握力17.5 kg，長座位体前屈42 cm，棒反応20 cm **臨床検査結果** 血圧112/70 mmHg，脈拍72回/分 体温36℃，骨密度96％YAM 血液検査：中性脂肪200 mg/dL，HDL-C 58 mg/dL，LDL-C147 mg/dL（脂質異常症），空腹時血糖84 mg/dL，HbA1c 4.9％	**長期目標** 1年後：健康・栄養状態の改善：半健康⇒健康 ・更年期障害の軽減：ほてり中程度→弱，眠りが浅い中程度→弱，怒りやすくイライラ中程度→弱，疲れやすい中程度→弱 ・体脂肪率30％未満 ・中性脂肪150 mg/dL未満　LDL-C140 mg/dL未満 **短期目標** 3か月後 ・更年期障害の軽減：ほてり中程度→弱，眠りが浅い中程度→弱，怒りやすくイライラ中程度→弱，疲れやすい中程度→弱 ・体脂肪率30.8％→30％未満 ・中性脂肪200 mg/dL→150 mg/dL未満 LDL-C 147 mg/dL→140 mg/dL未満 6か月後 ・更年期障害の悪化防止：ほてり弱程度に維持，眠りが浅い弱程度に維持，怒りやすくイライラ弱程度に維持，疲れやすい弱程度に維持 ・体脂肪率30％未満を維持 ・中性脂肪150 mg/dL未満を維持　LDL-C140 mg/dL未満 1年後 ・更年期障害の悪化防止：ほてり弱程度に維持，眠りが浅い弱程度に維持，怒りやすくイライラ弱程度に維持，疲れやすい弱程度に維持 ・体脂肪率30％未満を維持 ・中性脂肪150 mg/dL未満を維持　LDL-C160 mg/dL未満
行動・環境	行動・ライフスタイル・食生活	**食生活** 平日 朝食：フランスパン5cm厚さ切りにクリームチーズ1ピースとジャムを薄く塗って，ナッツ5粒 昼食：クラッカーにジャムを塗って，ナッツ数粒 夕食9時：ご飯半杯，主菜は肉料理中心，サラダ，飲むヨーグルト（+きなこ大匙1杯，青汁の粉大匙1杯，酢大匙1杯） 休日 ブランチ：コンビニ弁当 夕食：外食or惣菜を買う 間食：ロールケーキ半本，チョコレート，和菓子，クッキー，ケーキ，せんべい，プリン等を夫と一緒に好きなだけ満足するまで沢山食べる ⬇	**長期目標** 1年後 ①毎食バランスのとれた食事を取る。 ②菓子は量と質を考えて食べる。 ③運動習慣を身に付ける。 ・健康教室5種類参加する。 **短期目標** 3か月後 ・平日の朝食と昼食に納豆などの大豆製品と野菜を摂取する。 ・休日に食べる菓子の量を減らす。何種類も食べない。 ・ジョギングを10分→15分に増やす。 6か月後 ・変容した食行動を継続実行する（食事は主食，大豆製品等たんぱく質を適量，野菜をたっぷりとり，土日休日に食べる菓子の量を減らす等）。 ・ジョギングを15分×5回/週を継続 ・ヨガ20分×5回/週を継続 ・ダンベル体操を10分×5回/週実施

計画 実施内容	実施状況	評価
「健康・栄養教育プログラム」概要 形態：**個人カウンセリング**（ps） 頻度：1年に4回：初回，3か月後，6か月後，1年後 時間：60～90分 場所：産婦人科外来 担当者：管理栄養士 教材：印刷物（リーフレット，パンフレット，行動目標記入用紙）・視聴覚（ビデオ）・実物（食品） 形態：グループカウンセリング（gs） 頻度：1年に5種類 時間：90～120分 場所：カンファレンスルーム 担当者：管理栄養士（健康運動指導士），臨床心理士，医師等 教材：印刷物（リーフレット，パンフレット，行動目標記入用紙）・視聴覚（パワーポイント，ビデオ）・実物（食品）	**初回（60分）：** Dさんは実父を心筋梗塞で亡くしているので，脂質異常症のリスクが高いのは父親ゆずりかもしれないという認識と不安を持っていたため，その認識を変えるために，生活習慣病は遺伝要因よりも生活習慣要因が大きく，今からでも十分生活習慣改善により動脈硬化を予防できることを説明し（**認知再構成**），「生活習慣病予防のためには，薬服用ではなく生活習慣を改善したい。」というDさんの考え方を支持した。 次に，食生活やその他の生活習慣と栄養状態の関連の認識が不足しているだけでなく，病識等の知識不足が見られたので，血液検査値と脂質異常症および食生活やその他の生活習慣と栄養状態の関連について説明した。さらに菓子のエネルギー量を知らなかったので説明した。その結果，**意識の高揚**と**感情的体験**を経て，行動変容の必要性の意識が高まった（**ヘルスビリーフモデル**）（**意思決定バランスの有益性の増大**）。 また，平日は仕事が忙しく昼食を作る時間もないので自宅で簡単に済ませていた。近所には栄養バランスの良い弁当を売っている店がないとのことだったので，野菜を簡単に取る方法について説明した。 カウンセリングの過程で，Dさんの行動変容に対する意識レベルは**【関心期】**から**【準備期】**へと上がり，行動目標を主体的に決めることができ，「私の生活習慣改善目標」にその内容を記載した（**目標設定**）（**自己の解放**）。 次回のカウンセリングの日時と5種類の健康教室参加を表明して初回カウンセリングを終了した。 ↓ **2回目（3か月後）：** 2回目健康・栄養カウンセリングからは，対象者が主体となって短期の結果目標と行動目標のモニタリングを行い，達成できた目標と達成できなかった目標に関して，それぞれの要因や原因を振り返り探っていく過程を管理栄養士が支援していく。まず，達成できた健康・栄養に関する結果目標と実行した健康行動を確認した。 LDL-Cの値は上昇していたので，再度コレステロール上昇食品について説明した。また家でできる運動であるダ	3か月後：夫とのけんかも減りQOLスコアが上昇していた。 6か月後：QOLスコア高値で維持 1年後：QOLスコア高値で維持 ・身体的健康点の上昇（20⇒26/27点） ・精神的健康点の上昇（30⇒35/36点） ・生活の満足度点の上昇（10⇒15/15点） ・社会的参加・支援点の上昇（11⇒15/16点） ・仕事以外の楽しみを見つけた。ビーズを用いたアクセサリー作りや室内で植物を育てて，その葉でお茶や化粧水を手作りして楽しんでいる。 ・生活音が気にならなくなった。
		3か月後：更年期障害が軽減：ほてり中程度→弱，眠りが浅い中程度→弱，怒りやすくイライラ中程度→弱，疲れやすい中程度→弱。 体脂肪率が低下し（30.8％→29.6％） LDL-Cは悪化していたが（147 mg/dL→160 mg/dL），中性脂肪は下がった（200 mg/dL→103 mg/dL）。 6か月後：更年期症状もほとんどない状態を維持 体脂肪率は30％未満を維持できており(29.6％→27.9％)，中性脂肪は150mg/dL未満を維持していた(103mg/dL→133 mg/dL)。LDL-Cの値はさらに上昇していた(160 mg/dL→171 mg/dL) 1年後：健康状態の改善：半健康⇒健康に改善した。 ・更年期症状はほとんどない状態を維持できていた。 ・体脂肪率は30％未満を維持し（27.9％→27.8％），中性脂肪とLDL-C（133 mg/dL→60 mg/dL，171 mg/dL→138 mg/dL）が低下し，目標を達成でき血清脂質の値が正常値に戻った。
		3か月後 ・平日の朝食と昼食に納豆などの大豆製品と野菜を摂取できていた。 ・休日に食べる菓子の量が減った。 ・ジョギングを15分行っていた。 ・ヨガ（20分×5回/週）を実行していた。 6か月後 ・平日の朝食と昼食に納豆などの大豆製品と野菜を摂取できていた。 ・休日に食べる菓子の量が減った。 ・ジョギングを15分行っていた。 ・ヨガ（20分×5回/週）を実行していた。 1年後 ・朝食と昼食に大豆製品，野菜，ご飯を適量食べ，土日休日に食べる菓子の量を減らしていた。 ・魚の水煮缶などを利用して，以前よりも魚を食べるようになった。

行動・環境	行動・ライフスタイル・食生活	・エネルギーと栄養素摂取が夕食に偏重 ・ストレス解消を休日に大量の菓子を食べることで発散 ・週末は中食と外食中心の食事 **身体活動** 平日 午前中は家事をこなし，午後は自宅でグラフィックデザイナーの仕事で机に向かっている。 平日の運動：ジョギング10分×5回/週（4年前から） ↓ ・運動不足	1年後 ・変容した食行動を継続実行する（食事は主食，大豆製品等たんぱく質を適量，野菜をたっぷりとり，土日休日に食べる菓子の量を減らす等）。 ・今よりも魚を食べる（魚の水煮缶の利用等）。 ・ジョギングを15分×5回/週を継続 ・ヨガ20分×5回/週を継続 ・ダンベル体操を10分×5回/週継続
	環境	・平日は自宅での仕事が忙しい ・近くに食事バランスを考慮した弁当を売っている店がない ・近くに運動施設がない	
教育・組織	準備因子	・食生活やその他の生活習慣と栄養状態の関連の認識不足 ・血液検査値の見方が分からない ・脂質異常症の病識不足 ・菓子のエネルギー量を知らない ・週末は家事を休みたいので，食事を作りたくない ・平日の昼食一人分を作るのは面倒である（個食） ・今よりも健康状態を良くしたい。健康づくり・生活習慣病予防のためには，薬服用ではなく生活習慣を改善したい。（質問表より）と考えているが，更年期障害が行動変容の妨げになっている **【行動変容ステージ：関心期】**	**長期目標** 1年後 ・血液検査値の見方・脂質異常症の病識について学習する。 ・食生活やその他の生活習慣と栄養状態の関連性および菓子のエネルギー量について学ぶ。 ・行動変容ができている。 **短期目標** 3か月後 ・食生活やその他の生活習慣と，栄養状態の関連性について学び認識する。 ・血液検査値の見方を学習する。 ・脂質異常症の病識について学習する。 ・菓子のエネルギー量について学習する。 ・行動変容ができている。　**【関心期→実行期】** 6か月後：継続できる　**【実行期→維持期】** 1年後：継続できる
	強化因子	・休日は菓子好きの夫が家にいる ・夫も，食生活やその他の生活習慣と栄養状態の関連の認識が不足	**長期目標** 1年後：菓子好きの夫の食生活に対する意識を変える。 **短期目標** 3か月後 ・夫にも栄養指導の内容を伝え，生活習慣改善に協力してもらう。 ・休日に買う菓子の種類を考え，エネルギーの少ない菓子に変える。 6か月後：継続できる 1年後：継続できる
	実現因子	・簡単料理レシピや作り方を知らない ・家でできる運動の種類や方法を知らない ・健診や栄養指導を受けていない ・地域の健康教室の開催日と日程が合わず参加したことがない	**長期目標** 1年後 ・5種の健康教室に出席し，「更年期における心身の変化と健康づくり」に重要な栄養・運動・休養・心について学ぶ。 栄養の教室／運動の教室／医学的観点からの更年期女性の身体についての教室／休養の教室／心の課題に向き合う教室 **短期目標** 3か月後 ・簡単料理レシピや作り方を学ぶ。 6か月後 ・家で出来る運動の種類や方法を学ぶ。

<table>
<tr>
<td rowspan="5"></td>
<td rowspan="5">ンベル体操の方法について，ダンベルと説明書を使いながら指導した。
Dさんは自己観察，自己評価を行った後，次の3か月後の行動目標を決定し，コミットメントした（目標設定）（自己の解放）。
↓
3回目（6か月後）：
Dさんが主体となり過去3か月の日常生活を中心に6か月間について自己観察，自己評価を援助するカウンセリングを行った（社会的認知理論）。
達成できた健康・栄養に関する結果目標と実行した健康行動を確認した。
LDL-Cの値はさらに上昇していた（160 mg/dL→171 mg/dL）ので，その背景を探索すると，少し気が緩み野菜の摂取量が少なくなっているという新たな課題が出てきていた。【実行期】
そこで，野菜の摂取量が減るとLDL-Cが上昇したという食生活と健康（疾病）・栄養上の問題の関係性の再確認を促し，青魚に含まれる多価不飽和脂肪酸（EPAやDHA）は脂質異常症や動脈硬化に有効であると説明した。その後Dさんは，6か月後の行動目標を決めコミットメントした。その際，管理栄養士は野菜の摂取減少以外の行動目標は実行できていることをほめ，励ました（社会的説得による自己効力感の強化）（強化マネジメント）。
↓
4回目（1年後）：
4回目健康・栄養カウンセリングは「健康・栄養教育プログラム」1クール終了時であるので，Dさんは短期と長期の結果目標と行動目標についてのモニタリングを行い，1年間の生活の自己観察と自己評価を行うカウンセリングを実施した。
過去6か月間の短期結果目標および行動目標は達成できていた。</td>
<td>・ジョギングを15分×5回/週実行していた。
・ヨガ20分×5回/週を実行していた。
・ダンベル体操を15分×5回/週を実行していた。
長期目標
①毎食バランスのとれた食事を取ることができていた。
②菓子は量と質を考えて食べるようになった。
③運動習慣が身についた。</td>
</tr>
<tr>
<td></td>
</tr>
<tr>
<td>3か月後：行動変容ができていた。【関心期→準備期→実行期】
6か月後：継続できていた。　【実行期→維持期】
1年後：継続できていた。
初回：エネルギーと栄養素摂取が夕食に偏重していることに気づいた。血液検査値の見方を学習した。
栄養の教室参加後：脂質異常症の病識について学習した。
運野の教室参加後：健康づくりの為の運動の種類，強度，頻度を理解している。
医学教室参加後：更年期の女性の身体の変化を理解している。
心の教室参加後：自らの心の課題を自覚し，不安が軽減され，自信をもち，イライラがおさまるなど精神的に安定してきており，本来ののんびりとした明るい性格に戻っている。
1年後：食生活やその他の生活習慣と栄養状態の関連性に気づいた。</td>
</tr>
<tr>
<td>3か月後：
・夫にも生活習慣改善に協力してもらうように，栄養指導の内容を伝えた。
・休日の買う菓子の種類を考え，エネルギーの少ない菓子に変えた。
・夫も食生活やその他の生活習慣と栄養状態の関連について認識するようになった。</td>
</tr>
<tr>
<td>初回：
・簡単料理レシピや作り方を学んだ。
・家でできる運動の種類や方法を学んだ。
1年後：
・簡単料理を作れるようになった。
・家でできる運動を実施し，徐々に実施時間を伸ばしている。
・計画したように，4回の個人健康・栄養カウンセリングを受け，4種の健康教室に参加した。</td>
</tr>
</table>

もなっており，その結果，行動変容を継続しようとする前向きな意欲，姿勢，態度と更年期症状の軽減につながり，半健康から健康な状態へと改善していた。Cさんは１年間の健康・栄養カウンセリングを受けて，行動変容の継続に必要な自己管理能力を獲得した（セルフコントロールをすすめるセルフモニタリング）。また，少人数制の健康教室に参加し（ピアカウンセリング），同じような症状を持つ同世代の話を聞くことによって，観察学習から得た自己効力感も行動変容に対し良い影響を及ぼしていると考えられた（社会的認知理論）。

3. 事例：生活習慣病の栄養教育（メタボリックシンドローム）

●対象集団

健診においてメタボリックシンドローム診断基準（腹囲85 cm以上かつ高血糖あるいは脂質異常あるいは高血圧がある）に該当する閉経後の女性40名を対象に，月１回（60～90分）×４回の栄養食事指導を実施した。１グループを10人ずつに分配し，グループ指導を展開した。

対象者は女性で，主婦が多く，健診を定期的に受けている人は多くなかった。太っていることは自覚していたが，血糖値，血中脂質，血圧が正常値を超えるまで高値になっているとは思っていなく，医師から健診結果の説明を受けて，ショックをうけ，何とかしなければと思う人が多かった。つまり，初回の教室までに，食生活の改善について動機づけはある程度されていた。また，健康や食事に関する情報については，テレビや新聞，雑誌，友人同士の会話などから日常的に得ていた。なかには，強引なダイエットに取り組んだことがある人もいた。

アセスメント項目

体重，腹囲，健診結果（血圧，中性脂肪，LDL-コレステロール，血糖値，HbA1c），食生活（エネルギーの過剰摂取につながる食生活項目）の実行度，BDHQによるエネルギー・栄養摂取量・食品群別摂取量

プログラムの計画

本プログラムは，健康的な外見と内面になることをめざし，食事のコントロールと身体活動量のアップを組み合わせた減量プランに取り組むことを原則に企画された。プログラムは11月～２月までの４か月間であり，年末年始という体重が増加しやすい時期を含んだ。

目標設定

結果（アウトカム）目標	体重減少率４%以上達成者が50%

学習形態・理論・教材

10人ずつのグループセッション，講義法（レクチャー），座談会，ピアエデュケーション

テーブルはコの字に配置し，お互いの顔がみえるように着席

	プログラム内容，学習内容	教材
1回目	目標設定，ご褒美設定 体重コントロールのための基礎知識 　－摂取エネルギーと消費エネルギー 食事制限のみでダイエットをするデメリット 1日あたりに減らすエネルギー量の算出 食生活のセルフチェック 行動プランの作成 セルフモニタリングの実施方法	講義資料 体脂肪1kgの模型 食生活のセルフチェック表 100 kcalブック プランニングシート セルフモニタリング表
2回目	1か月のとりくみの振り返り 体重の評価と，エネルギーバランスの評価 年末年始に食べ過ぎてしまうことについての行動分析（座談会） 年末年始に食べ過ぎないための対処法（座談会） 食生活のセルフチェックと行動プランの修正	セルフモニタリング表 つい食べ過ぎてしまうタイミングと対処法のワークシート（図7-4） 食生活のセルフチェック表（表7-3） プランニングシート
3回目	1か月のとりくみ（年末年始）の振り返り ダイエットにおける体重変化の評価について 本プログラムのダイエットの原則の確認 食生活のセルフチェックと行動プランの修正	他者評価用の札（○△×） 食生活のセルフチェック表 プランニングシート
4回目	食スキルとセルフケア プログラムの振り返りと学びの評価 食生活セルフチェック	食生活のセルフチェック表 プランニングシート

つい食べ過ぎ・飲み過ぎる場面

リラックスしているとき
旅行，里帰り
朝，家族を送り出してほっと一息

手近に食べ物がある
娘が少食で残したケーキが100円引き
"つい"飴ちゃん♪
食べ放題に行った

空腹のとき
お昼を食べる暇がなかった
夫の帰宅を待っている間につまみ食い
運動したらごはんがおいしい

気分転換
イライラ
むしゃくしゃ
失恋した

ごほうび
給料日
うちあげ
運動した分OK！

プレッシャー
職場でお菓子が配られた
上司から酒を勧められた
高い会費を払った

誘惑に負けない5つの対処法

その1　行動置換（違うことをして気を紛らわす）
- 食べないで寝る
- 外に出かける
- 食べたくなったら歯を磨く
- カロリーの低い菓子や果物にする

その2　刺激統制（誘惑を遠ざける）
- 食べ物を視界から遠ざける，必要以上に買わない
- お菓子は1日1個と決める
- 食べものがあるところに長居しない
- よく食べる人に近づかない，よく飲む人の隣に座らない

その3　認知的対処法（強い意思をもつ）
- 本当にお腹が空いているか，本当に食べたいのか確認する
- 自分の体型を思い出す
- いま食べなくてもいい，別の機会に食べれば良いと考える
- 食べた・飲んだあと，体重が増えて後悔する自分を想像する

その4　食べ方のくふう
- いちばん食べたいものを，決めた量だけ食べる
- 食べる量だけ器にとる，ひとり分ずつ盛り付ける
- 野菜を先に食べる，ゆっくり食べる，味わう
- 低カロリーのものを選ぶ（間食，飲み物，飲酒）

その5　ソーシャルサポート（協力してもらう）
- ダイエット中の人と励ましあう
- ダイエットに協力してほしいと友人や家族にいう
- まわりの人にあげる
- ダイエット成功者から秘訣，良いアイデアを聞く

図7-4　第2回配布資料（例）

出典）赤松利恵監修：ダイエットの誘惑に打ち勝つコラム，栄養と料理，2013年7月号より

表7-3　食生活のセルフチェック表（エネルギー過剰摂取）

食生活チェック項目	優先順位	実行の程度 問題 ←			→ 問題なし
食べる量が多い		1	2	3	4
主食の量が多い		1	2	3	4
丼もの，ルーを使用した料理をよく食べる		1	2	3	4
揚げ物をよく食べる		1	2	3	4
ドレッシング，マヨネーズ，バターの量が多い		1	2	3	4
肉類の脂身をよく食べる		1	2	3	4
果物を食べる量が多い		1	2	3	4
間食が多い（菓子類，洋菓子，和菓子，菓子パン，アイスクリームなど）		1	2	3	4
カロリーのある飲み物をよく飲む（ジュース，清涼飲料水，缶コーヒー，牛乳など）		1	2	3	4
飲酒量が多い，休肝日がない		1	2	3	4
夜遅い時間に食べる		1	2	3	4
休日に体重が増えやすい		1	2	3	4

1：問題である，あてはまる　　3：ほとんど適切に対処できている，あまり問題ではない
2：やや問題である，ややあてはまる　　4：つねに適切に対処できている，問題ではない

実施状況

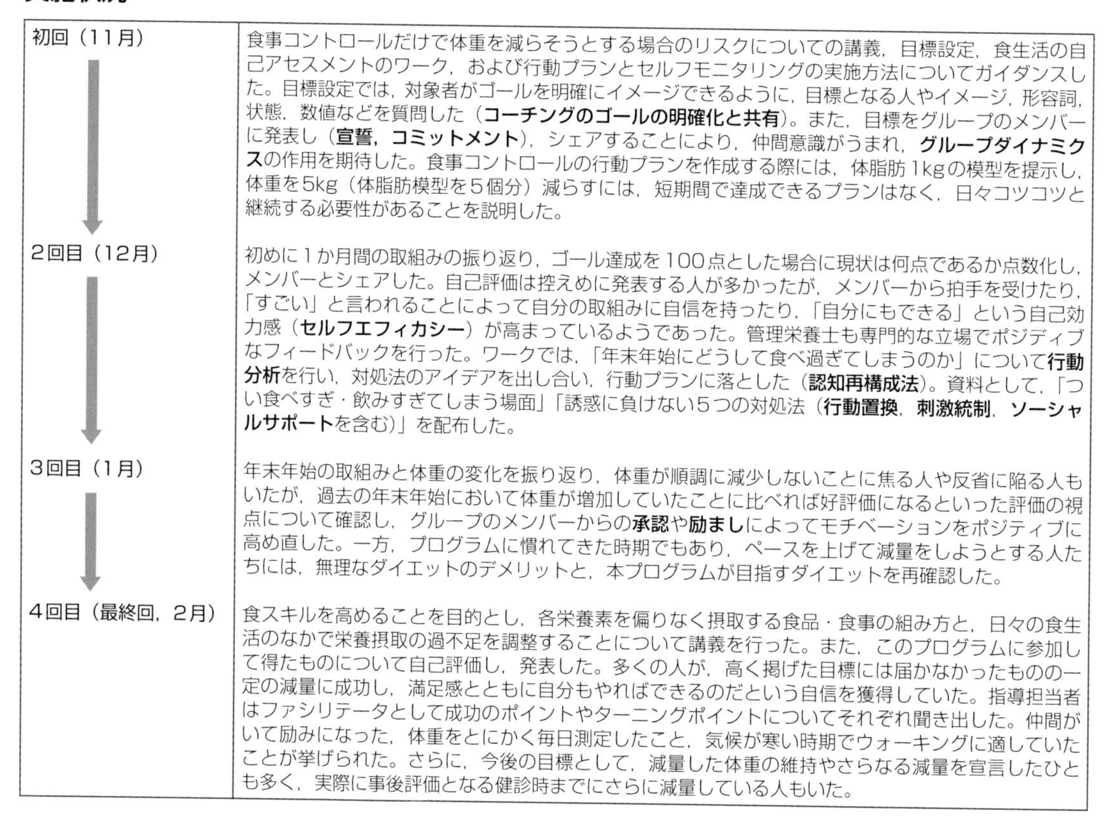

初回（11月）	食事コントロールだけで体重を減らそうとする場合のリスクについての講義，目標設定，食生活の自己アセスメントのワーク，および行動プランとセルフモニタリングの実施方法についてガイダンスした。目標設定では，対象者がゴールを明確にイメージできるように，目標となる人やイメージ，形容詞，状態，数値などを質問した（**コーチングのゴールの明確化と共有**）。また，目標をグループのメンバーに発表し（**宣誓，コミットメント**），シェアすることにより，仲間意識がうまれ，**グループダイナミクス**の作用を期待した。食事コントロールの行動プランを作成する際には，体脂肪1kgの模型を提示し，体重を5kg（体脂肪模型を5個分）減らすには，短期間で達成できるプランはなく，日々コツコツと継続する必要性があることを説明した。
2回目（12月）	初めに1か月間の取組みの振り返り，ゴール達成を100点とした場合に現状は何点であるか点数化し，メンバーとシェアした。自己評価は控えめに発表する人が多かったが，メンバーから拍手を受けたり，「すごい」と言われることによって自分の取組みに自信を持ったり，「自分にもできる」という自己効力感（**セルフエフィカシー**）が高まっているようであった。管理栄養士も専門的な立場でポジティブなフィードバックを行った。ワークでは，「年末年始にどうして食べ過ぎてしまうのか」について**行動分析**を行い，対処法のアイデアを出し合い，行動プランに落とした（**認知再構成法**）。資料として，「つい食べすぎ・飲みすぎてしまう場面」「誘惑に負けない5つの対処法（**行動置換**，**刺激統制**，**ソーシャルサポート**を含む）」を配布した。
3回目（1月）	年末年始の取組みと体重の変化を振り返り，体重が順調に減少しないことに焦る人や反省に陥る人もいたが，過去の年末年始において体重が増加していたことに比べれば好評価になるといった評価の視点について確認し，グループのメンバーからの**承認**や**励まし**によってモチベーションをポジティブに高め直した。一方，プログラムに慣れてきた時期でもあり，ペースを上げて減量をしようとする人たちには，無理なダイエットのデメリットと，本プログラムが目指すダイエットを再確認した。
4回目（最終回，2月）	食スキルを高めることを目的とし，各栄養素を偏りなく摂取する食品・食事の組み方と，日々の食生活のなかで栄養摂取の過不足を調整することについて講義を行った。また，このプログラムに参加して得たものについて自己評価し，発表した。多くの人が，高く掲げた目標には届かなかったものの一定の減量に成功し，満足感とともに自分もやればできるのだという自信を獲得していた。指導担当者はファシリテータとして成功のポイントやターニングポイントについてそれぞれ聞き出した。仲間がいて励みになった，体重をとにかく毎日測定したこと，気候が寒い時期でウォーキングに適していたことが挙げられた。さらに，今後の目標として，減量した体重の維持やさらなる減量を宣言したひとも多く，実際に事後評価となる健診時までにさらに減量している人もいた。

評価

企画評価	（プログラム） ・対象者の問題を適切に把握できたか ・対象集団に適切な教材を準備できたか	対象者のプログラム参加率，理解度，満足度
経過評価	（プログラム） ・計画どおりに実施できたか ・対象者がプログラムに積極的に参加しているか ・対象者の理解度，満足度	・毎回のカンファレンスにおいてプログラムの振り返り，記録 ・プログラム中の参加者の発言量 ・ワークシートを活用状況 ・アンケートで「楽しかった」と回答した人の割合
影響評価	（対象者個人） ・意欲の向上 ・知識の獲得 ・食生活の行動変容 ・自己効力感	・行動変容ステージ ・食生活のセルフチェック表における数値の変化（1や2→3や4） ・セルフモニタリングシートにおける体重記録，行動プランの実施状況
結果評価	（プログラム） ・メタボの状況の改善	・体重減少量（率），腹囲変化量 ・血圧，血液検査（血糖，脂質）の変化量，メタボ基準該当者の割合
	（対象者個人） ・健診データの改善	・肥満度（腹囲，BMI） ・血圧，血液検査（血糖，脂質）の変化量，メタボ基準のリスク数
	・セルフケア能力	・プログラム終了半年・1年後の減量維持（リバウンド）

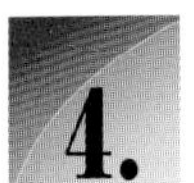

4. 事例：壮年期女性の生活習慣病およびメタボリックシンドローム予防の栄養教育

●対象者

40歳，女性，事務職，未婚，家族構成：両親と同居

●初回面接までの経過

職場での定期健康診断の結果，動機づけ支援，積極的支援に該当はしなかったが，肥満を解消したいと思い，以前友人より聞いたE大学併設の保険医療機関である栄養クリニックを訪れた。

アセスメント（初回面接，約1時間）

医師による診察が行われた後，医師の指示に基づき管理栄養士が栄養相談を実施することとなった。管理栄養士はプリシード・プロシードモデルによるインタビューを行った（栄養教育1回目に相当，表7-5）。

アセスメントからの問題把握

問題（P）　体重75.8 kg，BMI 30.4 kg/m^2より肥満（2度）。また，ウエスト周囲長92.4cmより，内臓脂肪型肥満の疑いがある。その他の検査値（表7-5参照）

は特に問題ない。

原因（E）　正しい食事に関する知識はほとんどなく，1日3食は必ず取り，夕食時はご飯1～2杯，主食，汁物以外は食卓に大皿盛りにされており，食べたいだけ食べていた。普段飲酒はしないが，甘いものが大好きで，間食は朝食後と帰宅後夕食前，夕食後に甘い菓子を食べていた。自分で調理することはあまりなく，調理担当者は母親。家族も肥満である。通勤はバスで片道25分，ほとんど歩くことはなく，土日は自宅で読書やインターネットを見ていることが多い。以前より，肥満であることは知っていたが，今回より特定保健指導の対象年齢に該当することを知り，正しい食生活で肥満を解消したいという意欲はあった**【行動変容ステージ：関心期】**。

栄養教育計画の作成方針の決定

個別栄養相談にて，3か月間（初回アセスメントを含めて5回）とする。1年後に本人の自己実現目標である「ワンサイズ下の服を着ることができる」をめざす。

1回目には，**認知再構成法**に基づいて，内臓脂肪肥満は生活習慣が原因であること，生活習慣病およびメタボリックシンドロームの発症との関連や心筋梗塞，脳梗塞の原因となる動脈硬化進行との関連についての情報提供を行い，2回目（2週間後）以降は，体重減少をすることのメリットと，デメリットを考えてもらう（**意思決定バランス**）。また，初回面接の翌日より毎日，体重を1日4回（起床直後，朝食直後，夕食直後，就寝直前）測定して記録する「グラフ化体重日記」を行った。毎日の体重と1日の体重グラフ波形の**セルフモニタリング**を行うことで，体重の現状を把握すると同時に，毎日の体重変動を視覚的にとらえることで，学習者自身が行動パターンを想起し，繰り返し起こしていた問題行動とそのきっかけや結果に改めて気付くことができる。適切な食事量と組み合わせを理解し，実行に向けての食品選択の**ロールプレイ**を行い，1か月後（3回目）に行動変容ステージの**準備期**へ移行を目指す。管理栄養士が，本人と一緒に相談しながら，本人の少しの努力でできること（**スモールステップ**）を食事面，運動面について具体策を提案し，表7-4をもとに本人による今後の**目標設定**と宣言を行ってもらう。2か月後（4回目）には行動

表7－4　身体状況改善の目標

腹囲4cm減少，体重4kg減少（いずれも5%減少）
減らすべきエネルギー量
7000 kcal（脂肪1kg減量に相当するエネルギー）×4kg÷3か月 ＝1か月あたり9333 kcal＝1日当たり約310 kcal
生活習慣の目標
身体活動
・普通歩行45分×週7回（平日通勤片道分，土日はウォーキング） 普通歩行45分＝1.5エクササイズ（(3メッツ－1メッツ)×3/4時）×体重80.6 kg＝121 kcal
・エアロバイク20分＝1エクササイズ（4メッツ－1メッツ）×1/3時）×体重80.6 kg＝81 kcal
食生活
・夕食後の間食（ロールケーキ1切れ，または饅頭1個など）をなくす　－120 kcal/日

変容ステージの**実行期**をめざす。この間，調理担当者である母親に適正な食事内容に近づけてもらうよう，管理栄養士が渡した食事に関するパンフレット，献立などを参考に協力してもらい，**ソーシャルサポート**の強化を図る。「グラフ化体重日記」は引き続き継続，さらに万歩計によって**セルフモニタリング**の強化を図りながら，行動変容技法を利用した方法（表7-5参照）を提案し，実施してもらう。3か月後以降も，本人に「グラフ化体重日記」の記録を継続してもらい，月に1回提出してもらい評価を行いながら**セルフエフィカシー**を高め続け，1年後に最終的に評価する。

モニタリング・評価は，目標達成とともに，体重，ウエスト周囲長，歩行数，「グラフ化体重日記」によるグラフ波形，行動変容ステージについては1か月毎に，食事調査（記録法）より食事内容を評価するため3か月後，6か月後，1年後に，栄養状態については1年後に定期健診結果でモニタリング・評価する。

実施状況

実施にあたって時間，本人の受容状況，前回の目標とした実行課題の尊守状況を記録した。目標を達成しない場合には，随時計画修正が必要であったが，本人の受容，遵守もよく，体重も順調に減少していたため，計画の修正は行う必要はなかった（表7-5「実施状況」参照）。

モニタリングと評価

初回時の説明で**認知再構成法**により，内臓脂肪型肥満と生活習慣病およびメタボリックシンドロームの発症との関連や動脈硬化進行との関連が理解され，2回目には「グラフ化体重日記」の記録により，夕食後にストレス解消に間食を多く取った翌日は体重が減っていないなど，体重増加に関わる問題行動や，逆に体重減少が可能な行動に自ら気づくことができるようになり，肥満は生活習慣が原因であることを実感できた。自らの食事の問題点，適正な食事の組み合わせも理解された。3回目には，自ら夕食後の間食をやめるなどの食行動にも変化が見られ，この時点で0.4 kgの減量が確認できた。管理栄養士が提案した体重減少のために本人の少しの努力でできそうな具体策を基に，今後の目標設定と宣言を行ってもらう。その後目標を遵守して2か月後（4回目）には体重は2 kg減少した。母親にもできるだけ適切な食事内容に変えてもらえるよう協力してもらい（**ソーシャルサポート**），目標達成のために行動変容技法を活用した具体策を提案，実行し，3か月後（5回目）も順調に体重減少した（－4.5 kg）。これらの行動は1年後まで継続し，6か月後には5.1 kg，1年後には－6.4 kg減少した。なお，1か月後に行動変容ステージの**準備期**，2か月目には行動変容ステージの**実行期**，6か月目には**維持期**に移行し，6か月後も「グラフ化体重日記」でセルフモニタリングしながら，自分自身で体重のコントロールができるようになり，1年後も継続し，自己実現目標の「ワンサイズ下の服を着る」ことができた。

表7-5　壮年期女性の生活習慣病およびメタボリックシンドローム予防の栄養教育

		アセスメント（初回訪問，1時間）	計画 目標
QOL		健康観 「健康でありたい」「ワンサイズ下の服を着たい」	**本人の自己実現目標** 1年後：「ワンサイズ下の服を着ることができる」
健康・栄養		**既往歴** 20歳頃から徐々に体重増加，肥満以外の疾患の既往無し **身体状況** 日常生活に特に支障はないが，階段を上がるときに息が上がる。 **栄養状態** 身長158.0 cm，体重75.8 kg，BMI30.4 kg/m^2，ウエスト周囲長92.4 cm，血圧113/65 mmHg，総コレステロール178 mg/dL，HDL-コレステロール60 mg/dL，中性脂肪80 mg/dL，空腹時血糖108 mg/dL	**長期目標** 1年後：体重減少とその維持（-6 kg，BMI 28，肥満1度） **短期目標と期間** 3か月後：体重減少4kg，BMI 28.8（5%減） 6か月後：体重減少とその維持（-5kg，BMI 28.4）
行動・環境	行動・ライフスタイル・食生活	**行動・ライフスタイル** 通勤はバスで，ほとんど歩くことはない。運動も特にしていない。家事全般もほとんどせず，自分で調理することもあまりない。夕食後のおやつの後，寝転んで読書しながらそのまま寝てしまうことも多い。事務職でデスクワーク中心，土日の休日は自宅で読書やインターネットをしていることが多い。 **食生活** エネルギー摂取過剰。1日3食は必ず取る。朝はご飯1杯（200 g），弁当のおかずの残り，豆乳コップ1杯，野菜ジュース1杯，昼食は母親の手作り弁当，夕食時はご飯1～2杯，主食，汁物以外は食卓に大皿盛りにされており，主菜は肉と魚の2品，副菜は1品，食べたいだけ食べていた。普段飲酒はしないが，甘いものが大好きで，間食は朝食後と帰宅後夕食前，夕食後に饅頭，クッキー，ケーキ等を食べていた。コンビニエンスストアで新作のお菓子をよく購入して食べる。外食（飲酒）は1週間に1回，友人と食べ放題の店に行く。	1か月後：夕食後のごろ寝をやめて，夕食直後，就寝直前の体重測定と記録が行える 2か月後：間食の回数を1回に減らすことができる 3か月後：夕食の食事はお膳盛りにして，主食（ご飯1杯）＋主菜1品＋副菜2品の組み合わせで取れるようになる 6か月後：継続できる 1年後：継続できる - - - - - - - - 2週間後：「グラフ化体重日記」を利用して1日4回体重測定と記録ができる 1か月後：「グラフ化体重日記」の記録したグラフ波形から，問題行動に気づくことができる 2か月後：「グラフ化体重日記」を利用して，体重が増加しないまたは体重が減少する行動パターンを実行できる 3か月後：継続できる 6か月後：継続できる 1年後：継続できる
	環境	**自宅内** 以前購入したエアロバイクがある。自分専用の自転車も持っている。 **自宅外** 勤務先は居住している市の中心部で，バスで片道25分（普通歩行だと45分程度）かかる。自宅の最寄りのバス停は自宅より歩いて3分の距離にあり，バス停はコンビニエンスストア前にある。	2か月後：夕食後にエアロバイクで20分運動できる 通勤は帰りのみ歩ける（45分） コンビニエンスストアで菓子を購入しない 3か月後：継続できる 6か月後：継続できる 1年後：継続できる

計画 実施内容	実施状況	評価
実施計画概要（頻度，場所，担当者，時間，形態，教材，利用するモデル等）： ・頻度：月1回（2回目のみ2週間後，3か月以降は「グラフ化体重日記」の評価中心） ・場所：E大学併設保険医療機関「栄養クリニック」 ・担当者：管理栄養士（診察・指示は医師） ・時間：45分～1時間 ・形態：個人栄養相談（カウンセリング） ・教材：主食・主菜・副菜の量や種類を料理カードで説明，使用する食品の量をフードモデルで説明。リーフレット。記録してもらった「グラフ化体重日記」。食事調査結果用紙。		・1年後：ワンサイズ下の服を着ることができた 体重指標 1か月後：－0.4kg 2か月後：－2kg 3か月後：-4.5kg 6か月後：－5.1kg 1年後：－6.4kg 1年後の栄養状態：体重69.4 kg，BMI 27.8 kg/m^2，ウエスト周囲長86.4 cm，血圧116/73 mmHg，総コレステロール182 mg/dL，HDL-コレステロール61 mg/dL，中性脂肪57 mg/dL，空腹時血糖105 mg/dL
計画の流れ **1回目：アセスメント**（既往歴，生活状況，身体状況，栄養状態，食事調査（記録法）） **【認知再構成法】**情報提供：内臓脂肪型肥満が元凶となり生活習慣病およびメタボリックシンドロームを発症すること，ひいては動脈硬化進行へとつながること，食生活や生活習慣の乱れが肥満のもとになっていること，生活習慣を是正して肥満を解消することが生活習慣病予防になることを説明する。生活習慣の是正に有効な「グラフ化体重日記」を紹介し，記録を依頼 （教材：リーフレット，「グラフ化体重日記」）。	**1回目：**内臓脂肪型肥満が生活習慣病およびメタボリックシンドロームを発症することがわかったようである。	1か月後：夕食後のごろ寝をやめて，夕食直後，就寝直前の体重測定と記録が行える 2か月後：間食の回数を1回に減らすことができる 3か月後：夕食の食事はお膳盛りにして，主食（ご飯1杯）＋主菜1品＋副菜2品の組み合わせで摂れるようになる 6か月後：継続できる 1年後：継続できる
2回目（2週間後）：【行動分析】「グラフ化体重日記」より夕食後のごろ寝のせいで夕食直後，就寝直前の体重測定と記録ができておらず翌朝の体重が減少していないことに気づかせる。食事調査の結果より菓子などの間食もエネルギー摂取過多につながっていること，1食の量が多いのは大皿盛りであること，提供される食事の栄養バランスが偏っている（主菜が2品）こと，適切な食事の量と組み合わせ（主食（ご飯1杯）＋主菜1品＋副菜2品）について説明。 **【意思決定バランス】**行動変容を行うことで得られるメリット（ワンサイズ下の服を着ることができる，健康になる，生活習慣病にならない，体重が減る）と，デメリット（好きなだけ食べられない，「グラフ化体重日記」が面倒）を説明する （教材：リーフレット，「グラフ化体重日記」，食事調査結果，料理カード）。	**2回目**：「グラフ化体重日記」の2週間記録が途中測り損ねはあるものの，毎日記録ができた。実際に記録してみて，からだを動かしていない日や夕食後寝てしまった日の翌日は体重が減少しないことに気がつき，生活習慣の乱れが肥満につながることを理解できた。また食事面では，肥満の原因が，大皿盛りや食事の組み合わせの誤りや量が多すぎることに納得できた。デメリットよりもメリットの方が大きいことが確認できた。菓子が何にどのくらいエネルギーがあるかについて興味を持っている。	2週間後：「グラフ化体重日記」を利用して1日4回体重測定と記録ができる 1か月後：「グラフ化体重日記」の記録したグラフ波形から，問題行動に気づくことができる 2か月後：「グラフ化体重日記」を利用して，体重が増加しない，または体重が減少する行動パターンを実行できる 3か月後：継続できる 6か月後：継続できる 1年後：継続できる
3回目（1か月後）：「グラフ化体重日記」の記録より生活習慣の確認，**【ロールプレイ】**適切な食事の量と組み合わせ（主食（ご飯1杯）＋主菜1品＋副菜2品），菓子のエネルギーや低エネルギー食品について説明し，料理カードを使用しての食品選択の練習。管理栄養士が本人の少しの努力でできそうなことを食事，運動，生活習慣について提案し，今後の目標設定と宣言を行ってもらう。	**3回目：**「グラフ化体重日記」から夕食後の間食を減らすと体重が翌日減ることに気がつき，食行動を改善していた。料理カードを使用して，適切な食事の組み合わせが理解でき，低エネルギー食品，菓子のエネルギーについての知識も増えた。少しの努力でもできそうな具体策に減量をうまくやれる自信が少しついてきたようだ。	2か月後：夕食後にエアロバイクで20分運動できる 通勤は帰りのみ歩ける（45分） コンビニエンスストアで菓子を購入しない 3か月後：継続できる 6か月後：継続できる 1年後：継続できる

<table>
<tr><td rowspan="2">教育・組織</td><td>準備因子</td><td>正しい食事に関する知識はほとんどなく，適正な摂取量がわからない。
肥満である認識は以前からある。
今まで健診などの結果で肥満以外に問題なかったのでさほど気にしていなかったが，今回より特定保健指導の対象年齢に該当することを知り，医師からこのままでは近い将来生活習慣病になる可能性が高いといわれ，正しい食生活で肥満を解消したいという気持ちはあるが，どうすればいいかわからないし，面倒だという気持ちもある。
【行動変容ステージ：関心期】</td><td>2週間後：内臓脂肪型肥満が元凶となり生活習慣病およびメタボリックシンドロームを発症すること，ひいては動脈硬化進行へとつながることを理解できる
生活習慣の乱れが肥満につながることを理解できる
情報提供により菓子のエネルギー量を知り，間食がエネルギー摂取過多につながっていることを理解できる情報提供により主食＋主菜1品＋副菜2品の食事について理解できる
1か月後：行動変容ができる【準備期】
2か月後：継続できる【実行期】
3か月後：継続できる
6か月後：維持できる【維持期】
1年後：継続できる</td></tr>
<tr><td>強化因子</td><td>父親：同居。肥満である。酒は普段あまり飲まないが，甘いものが好きで，仕事帰りに妻や娘と一緒に食べようと，饅頭や，ケーキを週に2回ほど買って帰る。
母親：同居。肥満である。調理担当者で，食事を作ることは好き，家族にはしっかり好きなだけ食べてもらいたいと思い，夕食は主菜で肉・魚の2品，副菜で1～2品を食卓に大皿盛りにしている。</td><td>2か月後：父親が饅頭ケーキなどを購入する回数を2週間に1回にする
3か月後：母親が夕食の食事をお膳盛りにして，主食（ご飯1杯）＋主菜1品＋副菜2品の組み合わせの食事にできるだけ近い食事を作るようにする
6か月後：継続できる
1年後：継続できる</td></tr>
</table>

・理論・モデル：行動分析，行動変容ステージ，認知再構成法，意思決定バランス，個人栄養相談（カウンセリング），ロールプレイ，セルフモニタリング，スモールステップ，自己効力感，ソーシャルサポート，刺激統制，行動置換オペラント強化

・使用教材：料理カード，フードモデル，リーフレット

⬇ **4回目（2か月後）**：「グラフ化体重日記」記録より，目標の実行によって変化した箇所と体重減少のつながりを確認，**【ソーシャルサポート】**調理担当者である母親用に作成した適切な量と組み合わせの食事，低エネルギーの食事の献立やリーフレットを渡してもらい協力してもらうよう本人にも内容を説明，支援。万歩計でさらにセルフモニタリングを強化。評価のため，食事調査（記録法）を依頼。 ⬇ **5回目（3か月後）**：「グラフ化体重日記」に目標実行の変化の確認。減少したグラフ部分を大いに賞賛し，セルフエフィカシーを高める。【行動変容技法】目標達成のために本人の生活の中で行える行動変容技法を具体的にいくつか提案（「夕食後の間食をする代わりにエアロバイクをする（**行動置換**）」「コンビニに行かないようにすることで，お菓子を購入しないようにする（**刺激統制**）」「通勤を徒歩にすれば小遣いが増える（**オペラント強化**）」「遠い方の本屋に歩いて行き欲しい本をもう1冊買う（**オペラント強化**）」など）。 ⬇ 月1回グラフ化体重日記を提出していただき，評価を行いながらセルフエフィカシーを高め続ける。食事内容の評価のため6か月後，1年後に食事調査（記録法）を行い，栄養評価は1年後の定期健診結果で評価する。	⬇ **4回目**：目標通り，間食を減らして，エアロバイク運動や通勤帰りの徒歩により，グラフは右肩下がりで体重が減少し，減量にもだいぶ自信がついた。父親にも菓子のエネルギーを話して菓子を買ってくる回数を減らすよう話したとのこと。夕食の食事は大皿盛りをやめ，主食も1杯を守っているが，食事の組み合わせはまだ実行できていない。この日のパンフレットで母親に協力してもらうつもりである。 ⬇ **5回目**：母親の協力も得られ，夕食は主食＋主菜1品＋副菜2品を取る回数が多くなった。また，本人も食事づくりや準備に参加するようになった。	2週間後：内臓脂肪型肥満が元凶となり生活習慣病およびメタボリックシンドロームを発症すること，ひいては動脈硬化進行へとつながることを理解できる 生活習慣の乱れが肥満につながることを理解できる 情報提供により菓子のエネルギー量を知り，間食がエネルギー摂取過多につながっていることを理解できる 情報提供により主食＋主菜1品＋副菜2品の食事について理解できる 1か月後：行動変容ができる**【準備期】** 2か月後：継続できる**【実行期】** 3か月後：継続できる 6か月後：維持できる**【維持期】** 1年後：継続できる
		2か月後：父親が饅頭ケーキなどを購入する回数を2週間に1回にする 3か月後：母親が夕食の食事を御膳盛りにして，主食（御飯1杯）＋主菜1品＋副菜2品の組み合わせの食事にできるだけ近い食事を作るようにする 6か月後：継続できる 1年後：継続できる

成人期の栄養教育上の留意点まとめ

成人期は生活習慣病予防の観点から，メタボリックシンドロームの早期発見のために特定健診・特定保健指導が制度化されている。

栄養教育に当たっては，認知行動理論，トランスセオレティカルモデルなどの理論を元に計画を立案し，実施，評価のPDCAサイクルに基づいて取り組んでいく。「体重減少」などの目標に対して，身体状況のほか行動・ライフスタイル（食習慣）をアセスメントし，間食を減らすなどの実施内容を提案。行動置換や刺激統制などの手法も紹介し，セルフモニタリングにより体重変化に注意を払い，体重減少などの成果を通じて自己効力感を高め，行動変容ステージを維持期にまで移行していけるように，働きかけを行っていきたい。

参考文献

・坂田利家他：肥満治療マニュアル，pp.50－102，医歯薬出版，1996
・加隈哲也：行動療法のポイント．臨床栄養臨時増刊　最新エビデンスに学ぶ効果の上がる肥満症食事療法の実践，127（4），pp.462-465，2015

第8章 高齢期の栄養教育

地域包括ケアシステムにおいて，高齢者の栄養教育は，重度な介護状態となっても住み慣れた地域で自分らしい暮らしを人生の最後まで続けることをめざして，医療・介護・介護予防・日常生活支援総合事業の連携のもとに行う。このため，高齢者が病院や施設に入院・入所しても，在宅へのスムーズな移行を図れるように，退院・退所時や在宅訪問による栄養教育が重視されている。

1. 高齢期の栄養教育の留意事項

栄養教育の取組みは，地域において日常生活を送る者を対象とした**介護予防・日常生活支援総合事業**（p. 8）と，介護を必要とする者に対する介護給付サービスに大別される。前者における栄養教育には，自立を目指し**フレイル**（frailty：高齢による虚弱）予防を目的として，社会活動に参画できる意欲ある高齢者の実現を目指し，訪問型あるいは通所型の管理栄養士の専門的な支援と**インフォーマルサービス**（p. 8）との適切な組み合わせが求められている。一方，介護給付サービスにおいては，管理栄養士を常勤配置した栄養ケア・マネジメントの一環として栄養相談（双方向的コミュニケーションを重視し，栄養指導とはいわない）を位置づけている。このいずれの場合も，介護予防あるいは要介護の重度化の観点からの栄養教育の目的は，低栄養の予防・改善，栄養状態の維持をはかり，高齢者の食べる楽しみの充実の支援を通じて個々の自己実現に寄与することにある。

フレイル
加齢に伴う種々の機能低下（予備能力の低下）を基盤とし，様々な健康障害に対する脆弱性が増加している状態，すなわち健康障害に陥りやすい状態。フレイルティともいう。フレイルチェック（p.158）も参照。

（1）アセスメントの要点

高齢期は加齢に伴う身体的，社会的，精神的変化による個人差が大きいため，アセスメントによって個々の問題や原因を把握することが重要である。特に，食行動の変容を図るには，QOLと健康状態を悪化させている生活上の要因を探るために，食事状況の把握だけでなく生活全般の様々な角度からのアセスメントが必要である（表8-1）。

（2）計画作成

1）目標および評価指標

アセスメントの結果から，問題解決に対する容易性と本人と家族の実行可能性か

表8-1　個人を対象とした高齢期の栄養教育のアセスメント項目

		項目
基本情報		性別，年齢，家族構成，居住環境，配偶者，要介護度，サービス利用状況，生活保護の有無等
QOL	アウトカム	健康観，価値観，幸福度，意欲　食欲
健康・栄養		**既往歴**，**要介護認定**，入院・通院，低栄養（体重，身長，BMI），ADL，嚥下機能，口腔機能，認知機能，うつ傾向，採血データ（既存データある場合）
行動・食環境	行動・ライフスタイル・食生活	食事回数，食事時間，食形態，食事摂取量・内容（主食・主菜・副菜・乳製品の頻度と量），間食・嗜好品，サプリメント，飲水量，活動度，閉じこもり状況（外出頻度等）
	環境	①居宅内環境：食費，料理担当者，料理頻度，料理種類，料理担当者の不安・相談者・相談内容，調理環境 ②居宅外環境：買い物担当者，買物手段，買い物購入方法，買い物交通手段，店までの距離 ③地域の社会的関係性：地域の関係性・交流，地域のソーシャルサポート，知人の訪問頻度
教育・組織	準備因子	知識，態度，信念，価値，認識（食生活改善に対する姿勢，自己効力感等）
	強化因子	周囲の人々の態度と行動
	実現因子	行動変容を可能にする資源とその利用可能性（配食サービス，買い物支援，通所等の栄養相談の利用等）

ら達成可能な具体的な目標を設定する（事例参照）。経過には，本人および家族の受容や満足感，意欲等を設定し，影響には，本人，家族や支援する関連者の学習や行動，環境について設定する。結果（アウトカム）は，死亡，入院，要介護認定，自己実現に関する事項（したいこと，継続したいこと），低栄養（体重，食事摂取量等），経口摂取の継続等について定量的評価ができるよう設定する。

2）期間，頻度，時間の設定

効率よく課題を解決できるように時期と頻度を設定する。初回はアセスメントと目標設定に時間を要するため，教育時間は，1時間程度を目安とする。

（3）実施の際の留意点

1）個別カウンセリング

高齢者の食欲減退や食事拒否の原因として，周囲の人間関係の悪化，老いに対する悲嘆，住み慣れた環境からの離別，大切な人を失った喪失感，自分が誰からも必要とされず，迷惑になっている等の思いがある。共感的理解や無条件の受容を通じて高齢者の心の安定の回復や維持を支援する。独居の場合は，起床や食事時間等の生活が不規則の場合があり，食事の支度や片付けを本人が行うための無理のない提案を行う。ADL能力や買い物等の外出の行動範囲等も確認し，本人が無理な場合は近隣住民，ヘルパーやボランティアによる支援を検討する。

表8-2　接遇の留意点

身だしなみ	清潔感のある服装とし，派手な服装や髪型，濃い化粧，派手なアクセサリー，マニキュア，香水等は避ける。訪問時には夏場でも靴下を履く。
言葉遣い	小さな子どもに対するような口調は避ける。人生の先輩としての敬意を持って優しくにこやかに対応する。
話し方	低めの大きな声でゆっくり話し，相手の反応を見て声の調子を確認する。
声かけ	視野が狭くなっている場合には，視界に入る前方から話しかける。歩行中に突然後ろからの声かけは，振り返る際に転倒するおそれがある。
アイコンタクト	腰を落として目線の高さを合わせる。家族への栄養教育においても，本人にアイコンタクトしながら話す。

2）集団カウンセリング

食事や健康・栄養状態等に関する共通課題について，同世代の仲間の体験を聞くことは人生経験の豊富な高齢者の自尊心を損なわず，楽しい雰囲気の中で，個人が実現可能な目標を見つけやすい。

3）傾　聴

相手の話に十分に耳を傾け，双方向的コミュニケーションを図る。本人や家族の話を遮り，話を聞き流してしまうと相手の真意は理解できない。腕や足を組む態度は威圧感を与え，また，話を聞かず記録に集中することは避ける。同じことを何回も話す際は，その都度共感し，一緒に考える姿勢を見せ，高齢者のペースに合わせて不安を解消しながら進める。

4）教材選択

資料や写真，絵を用いて説明すると，視覚的に確認でき理解がしやすい。加齢に伴う視力の衰えにより，小さい文字や淡い色は判断が困難になるため，資料を作る際には大きな文字ではっきりした色を選択する。説明する際には指し示し，専門用語を使わずに分かりやすい言葉を使う。

5）接遇マナー

表8-2に接遇の留意点をまとめた。本人や家族に良い印象を与え，信頼関係が築きやすい。

（4）評　　価

結果評価は活動や行動の変容の適応によって評価指標として健康状態（QOLの向上，栄養状態，健康指標）が改善するか，目標が達成されたか各段階で評価される。中間評価として3か月後，6か月後の評価を設定し，目標の変更や継続を検討する。

（5）認知機能が低下した要介護状態の高齢者への対応

1）本人への対応

・相手の気持ちを感じながらゆっくり，丁寧に会話をする。
・分かりやすい，なじみのある言葉を使い，一度にたくさんのことを伝えない。
・ジェスチャーや絵，道具等を見せ，非言語コミュニケーションを効果的に用いる。
・説得ではなく納得してもらえるように伝える。
・情緒的・感情的側面を理解し，本人の世界に寄り添う。

2）家族への対応

a．高齢者夫婦世帯の場合　介護者も高齢であると様々な疾患を持っている場合がある。介護者の体調や症状も考慮し，無理なく栄養ケアを実施できることが望ましい。

b．家族（娘や息子）と同居の場合　子どもたちの中には「高齢なので，今更食事に気を付けても食べられないから仕方ない」と栄養教育・栄養ケアを軽視したり，食事やケアの負担が増えると不満も増える場合がある。そのため栄養ケアを開始する際には，目的を明確に説明し家族の意見を聞き理解を示し，もし認識が間違っている場合は誠意を持って説明することが必要である。主治医や他のスタッフの支援も必要となる場合がある。

2. 事例：地域包括支援センターから依頼された後期高齢者の訪問栄養教育

●連絡ルート

近隣住民より民生委員を通じて地域包括支援センター（以下，センター）職員に連絡が入り，担当の管理栄養士による訪問栄養相談が依頼された。

●事前情報の収集（センター職員から）

近隣者から独居高齢者Fさん（77歳，男性，非要介護認定）の外出している姿を最近見なくなったという報告があった。センター職員が民生委員とともに訪問すると，寝ており，かなり痩せていた。部屋には飲み物やパン，カップ麺等は見られたが，冷蔵庫の中にはたんぱく質性食品や野菜がみられないことから，食事が十分に取れていない様子であった。

アセスメント（初回在宅訪問，約1時間）

市が委託した管理栄養士が，センター職員と同行し，プリシード・プロシードモデルによるインタビューを行った（表8-3）。

アセスメントからの問題把握

問題（P）　1日の食事量が約半分と推定され，エネルギー，たんぱく質，水の摂取不足から低栄養状態（痩せ，体重減少）ならびにフレイル（握力12 kg，10分以上歩行困難）。

原因（E）　知識がエネルギー，たんぱく質食品の選択や調理（準備）を含めてほとんどなく，50歳代時の糖尿病食事制限を現在も誤認し継続している。フレイルによる筋力低下によって近隣のスーパーまで買い物に行くことが困難になり，食欲や食事準備の意欲もないことが，低栄養を一層増強させている。ソーシャルサポートは娘や近隣者・民生委員による声かけや見守りに留まり，具体的な食欲回復，買い物や食事準備の支援となっていない。市の食事支援の資源を活用していない。正しい食事をしたいという意欲はある**【行動変容ステージ：関心期】**。

徴候・症状（S）　BMI　15.6 kg/m^2，体重減少２～３kg／３か月，握力12 kg，食欲１点/10点，食事１日２回（たんぱく質，エネルギーは１日の必要量の半分程度），買い物や食事準備する気力１点/10点，食べる気力１点/10点

栄養教育計画の作成方針の決定

在宅訪問による個別栄養教育３か月間（初回アセスメントを含めて６回）とする。１年後に本人の自己実現目標である「仲間とカラオケに行けるようになる」をめざす。

低栄養状態が高リスクに対応して，センター職員と相談しソーシャルサポートとして配食サービスを早急に導入する。２回目以降は，認知再構成法に基づいて低栄養，フレイル，健康寿命との関係についての情報提供を行い，後期高齢者にとっては食事制限ではなく３回以上の食事や間食によるたんぱく質，エネルギー，水の摂取と筋力体操や歩行を行うことのメリットを再認識してもらう。食品選択，簡単料理，筋力アップ体操，歩行などのロールプレイを行い２か月後に行動変容ステージの準備期へ，その後，コンビニまでの買い物同行による食品選択，その後の食事準備を一緒に実習し，本人による今後の目標設定と宣言を行ってもらう。３か月後には行動変容ステージの実行期をめざす。この間，本人に提供したパンフレットを管理栄養士による連絡票とともに本人から娘や近隣者，民生委員にも提供してもらい，センター担当者を通じて，市の介護予防サポーターのための栄養教室への参加をすすめてもらいソーシャルサポートの強化を図る。３か月後以降は，本人に「元気ダイアリー」による体重，食事・買い物，歩数のセルフモニタリングを継続してもらい，さらに，市の高齢者のための食事サロンに参加してもらうようにする。娘，近隣者や民生委員には食事摂取，買い物，ダイアリー記載の声掛け支援を継続依頼する。その後，６か月目，１年後に訪問し評価する（詳細は表の計画を参照のこと）。

モニタリング・評価は，目標達成とともに，食欲（１～10点），食べる気力（１～10点），買い物や食事準備の気力（１～10点），体重，握力，食事の回数，主食，主菜，牛乳・乳製品，水分量（料理カードによるチェック），歩行数，行動変容ステージを評価項目として，１か月目，３か月目，６か月目，１年目にモニタリング・評価する。

表8-3　地域包括支援センターから依頼された後期高齢者の訪問栄養教育

		アセスメント（初回訪問，1時間）	計画 目標
QOL	アウトカム	**健康観** 「食事を美味しく食べたい」「健康でありたい」「仲間とカラオケに行きたい」 **意欲** 「食欲全くない　1点/10点」 「買い物や食事準備する気力が全くない　1点/10点」 「食べる気力が全くない　1点/10点」	**本人の自己実現目標** 1年後：「仲間とカラオケに行けるようになる」 **意欲** 3か月後「食欲ある　8点以上/10点」「買い物や食事準備する気力がある　8点以上/10点」「食べる気力がある　8点以上/10点」
健康・栄養	アウトカム	**既往歴** 糖尿病の既往あるが受診なし，栄養食事指導は受けていない。 **身体状況** 右膝に痛みあり，疲労感あり，握力12 kg，一人で交通機関を利用することは難しい，杖有，一人で外出できるが続けて10分以上は歩けないので，外出しなくなり活動量が低下，そのため食欲も低下。摂食・嚥下機能や認知機能の低下はない。 **栄養状態** 身長160 cm，体重40 kg，BMI15.6 kg/m^2　体重減少あり（約2～3kg/ 3か月）。	**長期目標** 1年後：体重増加（5～8kg増加，BMI 18以上），握力 20kg 一人で歩いて10分以上の外出ができる **短期目標と期間** 3か月後：体重2kg増（5％増，BMI 16以上） 6か月後：握力 17 kg
行動・環境	行動・ライフスタイル・食生活	**行動・ライフスタイル** 近時1週間は買い物行っていない。 **食生活** 食事はほとんど一人で食べる。朝・夕食（朝：トースト1枚，牛乳200 mL，夕：コンビニ弁当半分，あるいはカップラーメン，缶ビール1本（350 ml），まれに昼食にお菓子（たんぱく質，エネルギー摂取量は必要量の半分程度）	1か月後：配食弁当を利用して1日3食食べる 3か月後：主食，主菜，副菜，牛乳・乳製品が揃えられる 必要な水分量の確保（エネルギー，たんぱく質2/3以上確保） 6か月後：継続できる 1年後：継続できる
行動・環境	環境	**自宅内** ガス，冷蔵庫，電子レンジがあり，調理の環境は整っている。 **自宅外** 自宅周辺は平な道路が続いており，徒歩5分の所にコンビニ，徒歩7分の所にスーパーがある。バス・電車は使わず通院の等の長距離の移動はタクシーを利用している。	1か月後：コンビニまでは買い物に行かれる 3か月後：電子レンジを使って簡単な料理ができる 一人でスーパーに買い物に行き，正しく食品を選択できる 6か月後：簡単な料理ができる 1年後：一人で買い物に行き正しく食品が選べる 食事の準備ができる（継続）
教育・組織	準備因子	50歳頃に糖尿病の食事指導を受け，主食を控えるために1日2回食を続けてきた。本人に食事を食べなくてはという気持ちはあるが，食事の準備，買い物は最近とても面倒になったと言っている。低栄養に関する知識はない。**【行動変容ステージ：関心期】**	1か月後：低栄養やフレイルにより生活活動が困難になることを理解する 情報提供により高たんぱく質，高エネルギー食品選択の理解ができる 2か月後：行動変容ができる**【準備期】** 3か月後：継続できる**【実行期】** 6か月後：**【維持期】** 1年後：継続できる

計画 実施内容	実施状況	評価
実施計画概要（頻度，場所，担当者，時間，形態，教材，利用するモデル等）： ・頻度：月1～2回 （3か月間は集中訪問，6か月，1年後は評価のための訪問） ・場所：自宅 ・担当者：管理栄養士 ・時間：1時間 ・形態：個人栄養相談（カウンセリング） ・教材：主食･主菜･副菜の質･量を料理カードで説明し確認を行う。パンフレット。		1か月後：食欲が全ての項目について「8点以上/10点」 3か月後：一人でスーパーに買い物に行き，正しく食品を選べた 6か月後：継続 1年後：仲間とカラオケに行くことができた
【ソーシャルサポートの活用】計画開始時より，市の配食弁当サービスの利用開始（昼食），地域包括支援センター職員により手続き。	計画どおりに実施された。実施時の状況は以下のとおり，	体重指標　体重，握力 3か月後：体重2kg増加（5％増） 6か月後：握力17kg 自宅で簡単な体操，散歩をする習慣がつく （10段階評価より） 1年後：体重5～8kg増加， 握力20kg 体操，散歩の習慣が継続する （10段階評価より）
計画の流れ **1回目（アセスメントから1週間後）：【認知再構成法】**正しい情報提供：低栄養に陥るとフレイルによる筋力低下となり，生活活動が困難になる。エネルギー，たんぱく質の食事をしっかり取り，筋力を維持，増加させることの大事さを話す。娘にも本人からパンフレットと連絡票を渡してもらい情報提供を行い，正しい食事の選び方を説明する（教材：パンフレット，連絡票，簡易体重計，握力計）。	**1回目**：低栄養やフレイルを理解でき，食事の重要性が分かった（受容8点）。 配食弁当は昼食では半分残して夕食に回しているが，3食食べていた(受容8点)。	1か月後：配食弁当を利用して1日3食食べる 3か月後：主食，主菜，副菜，乳製品が揃えられた 必要な水分量は摂れていた（エネルギー，たんぱく質2/3以上確保） 6か月後：継続できた 1年後：継続できた
2回目（2週間後）：【意思決定バランス（ヘルスビリーフモデル】行動変容を行うことで得られるメリット（健康になる，カラオケに行かれる等），デメリット（食事の準備をする，3食食べる）について説明する（教材：パンフレット，連絡票，簡易体重計，握力計）。	**2回目**：食事の準備については，まだ面倒に感じているが，メリットについてはできた（受容9点）。	1か月後：コンビニまでは買い物に行かれた 3か月後：電子レンジを使って簡単な料理ができた 一人でスーパーに買い物に行き，正しく食品を選べた 6か月後：簡単な料理ができる 1年後：一人で買い物に行き正しく食品が選べた 食事の準備ができた（継続）
3回目（1か月後）：高エネルギー，高たんぱく質の食材の選び方を説明する。高齢者が食べやすい食品等の情報提供。教材（料理カードで視覚的に説明）を使いながら主食･主菜･副菜，水分量，乳製品の選び方を説明し，食事計画作成のロールプレイをする。娘にも本人を通じてパンフレットと連絡票を渡す（教材：料理カード，パンフレット，連絡票，簡易体重計，握力計）。	**3回目**：料理カードを用いることで分かりやすく理解できている。また，料理カードを見て，様々な献立にも興味を示した（受容8点）。 娘も買い物の際は一緒に選ぶようになった(受容8点)。	1か月後：低栄養やフレイルにより生活活動が困難になることを理解できた 情報提供による正しい食生活の理解ができた 2か月後：行動変容ができた　**【準備期】** 3か月後：継続できた　**【実行期】** 6か月後：**【維持期】** 1年後：継続できた
4回目（2か月後）：電子レンジを使った簡単な調理法やその他の簡単なレシピづくりの実習を自宅でする。 運動として，室内でできる簡単な体操や口腔体操を教える。（教材：実習パンフレット，体操ビデオまたはリーフレット，便利料理器具，連絡票，簡易体重計，握力計）	**4回目**：惣菜は選べるようになったが，電子レンジでの料理はあまり実行されなかった。体操は時々実施，口腔体操はほぼ毎日実行していた（受容8点，尊守8点）。	

教育・組織	強化因子	娘：他県に居住し，月1回の車で訪問時に牛乳，缶詰等まとめて買い物をする。 民生委員：月1回の見守り，声掛け訪問。食生活に対する支援は行われていない。近隣住民G氏：最近心配して時々訪ね，菓子の差し入れがある。 地域包括支援センター：民生委員，近隣住民G氏を通しての連絡が取れる体制になっている。	1か月後：娘が買い物にて高エネルギー，高たんぱく食品となる買い物に協力する 民生委員，近隣住民は何を食べたか，買い物に行ったかなどの声掛けを行う 地域包括支援センターは関係者と連携をとり，管理栄養士は栄養相談を行う 3か月後：継続できる 6か月後：継続できる 1年後：継続できる
	実現因子	市の配食弁当サービスの利用なし。 市の高齢者のための食事サロン（月1回）の利用なし。	1か月後：市の配食弁当を利用し完食する 6か月後：市の高齢者のための食事サロンに参加する 1年後：継続できる

・理論・モデル：行動変容ステージ，認知再構成法，意思決定バランス（ヘルスビリーフモデル），個人栄養相談（カウンセリング），ロールプレイ，セルフモニタリング，自己効力感，ソーシャルサポート
・使用教材：料理カード，パンフレット

実施状況

実施にあたって時間，本人の受容状況，前回の目標とした実行課題の遵守状況を記録した。目標を達成しない場合には，随時計画修正が必要であったが，本人の受容，遵守は10点満点の8点以上であり，計画の修正は行う必要はなかった。ただし，民生委員と近隣者は市の介護予防サポーターのための栄養教室に参加したが，娘は参加しなかった。配食サービスは，本人の要望により1年後も継続している（表8-3「実施状況」参照）。

モニタリングと評価

1か月後には，低栄養やフレイルと高たんぱく質，エネルギー，水分の摂取の関係と健康寿命への関わりが理解され，配食弁当を完食した。娘の食品購入への協力が得られ，本人が5分かかるコンビニまで行けるようになった。この時点で，食欲，食べる気力（1～10点），買い物や食事準備の気力は8点以上まで回復した。3か月後には電子レンジを使った簡単料理ができ，10分かかるスーパーまで買い物に行けるようになった。

これらの食行動は6か月，1年後にも継続した。なお，2か月目に行動変容ステージの準備期，3か月目には行動変容ステージの実行期，6か月目には維持期に移行し，6か月後は，本人が市の高齢者のための食事サロンに参加し，1年後も継続し，自己実現目標「仲間とカラオケに行く」（声掛けしてくれた近隣者とともに）ことができるようになった。体重は3か月目に2kg（BMI　16.4），1年後に5～8kg（17.6～18.8）増大し，握力は6か月後には17kg，1年後に20kgまで増大した（表8-3「評価」参照）。3か月後，6か月後，1年後の経過と評価は，センターのケア会議に参加し情報提供し，討議した。

 **5回目（3か月後）**：一緒に近くのスーパーまで同行，食品，惣菜選びをサポートする。今後の目標設定と宣言をしてもらう。ダイアリーのつけかた，万歩計の使い方，市の食事サロンの申し込み方法の説明（教材：目標設定・宣言票，ダイアリー，簡易体重計，握力計，万歩計，市の食事サロンの紹介パンフレット） ↓ ダイアリーによるセルフモニタリング，娘による買い物支援，近隣者，民生委員による声掛けの継続。6か月後，1年後に評価のための訪問を行う。目標を達成するために，本人の行動変容が継続・向上できるよう自己効力感を高めながら行う。 6か月～1年後を目安に近隣の仲間とカラオケに行く。	↓ **5回目**：主食，主菜等を考えながら選ぶようになった。1食の量はたくさん食べられない様子である。菓子類も選ぶようになった。間食にヤクルトを飲むようになった（受容9点，遵守9点）。	1か月後：娘が買い物にて高エネルギー，高たんぱく質食品となる買い物に協力した 民生委員，近隣住民は見守り声掛けを行った 地域包括支援センターは関係者と連携をとり，管理栄養士は栄養相談を行った 3か月後：継続できた 6か月後：継続できた 1年後：継続できた 1か月後：市の配食弁当を利用し完食した 6か月後：市の高齢者のための食事サロンに参加した 1年後：継続できた

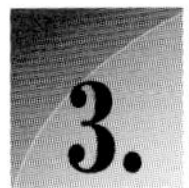

3. 事例：市町村における介護予防・栄養改善プログラム

市町村における介護予防・日常生活支援総合事業において，基本チェックリストにより確認された低栄養状態にある要支援者や非該当者のうち低栄養のおそれのある者に対して通所型で実施される介護予防・栄養改善教室の事例である。

計画（Plan）

1）アセスメントの実施

同居，独居の別，経済状況，社会活動などの生活環境因子を把握する。身体計測，残存歯数，栄養摂取状況，摂食・嚥下，運動習慣などを評価する。

2）目標設定

高齢期における栄養の問題は，健康寿命の延伸，介護予防の視点から後期高齢者が陥りやすい低栄養の問題の重要性が高まっている。後期高齢者が要介護になる原因とされるフレイルは，低栄養との関連が極めて強く，転倒予防や介護予防の観点からも重要である。介護予防・栄養改善教室において，食べることや食べることの場への参加の意欲を高め，低栄養状態を改善する自己管理能力の習得と食べることを通じた仲間づくりを支援することを目標とし，さらに，フレイルについての理解と予防のための栄養改善を目指す。

3）計画の作成

「栄養改善教室」として，参加する高齢者には，高齢者における低栄養に陥る要因について（図8-1）やフレイルの概念と定義（図8-2）について理解できる内容とし，セルフモニタリングを行う。

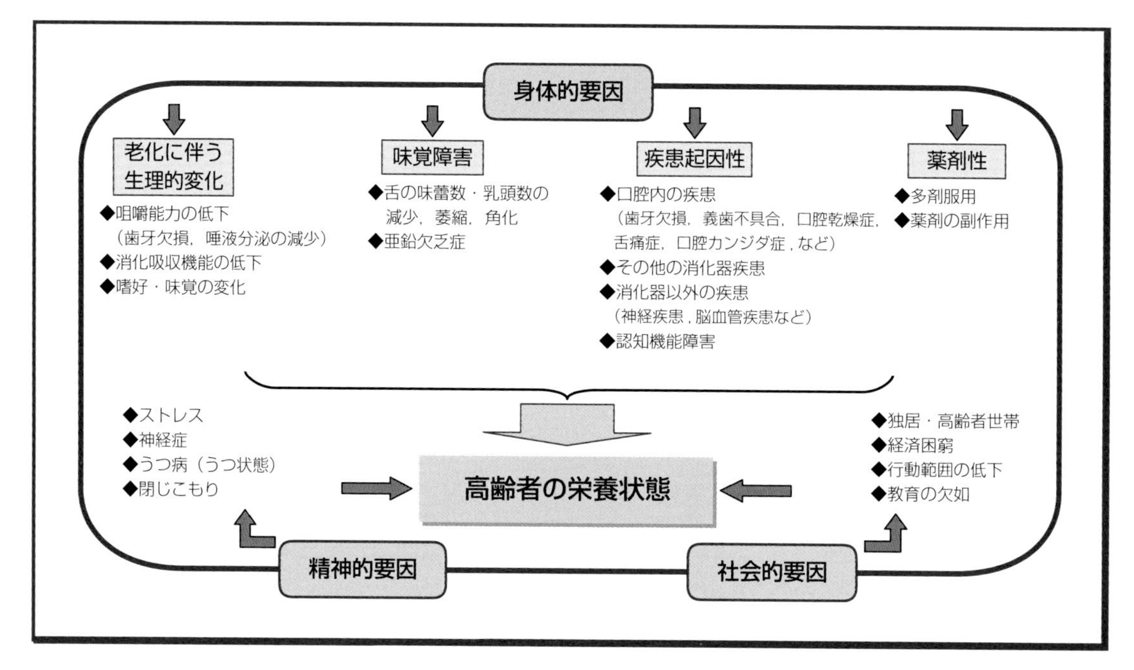

図8-1　高齢者の栄養状態に関与する要因

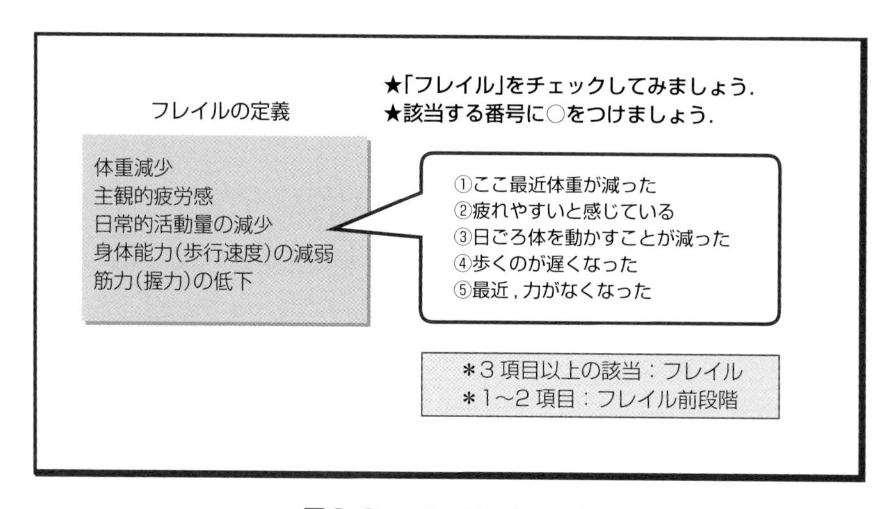

図8-2　フレイルチェック

参加者への周知は，電話や訪問などによるものとし，実施場所は，地域の自治会館などを使用する。実施期間は，３か月間クールとし，３～５回を計画し，２～３回程度は管理栄養士による個別栄養相談と合同開催とする。実習費用は，主に食材料費とし，参加者の経済的負担にならない程度の金額を設定する。

実施（Do）

下記を教育目標とした。実施の詳細は表８-４の通りである。

・低栄養状態を改善する自己管理能力を習得する。

・自分自身の現状の問題点を把握し，今後の生活習慣の修正を理解する。また自

表8-4　介護予防・栄養改善教室　プログラム内容（例）

日程・所要時間	実施形態	プログラムタイトル	内容	教材	担当者
1回目 ○月○日 2時間	集団	いきいき食生活オリエンテーション	全体プログラムの説明，自己紹介，たんぱく質を多く摂取できるおかずの試食会	試食する料理，料理カード	管理栄養士，食生活推進員，ボランテイア
2回目 2週間後 2時間	集団	いきいき食生活チェック	高齢者の栄養状態が悪化する原因，高齢者の目標とする体格（BMI），フレイルの定義，栄養アセスメント	リーフレット：高齢者の栄養状態が悪化する原因（図8-1）フレイルの定義（図8-2），アセスメント表，身体組成測定機器	管理栄養士
3回目 1か月後 2時間	小グループ	いきいき食生活：目標を達成するには？	テーマ別グループワーク	テーマ別資料（食品衛生，食材料に関する情報，宅配サービス，買い物マップなどの社会資源，市町村の高齢者サービス情報など）	管理栄養士，食生活推進員，ボランテイア
4回目 2か月後 2時間	実習	いきいき簡単料理	電子レンジを使った簡単レシピを実践，たんぱく質性食品について講義，試食，感想会	料理レシピ，食材料，調理器具・機器	管理栄養士，食生活推進員，ボランテイア
5回目 3か月後 2時間	集団	いきいきとした食生活を送るために	食生活のチェックと個々の目標達成状況の発表会，これらからの食生活宣言，修了証授与	アセスメント表，身体組成測定機器，修了証	管理栄養士，食生活推進員，ボランテイア

身で短期目標，長期目標を考えることができる。

評価（Check）

当該プログラムの評価指標は次のとおりとした。

- 企画評価：対象者の選定方法，周知方法，個人情報の取り扱い，接遇，活動記録，安全管理，スタッフ等人材に対する教育・研修の実施
- 経過評価：各回参加者数，中途脱落者数，実施回数や時間，スタッフ投入量，苦情受付件数，活動用明細の作成・報告
- 影響評価：プログラム前後の体重の変化，アセスメント指標の変化，学習目標の達成，行動変容がみられたかなど
- 結果評価：主観的健康感の変化，参加者の満足感

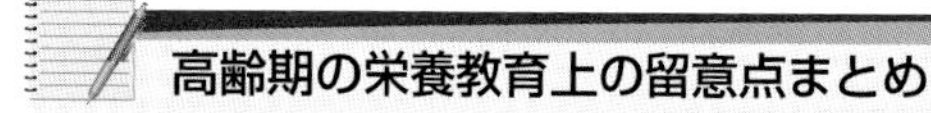

高齢期の栄養教育上の留意点まとめ

高齢期の栄養教育は，健康寿命の延伸と介護予防，フレイル予防の観点から，低栄養の問題に対処することがひとつの課題となる。

栄養教育に当たっては，何らかの疾患を有しているかや，咀嚼・嚥下機能などの身体的要因，経済状態や世帯構成などの社会的要因，またうつや認知症などの精神的要因についてアセスメントを行い，認知行動理論，トランスセオレティカルモデルなどの理論をもとに計画を立案する。地域包括支援センターや家族などの介護者とも連携して進めることが重要である。

参考文献

・厚生労働省：日本人の食事摂取基準2020年版，2019

・杉山みち子，髙田和子：第4章栄養改善マニュアル，介護予防マニュアル（改訂版：平成24年3月）について，厚生労働省，http://www.mhlw.go.jp/topics/2009/05/tp0501-1.html

・Fried LP, Tangen CM, Walston J, et al. Cardiovascular Health Study Collaborative Research Group. Frailty in older adults: evidence for a phenotype. J Gerontol A Biol Sci Med Sci.56：M146-156, 2001

・Blaum CS, Xue QL, Michelon E, et al. The association between obesity and the frailty syndrome in older women: the Women's Health and Aging Studies. J Am Geriatr Soc.2005; 53：927-34

第9章 傷病者の栄養教育

傷病者の栄養状態は，健常なひとの個人差に加えて，病状によって多様に変化し，異なる。そのため，個別の栄養アセスメントに基づいて栄養ケアプランを作成し，栄養ケアの一連の流れのなかで栄養食事指導は行われる。

1. 傷病者の栄養教育の留意事項

（1）傷病者の栄養食事指導

医療サービスにおける傷病者の栄養食事指導は，医師の指示のもと，治療の一環として行われる。すなわち，栄養療法あるいは食事療法が，疾病の治療，重症化の予防，症状への対応のために必要であり，患者が栄養療法・食事療法の必要性と方法を理解し，適切に実施できるように栄養教育が行われる。例えば，入院中は，栄養管理された病院食の提供により患者の症状はコントロールされていたとしても，退院して，患者が食事療法をうまく実施できないと，病状や症状が悪化してしまいかねない。

周術期や脳血管疾患・心疾患などの急性期には，栄養ケアが手厚く行われ，症状の変化や回復とともに提供される食事も変化し，患者と管理栄養士の接点も多いことから，患者および家族は食事療法の必要性を比較的理解しやすい。

一方，高血圧症，脂質異常症，糖尿病といった生活習慣病においては，重篤な合併症を予防するために患者や家族は食事療法に取り組む必要がある。しかしながら，生活習慣病には自覚症状はほとんどなく，その結果，食事療法へのコンプライアンスあるいは**アドヒアランス**（adherence）は低いことがある。このような場合には，**ヘルスビリーフモデル**，**社会的学習理論**，**トランスセオレティカルモデル**などの理論を活用してアプローチを行うことが不可欠となる。すなわち，単に，食事療法を実践するための情報を伝えるだけでなく，患者の栄養関連の知識や態度についてもアセスメントを行い，動機づけや自己効力感（セルフエフィカシー）を高める支援が必要となる。

アドヒアランス
患者が積極的に治療方針の決定に参加し，その決定に従って治療を受けること。患者が病気を理解し治療に主体的に関わることでより高い治療効果が期待できるとされ，従来のコンプライアンス（承諾，遵守）に代わり重視されてきている。

（2）他（多）職種との連携

栄養ケアや栄養食事指導の必要性が医療スタッフにあまり認識されていない病院

や病棟もまだ存在する。医師や看護師などの他職種に栄養ケアの必要性を説明する研修会なども広い定義での栄養教育に含まれる。特に，患者が低栄養をともなう場合には，もともとの疾病治療のためにも低栄養に早期に対応することが必要となる。低栄養の改善には，多職種が関連することが多い。管理栄養士は，患者や家族が抱く「食べられない」「痩せてしまう」ことへの不安に寄り添いながら，栄養や食事の対応を検討するとともに，各職種の栄養ケアやカンファレンスの連絡調整も行う。さらに，低栄養リスクの患者が，他院へ転院，介護保険施設への退院，在宅への退院となる場合には，栄養・食事ケアに関して医療と福祉のコーディネーションも行う必要がある。

栄養食事指導の記録については，**SOAP形式**がよく知られているが，近年，**PES方式**による記録も推奨され始めている。PES方式は，栄養アセスメントの原因と結論が明らかで，それに基づいて栄養介入や改善のためのアプローチがプランされていることが分かる記述になるため，他職種も理解しやすいと言われている。

（3）栄養食事指導に関する診療報酬

栄養士法の平成12年の改正において，管理栄養士とは，傷病者に対する療養のための必要な栄養の指導を行う者であることが定義されるようになった（栄養士法第1条2項）。診療報酬においては，外来栄養食事指導料，入院栄養食事指導料，集団栄養食事指導料，在宅患者訪問栄養食事指導料が設定されている。外来・入院・在宅患者訪問栄養食事指導の対象は，これまで，特別食を必要とする者と決められていたが，平成28年診療報酬改定より，がん患者，摂食機能もしくは嚥下機能が低下した患者，低栄養状態にある患者が含まれることとなった。入院患者や在宅療養患者に対し管理栄養士が行う栄養食事指導の必要性は，今後もさらに拡大されていくものと考えられる。

2. 事例：慢性腎不全患者の外来栄養食事指導

●対象者

Hさん（58歳，男性）は，会社員で，妻と子ども二人の四人で暮らしている。十数年前より会社で受ける健診でたんぱく尿の指摘を受けていたが，仕事も忙しく，自覚症状がなかったため放置していた。しかし最近になり疲労倦怠感が増し，仕事にも影響してきたため総合病院を受診したところ，血液検査等の結果から慢性腎不全（CKD）であると診断された。

主治医より食事療法が必要であることの説明を受けたが，自分で実施できるのか，うまく食事療法ができないとどうなってしまうのか，仕事は続けられるのか，自分たちの生活はどうなってしまうのかと妻ともども困惑や不安を感じている。普段は，朝食と夕食は自宅で，妻が調理したものを食べ，昼食は社員食堂や外食でとっている。

栄養食事指導の実施（PESに基づく栄養診断）

初回指導から透析維持期に至るまでの栄養食事指導について紹介する。栄養アセスメントについては，PES（P：problem，問題，E：etiology，病因，S：sign/symptoms，徴候／症状）に基づいた栄養診断（p.67）で示した。

1）初回指導時

①栄養アセスメント
年齢58歳，体重64.4 kg，身長167 cm，BMI 23.4 kg/m²
検査結果　尿鮮血陽性＋2，尿たんぱく陽性＋2，浮腫軽度＋1
TP 7.0 g/dL, Alb 4.5 g/dL, Hb 16.0 g/dL, Ht 43 %, BUN 12 mg/dL, Cr 1.5 mg/dL, Ccr 50 mL/分，UA 7.7 mg/dL，Na 142 mEq/dL，Cl 101 mEq/dL，K 3.9 mEq/dL，P 3.2 mg/dL，Ca 9.1 mg/dL
指示薬　ディオバン®40 mg（アンジオテンシンⅡ受容体拮抗薬）
食事記録　朝食：トースト，バター，ハムエッグ，味噌汁，昼食：牛丼，漬物，味噌汁，夕食：ごはん1膳，ハンバーグ，ポテトサラダ，ミネストローネ，間食：特になし，飲酒：ほとんどしない
1日の指示栄養量　エネルギー2000 kcal，たんぱく質50 g，食塩6 g
本人の様子　疲労感や倦怠感が強いが，仕事が忙しいせいだと思っていた。仕事は部長職にあり，慢性腎不全と診断されるも，仕事が気がかりであり，また，定年まで残り2年を無事に勤めあげることができるのか不安に感じている。妻は，医師から食事療法をするように言われて，適切に食事管理をしなければならない不安感と責任を感じている。

栄養診断
- 新たに慢性腎不全の診断を受け，食事療法に対する不安がみられ（S），これまでに栄養に関連した正確な情報に触れる機会の欠如による（E），食物・栄養に関連した知識不足（P）
- BUN増加 12 mg/dL，Cr増加 1.5 mg/dL，Ccr 低下 50 mL/分，たんぱく質・塩分の推定摂取量の過剰がみられ（S），腎機能障害による（E），たんぱく質および塩分の必要量の減少（P）

②栄養介入，栄養食事指導のゴール
慢性腎不全の食事療法の意義とたんぱく質制限と塩分制限の実際の方法について理解し，実践し，腎機能の低下を抑制する。

③栄養食事指導の展開
導入　慢性腎不全と診断され，また食事療法が必要だと言われて，いまどのような心境であるか**傾聴**（受容，共感）し，患者とのファーストコンタクトにおいてある程度の信頼を得るとともに，患者の気持ちや考え方などを把握する。
食事調査　普段の食事の内容を問診（インタビュー）する。エネルギー，たんぱく質摂取量を評価するため，主食の量を把握する。また，肉類・魚類・卵類・大豆製品の摂取量，塩分摂取量を評価するため，汁物，漬物類などの摂取量，外食や加工食品，インスタント食品などの利用状況について把握する。この際，食事記録シート，よく食べるものを思い出してもらいやすいようにカロリーブック，量を確認するためにフードモデルや計量スプーンなどを使用する。
食事指導　**保健行動のシーソーモデル**にもとづいて，食事療法を実施することによるメリット（慢性腎不全の悪化を抑制，尿毒症の予防）と，食事療法の要点を分かりやすく伝え，初めから完璧に実施することを意識するのではなく，主食と主菜の決まった量を摂ることを具体的な取り組みとしてガイダンスし，患者の負担感や不安感を軽減し，食事療法にとりかかれるようにする。食事療法のポイントを示したハンドアウト，主食や主菜の量の目安を確認できる資料やフードモデルを使用する。外食でのメニューの選び方のポイントも伝える。エネルギーを十分に摂る必要があるため，食事制限を意識するあまり，食べる量を減らしすぎないように注意してもらう。

④モニタリング
慢性腎不全と診断されて間もなくは，月に1回程度，外来のたびに栄養食事指導を実施し，食事療法の実践をフォローする。腎機能関連指標（BUN，Cr，Ccr，尿量，浮腫，血圧など）を確認するとともに，食事療法の実施状況としてエネルギー，たんぱく質，塩分の摂取量，栄養状態として体重変化，高窒素血症にともないみられる食欲，倦怠感をチェックする。たんぱく質摂取量を体重，尿中尿素窒素量，尿たんぱく量から推算する（推定摂取たんぱく量[g]＝（体重×0.031＋尿中尿素窒素[g/日]）×6.25＋尿たんぱく量）。

2）腎不全保存期

①栄養アセスメント

年齢59歳，体重63.2 kg，身長167 cm，BMI 22.7 kg/m²

検査結果　浮腫＋2

TP 6.5 g/dL，Alb 4.2 g/dL，Hb 15.0 g/dL，Ht 40 %，BUN 46 mg/dL，Cr 4.5 mg/dL，Ccr 45 mL/分，UA 8.0 mg/dL，Na 145 mEq/dL，Cl 107 mEq/dL，K 5.2 mEq/dL，P 3.8 mg/dL，Ca 8.5 mg/dL，血圧142/80 mmHg

指示薬　ディオバン®40 mg（アンジオテンシンⅡ受容体拮抗薬），フルイトラン® 1 mg（サイアザイド系利尿薬），クレメジン® 6 g（尿毒症治療薬）

食事記録　朝食：トースト，バター，目玉焼き，牛乳，昼食：ごはん大盛り，レバニラ炒め，冷奴，みそ汁，夕食：ごはん，マグロの竜田揚げ，かぼちゃの煮物，きんぴらごぼう，間食：特になし

1日の指示栄養量　エネルギー2000 kcal，たんぱく質40 g，食塩6 g

本人の様子　仕事は特に変わらずやっていられて安心している。食事療法も妻がよくやってくれていると思っている。自分でも肉や魚を食べるときには気を付けているが，たんぱく質を含む食品についての理解は低い。その結果，昼食は，レバーや冷奴を意図して選んだり，エネルギー不足にならないように主食をしっかり食べなければと考えている。妻は，数回の栄養食事指導を経て，自宅ではたんぱく質制限・塩分制限を実践しているが，昼食は本人に任せており気になっていた。栄養食事指導の待合室で目にしたパンフレットを見て，特別用途食品を利用してみたいと思っているが，何をどのように取り入れたらよいのか，購入方法などわからないので管理栄養士に相談したいと思っている。

栄養診断

- BUN 46 mg/dL，Ccr 45 mL/分，腎機能低下がみられることから（S），特殊なたんぱく質食品の利用についての情報不足による（E），たんぱく質過剰摂取（P）
- 体重減少 -2.3 kg/年（浮腫があるにもかかわらず），高エネルギー食品の回避がみられることから（S），エネルギー摂取に関わる食物・栄養に関連した知識不足による（E），エネルギー摂取不足（P）

②栄養介入，栄養食事指導のゴール

- 腎機能低下の抑制，尿毒症症状の抑制
- 特別用途食品（病者用，たんぱく質含有量の少ないごはん）を使用し，スムーズなたんぱく質制限とエネルギー摂取量の確保

③栄養食事指導の展開

導入　最近の体調，食事療法の取組み状況とそれについて感じていることについて傾聴する。うまくできていない点についての不安を受容・共感し，Hさんなりに食事療法に取り組んでいる様子に対しては「大変だと思いますが，よくがんばっていらっしゃいますね」と承認する。

食事調査　ふだんの食事の内容を問診（インタビュー）する。エネルギー，たんぱく質摂取量を評価するため，夫婦に（妻に）主食，主菜に何をどれくらいの量取っているか，Hさんには昼食（外食）ではどのようなものを食べているか聴取する。この際，食事記録シート，外食用カロリーブック，量を確認するためにフードモデルや計量スプーンなどを使用する。

食事指導　たんぱく質を摂り過ぎないように気を付けていることは承認するが，実際には，たんぱく質の摂取量は指示栄養量（たんぱく質40 g）を超えているであろうことを伝える。また，体重減少が認められることから，エネルギーの摂取不足があることを伝え，今回はその点について話し合うことの了承を得る。特に，外食の食事例をみると，平均して1食でたんぱく質を約25 g，塩分を5～6 g摂ることになる。また，たんぱく質は，肉類，魚類，卵類，大豆製品のみでなく，ごはん（180 gで4.5 g）やパン類（50 gで4.6 g）にも含まれているため，昼食を外食にすることで朝食と夕食は主菜のない食事をせざるをえなくなってしまう。そこで，主食類については，特別用途食品（病者用）のうち，たんぱく質の量が低く調整されたものを紹介し，使用を勧める。病院においても入院患者の給食に使用していること，通信販売で購入できること，たんぱく調整ごはんを使用したレシピもあわせて紹介する。腎不全の患者が外食を続けながらたんぱく制限をするのは，実際にはむずかしいことを確認し，メニューの選び方や残し方，お弁当を持っていけないか検討する。

④モニタリング

腎機能関連指標（BUN，Cr，Ccr，尿量，浮腫，血圧など）を確認するとともに，食事療法の実施状況としてエネルギー，たんぱく質，塩分の摂取量，栄養状態として体重変化，高窒素血症にともないみられる食欲，倦怠感をチェックする。また，患者本人のアドヒアランス（治療参加意欲）として，外食時のメニュー選択や摂取状況をみる。塩分摂取量を尿中ナトリウムから推算する（推定塩分摂取量[g]＝尿中ナトリウム[mEq/日]÷17[g/mEq]）。

3）腎不全末期

①栄養アセスメント
年齢62歳，体重60.8 kg，身長167 cm，BMI 21.8 kg/m^2
検査結果 浮腫＋3
TP 5.5 g/dL，Alb 3.2 g/dL，Hb 11.0 g/dL，Ht 38 %，BUN 85 mg/dL，Cr 8.7 mg/dL，Ccr 30.5 mL/分，UA 8.3 mg/dL，Na 142 mEq/dL，Cl 110 mEq/dL，K 5.3 mEq/dL，P 4.8 mg/dL，Ca 8.0 mg/dL，血圧157/91 mmHg
指示薬 ディオバン®80 mg（アンジオテンシンⅡ受容体拮抗薬），ラシックス®40 mg（ループ利尿薬），ケイキサレート®30 g（高カリウム血症治療薬），クレメジン® 6 g（尿毒症治療薬）
食事記録 朝食：低たんぱくパン（半分），低リンミルク，昼食：素うどん，みかん缶，夕食：ゆめごはん1/5（1膳），まぐろ刺身（2切れ），焼きナス，すまし汁（1/2杯）
1日の指示栄養量 エネルギー1800 kcal，たんぱく質35 g，食塩6 g，リン・カリウム制限
本人の様子 定年退職をしてから2年経ち，自宅で過ごす時間が長くなるにつれ生活に対する意欲も低下しつつある。病状も悪化し，体調や気分もすぐれない日々が続いている。食事や食事療法に対しても無関心になり，いっそのこと透析を始めたほうが楽なのではないだろうかと思っている。
妻は，たんぱく調整食品を利用し，食事療法を徹底して実行してきたが，最近，夫の食欲が落ち，あまり食べられていないことを心配している。少しでも栄養になるものを食べさせたいと思う反面，指示栄養量が以前より厳しくなっていることから，もっと食事制限をしなければ夫はさらに悪くなってしまうのではないかと思い，混乱している。

栄養診断
- 体重60.3 kg，体重減少，Alb低下3.2 g/dL，TP 5.5 g/dLがみられることから（S），食欲不振，食事摂取量の減少による（E），エネルギー摂取量不足（P）
- 生活に対する意欲の低下，体調や気分の低迷がみられることから（S），厳しい食事制限による（E），栄養関連QOLの低下（P）

②栄養介入，栄養食事指導のゴール
- エネルギー摂取量を増加し，低栄養状態を改善する
- 食事療法の負担を軽減し，栄養関連QOLを改善する

③栄養食事指導の展開
導入 全体的な印象としてやせや元気のない様子が見てとれることから，相手の体調を気づかう言葉をかける。患者から食欲がないこと，体重減少についての不安等の話がでたら，「心配ですね」などと受容し，あわせて現在の体重や食事摂取量について確認する。
食事調査 栄養状態の低下がみられることから，エネルギー，たんぱく質の摂取量を把握することを目的に1日に何をどれくらい食べられているか聴取する。朝食，昼食，夕食に限らず，食事以外の時間帯に摂取しているものがあれば聴取する。また，水分摂取量についても把握する。摂取している食事をふまえて，現在，Hさんが食べやすい食品や好きな食べ物の傾向をさぐる。この際，食事記録シート，量を確認するためにフードモデルや計量スプーンなどを使用する。
食事指導 現在の栄養状態として，腎機能の低下とともに低栄養状態があることを伝える。食事制限は必要ではあるが，食事摂取量が大幅に低下しているために，たんぱく質の摂取量も指示栄養量範囲内であり，今は栄養状態が低下しないようにすることが優先であると栄養療法の方針を説明する。少量頻回食，Hさんが食べやすいものを取り入れたり，間食に高エネルギー・低たんぱく質の栄養補助食品の摂取を勧める。

④モニタリング
腎機能関連指標，透析導入の見込みを確認するとともに，栄養状態をモニタリングする。浮腫があるため体重のみでなく，上腕周囲長や上腕三頭筋皮下脂肪厚，血清アルブミン値の静的評価･動的評価を行う。食欲を把握するために喫食率，エネルギーやたんぱく質の摂取量も把握する。

4）透析維持期

①栄養アセスメント
年齢65歳，体重（透析前）63.5 kg，DW 58.5 kg，身長 167 cm，BMI 20.9 kg/m^2
検査結果
TP 6.5 g/dL，Alb 4.0 g/dL，Hb 14.0 g/dL，Ht 40 %，BUN 71 mg/dL，Cr 10.3 mg/dL，UA 7.2 mg/dL，Na 138 mEq/dL，Cl 108 mEq/dL，K 6.1 mEq/dL，P 8.3 mg/dL，Ca 9.1 mg/dL，血圧 140/78 mmHg
指示薬　ディオバン®80 mg（アンジオテンシンⅡ受容体拮抗薬），ケイキサレート®30 g（高カリウム血症治療薬），ザイロリック®50 mg（尿酸生成抑制薬），エスポー®6000 IU（腎性貧血治療薬）
食事記録　朝食：パン1枚（マーマレードジャム），目玉焼き，ウィンナー3本，サラダ（レタス，きゅうり，トマト，ドレッシング），緑茶湯呑み1杯，昼食（外食）：スパゲティミートソース，サラダ（レタス，コーン，ニンジンなど，お店のオリジナルドレッシング），コーンスープ（半分残した），コーヒーゼリー，お冷数口，夕食：ごはん1膳，肉じゃが，納豆，ほうれん草のお浸し（だし割醤油），食後にコーヒー1杯
1日の指示栄養量　エネルギー1800 kcal，たんぱく質60 g，食塩6 g，食事外水分800 mL，リン・カリウム制限
本人の様子　2年前に透析を導入した当初は，栄養状態の低下も著しく，患者・妻ともども疲労困憊していたが，今は週3回の透析生活にも慣れ，透析センターへの外出のたびに外食するのが楽しみになっている。妻は，透析導入期にたんぱく質制限が緩和されたのを機に，食事療法への意欲が途切れ，夫が元気そうであることに安心し，食事選択は夫の食思（食欲）に任せている。水分の摂り過ぎにならないようにだけは気にかけている。
今回，医師から，透析と透析の間の体重増加が多すぎることについて指摘されて，このままの状況が続くと心臓に負担がかかり，いつ心不全が起こってもおかしくないと厳しく注意をされ，少し反省している。

栄養診断
・高K（6.1 mEq/L），高P（8.3 mg/dL），食生活においては外食や加工食品の利用，生野菜の摂取がみられ（S），透析期のリン・カリウム制限の理解不足による（E），ミネラル過剰摂取（P）
・透析による除水量5kg，食塩の過剰摂取がみられ（S），腎不全，適切な水分摂取に関わる知識不足による（E），水分過剰摂取（P）
・水分制限に相応しない透析間の体重増加，透析食の導入があり（S），食事・ライフスタイルの変更への準備不足による（E），セルフモニタリングの欠如（P）

②栄養介入，栄養食事指導のゴール
・透析維持期の食事療法の目的および方針（カリウム，リン，水分の厳重管理）について理解，実践し，高K血症，高P血症を改善する
・透析維持期の食事療法に対する動機づけを行う

③栄養食事指導の展開
導入　最近の様子，食事で気をつけていることについて訊く。適切な食事療法ができていないことを栄養食事指導の入口にするのではなく，患者本人の意識がどこに向いているのかを知り，**行動変容ステージ**を把握する。食事療法をするべきであることは分かっているが，うまくできない**関心期**であると考えられる。これからどのように過ごしていくつもりか，長期的なビジョンを共有し，健康観にもとづいて食事療法の**動機づけ**を行う。
食事調査　ふだんの食事内容について聞き取りを行う。たんぱく質の厳しい制限はないが，過剰摂取になっていないかを確認するため主菜（魚類，肉類，卵類，大豆製品）の摂取状況を把握する。水分，塩分，カリウム，リンの摂取量を把握するため，汁物，食事外水分（飲料），調味料，加工食品，野菜や果物，いも類，豆類，種実類の摂取状況について確認する。外食の利用状況についても確認する。この際，食事記録シート，外食用カロリーブックなどを使用する。
食事指導　たんぱく質制限は緩和されたのに，カリウム，リン，水分の摂取が制限され，混乱から食事療法に向き合えなくなっているとみられる。第一に取り組むべき事項として水分とカリウム制限を位置づけ，具体的な食事プランを検討する。カリウムを多く含む食品のリスト（棒グラフなどで並んで示されたもの）を教材として用い，聞き取った食事のうち，ジャム，とうもろこし，納豆，ほうれん草は特にカリウムが多い食品であることを確認する。ジャムはバターに変更し，納豆の摂取はしばらく控える。野菜類は，生野菜サラダではなく，温野菜サラダにし，ドレッシングは塩分・リン・カリウム調整ドレッシングの利用をすすめる。現在の血清カリウムを確実に下げるためには，この食事プランを1か月は継続してみる必要があり，トライして効果を確認してみることを提案する。また，水分については，汁物や飲料は抑えようとしているのが分かり，その点は承認するが，ゼリーは水分に見なされること，塩

分の摂取量の多いことが体液貯留に影響している可能性を説明する。塩分・リン・カリウム調整ドレッシングやだし割醤油の利用に加えて，外食の利用が気になることを伝える。本人が楽しみにしているようなので，完全に禁止にはしないが，病院の食堂で腎臓食を食べてみることを提案する。
そのほかに不安に思っている点や疑問点があれば訊いて答える。

④モニタリング
ドライウェイト，除水量，血清カリウム，血清リンを確認するとともに，食事療法の実施状況としてカリウム，塩分，リン，水分の摂取量を把握する。また，患者本人の**アドヒアランス**（治療参加意欲）として，塩分・リン・カリウム調整ドレッシングの購入・利用，病院の食堂の利用，外食状況を確認する。

3. 事例：糖尿病（前期高齢者）の栄養食事指導

●連絡ルート

主治医より，通院患者への栄養食事指導が管理栄養士に依頼された。

●事前情報の収集（主治医およびカルテより）

通院糖尿病患者（前期高齢者），70歳，女性。体重が緩やかに減少しており栄養介入の依頼があった。血糖コントロールは不良傾向である。食事は同居の息子の妻が担当しているが，平日の昼食は，息子夫婦が仕事のため，近くのコンビニで本人が好きなものを購入して食べている。そのため，昼食の食事管理ができておらず，本人に確認するも「ちゃんと食べている」といつもの返事でしかない。家族からの情報で，ゴミの形跡から，菓子パンやおにぎりおよび菓子を食べているようだ。

アセスメント（初回栄養食事指導，約1時間）

管理栄養士が，本人および同居の息子夫婦に現状確認を含め，MNA®-SF（簡易栄養状態評価表）を活用し栄養食事指導を十分な時間をかけて行った（表9-1）。

アセスメントからの問題把握

問題（P）　昼食が糖質に偏っており栄養バランスが不良で，食事量も不十分である。エネルギー，たんぱく質，食物繊維，水分の摂取不足から，将来的に，低栄養（やせ，体重減少）による血糖コントロール不良が起こることが予測され，合併症発症のリスクがある。フレイル（握力12 kg，10分以上歩行困難）ではないが，昼食の買い物以外はほとんど外出することがなく，このままの状態では極めて予後が悪くなる傾向にある。

原因（E）　糖尿病治療は，栄養管理と運動の両方のコントロールが重要であるとの認識がなく，10年前に医師から診断を受けて以来，行動パターンに大きな変化がない。同居している孫のおやつがいつも自由に摂取できる状態であることも，さらに血糖コントロールに悪影響を与えている。また，家族の協力が得られず，食事を担当する息子の妻は，正しい高齢者の食事・運動療法の知識が乏しい。さらに，以前から本人の地域交流などの社会性がないため，行動が自宅中心で引きこもり傾向となり，運動量が少なく，生きる意欲につながる人的交流がない。

徴候・症状（S）　BMI　20 kg/m^2，体重減少1～3 kg/3か月，Alb 3.7 g/dL，HbA1c 7.0％，握力16 kg，MNA®-SF 10ポイント（低栄養のおそれあり），食事1日3回（ただし，昼食は糖質中心であり，たんぱく質およびエネルギーが不足傾向）

表9-1　糖尿病（前期高齢者）の個別継続栄養食事指導

		アセスメント（初回指導，1時間）	計画 目標
QOL	アウトカム	**健康観** 「糖尿病が悪くならないように健康で長生きしたい」「病院の医師にほめられたい」	**1年後**：「糖尿病が悪くならないように健康で長生きしたい」「病院の医師にほめられたい」「血糖コントロールを安定させたい」
健康・栄養	アウトカム	**既往歴** 10年前に糖尿病の診断を受け通院しているが，栄養食事指導は受けていない。 **身体状況** 疲労感あり，握力16 kg，行動が自宅中心で引きこもり傾向。意欲につながる人的交流が無い。 **栄養状態** 身長162 cm，体重52.5 kg，BMI 20 kg/m^2，体重減少あり（約1～3 kg/ 3か月）。	**長期目標** 低栄養予防，血糖コントロール 1年後:体重増加（8～10 kg増加，BMI 23以上），握力が18～19 kgになる **短期目標と期間** 3か月後：体重2 kg増える（BMI 21以上）。 6か月後：握力が17 kgになる
行動・環境	行動・ライフスタイル・食生活	**行動・ライフスタイル** 平日昼食の買い物先である近くのコンビニ以外，ほとんど外出しない。 **食生活** 朝・夕の食事は息子の妻の作った料理を食べている。昼食は一人でコンビニで買ってきた菓子パンやおにぎり，菓子などを食べている。（昼食は糖質中心傾向でたんぱく質，エネルギー摂取量は不足傾向）。	1か月後：デイサービスおよび配食弁当を利用して昼食を確保する 3か月後：継続できる 6か月後：継続できる 1年後：継続できる
行動・環境	環境	**自宅内** ガス，冷蔵庫，電子レンジがあり，調理の環境は整っている。 **自宅外** 自宅周辺は平な道路が続いており，徒歩12～13分の所にコンビニがあり利用している。	1か月後：電子レンジを使って弁当を温めることができる 3か月後：不要な時にコンビニで菓子等は買ってこない 6か月後：孫のお菓子等を食べない（家族の協力） 1年後：継続できる
教育・組織	準備因子	10年前に糖尿病の診断を受けたが，管理栄養士から栄養食事指導を受けていない。行動パターンに大きな変化はない。昼食時の栄養バランスや菓子パンおよび菓子が糖尿病に悪影響がある認識はほとんどない。**【行動変容ステージ：無関心期】**	初回月：医療スタッフと家族を含めカンファレンスを行いインフォームドコンセントを行う**【行動変容ステージ：無関心期】** 1か月後：低栄養やフレイルにより生活活動が困難になることを理解する 情報提供により糖質に偏った食事のデメリットへの理解ができる**【関心期】** 2～3か月後：デイサービスへの参画**【準備期】** 6か月後：継続できる**【実行期】** 6か月～1年：継続できる**【維持期】**
教育・組織	強化因子	息子の妻：平日の昼食は仕事で不在のため，本人に昼食代を渡し，食事管理できていない。 在宅訪問やデイサービスなどの支援を模索していない。 孫：菓子などが何時でも自由に摂取できる状態である。 息子：妻に依存している。	1か月後：家族が孫の菓子の場所等を配慮し，本人を間食へ誘導しないよう協力する 自治体在宅支援センターや自治会の支援の相談を行う 管理栄養士は定期的な通院時の栄養食事指導を継続化する 3か月後：継続できる 6か月後：継続できる 1年後：継続できる
教育・組織	実現因子	自治体の配食弁当サービス利用なし。 自治体のデイサービス利用なし。	1か月後：配食弁当を利用し完食する 2～3か月後：デイサービスを利用する 1年後：継続できる

・理論・モデル：行動変容ステージ，個人栄養相談（カウンセリング），ロールプレイ，セルフモニタリング，ソーシャルサポート

計画 実施内容	実施状況	評価
実施計画概要（頻度，場所，担当者，時間，形態，教材，利用するモデル等）： ・頻度：月1～2回　・場所：通院医療施設 ・担当：管理栄養士　・時間：30分～1時間 ・形態：個人栄養食事指導（カウンセリング） ・教材：主食・主菜・副菜の質・量を料理カードで説明し，確認を行う。糖尿病食品交換表，パンフレット **【自治体支援センターの活用】** 計画開始時より，介護予防訪問介護事業：ホームヘルパー訪問による食事等の生活支援，ふれあいサロン事業：デイサービス，地区集会所，公民館等を利用したレクリエーション等の利用手続きあり。		・1年後：HbA1cが6.0％と安定化し，医師にほめられた 体重指標　体重，握力 3か月後：体重2kg増加（5％増） 6か月後：握力が17kgになる 1年後：体重8kg増加，握力18kg
計画の流れ **1回目（アセスメントから1か月後）** 正しい情報提供：低栄養からフレイルによる筋力低下，生活活動が困難。エネルギー，たんぱく質等の食事バランスと，昼食の改善および人的交流による行動範囲の拡張による適度な運動量を確保。家族への説明および理解と協力の状況確認（材料：糖尿病交換表，料理カード，パンフレット） ↓	**1回目**：低栄養やフレイルを理解でき，食事の重要性が分かる デイケア食および配食弁当を利用し昼食を確保している ↓	1か月後：デイケア食または配食弁当を利用し昼食を食べる 3か月後：継続できた 6か月後：継続できた 1年後：継続できた
2回目（2か月後） 前回指導内容の振り返り。 自宅での行動変容および自治体支援センターの活用，状況確認（材料：糖尿病交換表，料理カード，パンフレット） ↓	**2回目**：コンビニに行っても菓子等は買う回数が減った 昼食を残さず食べるようになった ↓	1か月後：弁当等，電子レンジを使って温められる 3か月後：コンビニでの菓子等を買う回数が減少 6か月後：孫の菓子は食べていない 1年後：継続できた
3回目（3か月後） 前回指導内容の振り返りと状況確認 ↓ **4回目（4か月後）** 前回指導内容の振り返りと状況確認 ↓	**3回目**：デイサービスに行くのが日常的に自然の流れになった ↓ **4回目**：近所の敬老会の仲間も増え交流が広がった ↓	1か月後：低栄養やフレイルにより生活活動が困難になることを理解する 情報提供による正しい食生活の理解ができた**【無関心期】** 2か月後：デイサービスに参画した**【準備期】** 3か月後：継続できた**【実行期】** 6か月後：**【維持期】** 1年後：継続できた
5回目（5か月後） 前回指導内容の振り返りと状況確認 ↓ **6回目（6か月後）** 前回指導内容の振り返りと状況確認 ↓	**5回目**：菓子や糖質の多い食べ物を気にするようになった 掃除を自ら進んで行うようになった ↓ **6回目**：笑顔や会話が増え，物事に興味を持つことが多くなった ↓	1か月後：家族が孫の菓子の場所等を配慮し，本人を間食へ誘導しないよう協力する 自治体在宅支援センターや自治会の支援の相談を行う 管理栄養士は定期的な通院時の栄養食事指導を継続化 3か月後：継続できた 6か月後：継続できた 1年後：継続できた
7回目～12回目（7～12か月） 前回指導内容の振り返りと状況確認	**7回目～12回目** 安定的な維持ができている	1か月後：配食弁当を利用し完食する 2～3か月後：デイサービスを利用した 1年後：継続できた

・材料：MNA®-SF　糖尿病交換表，料理カード，パンフレット

栄養教育計画の作成方針の決定

月１回の通院による糖尿病診療時に，管理栄養士による外来個人栄養食事指導を継続化する。また，同施設地域連携室のケースワーカーを仲介に，患者居住の管轄自治体による在宅訪問やデイサービスを活用することにより，昼食の改善と地域での人的交流による行動範囲を拡張し，適度な運動量を確保する。家族の理解と協力を得るため，息子夫婦にできるだけ早く来院してもらい，ケースワーカー，医師，看護師，管理栄養士，自治体在宅支援センタースタッフを含めたカンファレンスを実施する**【行動変容ステージ：無関心期】**。

１年後にBMI 23 kg/m^2以上，体重増加８～10 kg，Alb 4.0 g/dL，握力18 kg，MNA®-SF 12～14ポント（栄養状態良好）を目指す。

昼食の栄養摂取不良に対応して，支援センター職員と相談し，デイサービスを受けない平日の配食サービスを早急に導入する。２回目以降は，本人および家族へ，低栄養，フレイル，糖尿病の血糖コントロール，健康寿命との関係についての情報提供を行う**【関心期】**。

デイサービスでの昼食の確保と理学・作業療法士の参画および利用者間の人的交流を充実してもらう**【準備期】**。デイサービス担当者には糖尿病疾患患者への食事の配慮等を情報提供しておく。孫のおやつの置き場所などの取り扱いについて，本人が食べることに誘導されないよう家族に協力を依頼した。６か月後には安定した行動期，それ以降には維持期をめざす。

モニタリング・評価は，毎月の医師による通院時診断，血液生化学検査および管理栄養士による栄養食事評価，デイサービス提供施設による理学・作業療法士の評価等を，体重，握力，食事内容（主食，主菜，牛乳・乳製品，水分量のチェック），１か月ごと，および1年目にモニタリング・評価する。

実施状況

実施にあたって，本人および家族の受容状況を記録した。デイサービスに消極的であった本人も人的交流を重ねるごとに意欲的に変化し，本人の要望により１年後も継続している。家族にも理解と協力が得られた。詳細は表９-１「実施状況」を参照。

モニタリングと評価

１か月後には，低栄養やフレイルと高たんぱく質，エネルギー，水分の摂取と良好な糖尿病の血糖コントロールとの関連性が理解され，デイサービスを受けない平日に配食サービスを利用することについても家族から協力が得られた。３か月後にはコンビニに行って菓子等を購入することはなくなり，孫の菓子も食べないようになった。これらの食行動は６か月，１年後にも継続した。なお，初回はデイサービス利用に消極的であったが，１か月目に関心期，２か月目に準備期，３か月目には実行期，６か月目には維持期に移行し，６か月後は，本人が意欲的にデイサービスに参加し，１年後も継続した。デイケア利用者の仲間も増え，「楽しみ」という生

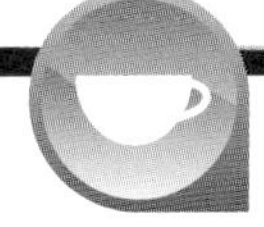

●MNA®-SFとは●

MNA®-SF（Mini Nutrition Assessment-Short Form）とは，簡易栄養状態評価表といい，低栄養状態の評価を行うことができる。最大得点は14点であり，12－14点：栄養状態良好，8－11点：低栄養のおそれあり，0－7点：低栄養と判定している。スクリーニング項目は下記の通りである。

・過去3か月間で食欲不振，消化器系の問題，咀嚼・嚥下困難などで食事量が減少したか。
・過去3か月間で体重の減少があったか。
・自力で歩けるか。
・過去3か月で精神的ストレスや急性疾患を経験したか。
・神経・精神的問題の有無。
・BMI（BMIを計算できない場合は下腿周囲長を測定する）。

きがいの言葉を家族や医療関係者に話すようになり，家族からは，「以前より笑顔が増え，家の掃除などにも自ら進んで行い，近所の敬老会の仲間も増え交流が広がっている」との報告を得た。体重は3か月目に2kg（BMI 20.8 kg/m^2），1年後に8kg（BMI 23 kg/m^2）増大し，握力は6か月後には17 kg，1年後に18 kgまで増大，HbA1c 6.0％，MNA®-SF 13ポイントになった（表9-1「評価」参照）。3か月後，6か月後，1年後の経過と評価は，自治体支援センターのケア会議に参加し情報共有し，討議した。

4. 事例：脂質異常症を併発する肥満患者の個別・集団栄養教育

●対象者

外来に通う26歳の女性，Iさん。統合失調症のため2年前より服薬を開始して以来，体重が増加し，現在ではBMI 31.3 kg/m^2。仕事には就いておらず，家族と一緒に住んでいる。家事を少し手伝うこともあるが，一人で外出することは少なく，日々，テレビやインターネットをして時間を過ごすことが多い。また，テレビを見ながらおやつを食べることが多い。

●初回面接までの経過

最近，疾患の状態がより安定してきたこと，体重増加が問題視されることから，管理栄養士による個人指導が医師よりオーダーされた。

アセスメントからの栄養診断

問題（P）　間食によるエネルギー摂取過剰と，日々の身体活動量が低いことが問題だと考えられる。

原因（E）　抗精神病薬の副作用による体重増加やコレステロール上昇も影響しているが，患者が今までに，食物・栄養に関する知識にほとんど触れてこなかったことに起因すると考えられる。よって不適切な食物選択が摂取量の過剰につながっている。また，一人で外出することに不安を感じており，身体活動量の低さにつながっている。

症状・データ（S）　2年間に10 kgの体重増加。患者が，間食として選択している食品がポテトチップス，おせんべい，チョコレート，アイスクリームなどであること。さらに，日々テレビを見て過ごすことが多いと患者自身が申告していること。

栄養教育計画（個別栄養教育と集団栄養教育の組み合わせ）

集団による3か月の減量チャレンジグループ（週2回，合計24回）への参加と，3か月毎の個別栄養カウンセリングを組み合わせる。

減量チャレンジグループでは，参加者にテキスト（講義内容のリーフレットとセルフモニタリング用の記録表を含む）を配布する。参加者一人一人がグループ初回に具体的な**目標設定と宣言**を行い，お互いに目標を共有することで，励まし合い，支え合う**エンパワメント**，**ソーシャルサポート**の仕組みができている。また，12回にわたる食物・栄養に関する**レクチャー**と**ディスカッション**では，**マインドフルネス認知療法**をベースにし，食物，また食べることに対する自分の思考を客観的に捉え，「食欲」と「空腹感」の違いも学ぶ。グループが実施されていない日もエクササイズを続けることを推奨しており，**セルフモニタリング**も行う。この3か月間で行動変容ステージの**準備期**から**実行期**への移行を目標とする。

マインドフルネス認知療法
自分の思考を一歩離れて観察するという，認知療法の一つ。体重減少においては，生理的な空腹感と衝動的な食欲を区別できるようにする（反応妨害法につながる）。

管理栄養士との3か月毎の個別カウンセリングでは，減量チャレンジグループでの結果を一緒に評価し，次の3か月間の**目標設定**を行う。病院で開催されているエクササイズグループ，その他スポーツグループなど，それぞれの段階で適当と考えられるグループを組み合わせながら，行動変容ステージの**維持期**への移行を目標とする。

実施状況

患者は減量チャレンジグループに非常に積極的に参加した。ディスカッションでも発言が多く見られ，他の参加者を励ます場面も見られた。3か月間の減量チャレンジグループ終了後，日々の運動を自力で継続することが難しいとの感想から，他のエクササイズグループへの参加が望ましいと判断し，他職種と調整を行った。

モニタリングと評価

3か月後のフォローアップのためのカウンセリングでは，患者が食品群について理解し，より健康的な食品選択ができるようになってきている。また，間食の内容が減量には適していないことに自分から気づき，グループで学んだ栄養の知識を家族に教えることにも意欲的であった。この時点で行動変容ステージの**実行期**に移行していた。また，その後の3か月間は，エクササイズグループに参加することで，運動へのモチベーションが維持され，継続的な体重減少につながったと考えられる。エクササイズに関しては，この時点で行動変容ステージの**維持期**へ移行していた。食物選択は減量チャレンジ終了時点で，すでに変化が見られていたが，間食の量を減らすことは困難であった。購入を控える，また本当に「空腹」なのかどうか，自分の思考を客観的にとらえる**マインドフルネス認知療法**の訓練を続けていった。３か月目以降，多少のリバウンドも経験し，体重減少率は低下したが，６か月目以降も体重は減少傾向を続け，１年後には68 kg（BMI 26.6 kg/m²）まで低下した。

実施記録

Ａさんへの栄養教育についての実施記録をSOAP形式でまとめた（表９-２）。

表9-2　脂質異常症を併発する肥満患者の個別・集団栄養教育（実施記録）

0か月目　【初回アセスメント】	
主観的データ（S）	２年前から抗精神病薬による治療が始まり，薬の服用を始めてから体重が10kg（２年間で13%）増加した。 日々間食をすることが多い（ポテトチップス，おせんべい，チョコレート，アイスクリーム）。 現在仕事はしておらず，身体をうごかす機会は，母親と時々一緒に行く買い物程度。 毎日テレビを見たり，インターネットをして過ごす時間が多い。 太ったことは認識しており，痩せたいと思っている。
客観的データ（O）	身長160 cm，体重80 kg，BMI 31.3 kg/m²，空腹時血糖 98 mg/dL，総コレステロール 252 mg/dL LDLコレステロール 178 mg/dL，HDLコレステロール 41 mg/dL，中性脂肪 165 mg/dL 薬：オランザピン（抗精神病薬）
アセスメント（A）	**行動変容ステージ：関心期** **栄養診断①**：問題点（P）食物・栄養に関連した知識不足 病因（E）　現在に至るまで，食物や栄養に関する情報に無関心だった 症状（S）　現在の食物選択（おやつにポテトチップス，おせんべい，チョコレート，アイスクリームを選ぶ） **栄養診断②**：問題点（P）身体活動不足 病因（E）　一人で外出することへの不安感 症状（S）　患者の自己申告（母親との買い物以外，テレビを見て過ごすことが多い）
介入計画（P）	３か月毎に**栄養カウンセリング**を行う。 減量チャレンジグループに参加し，栄養の知識を増やし，エクササイズの機会を増やす。

【減量チャレンジグループ（週2回-全24回)】	
毎週火曜日：栄養に関する講義・ディスカッション（50分）	**毎週木曜日**：エクササイズ・スポーツ（50分）
BMIについて・目標設定 食品群について 適切な食事量について（フードモデル使用） 栄養素表示の読み方 エクササイズとエクササイズ時の水分補給について 生活習慣改善の際の障害を乗り越えよう **マインドフルネス認知療法**を食事に応用（**認知再構成法**） 外食時の料理選択 献立計画の方法 買い物の際の注意点	ウォーキング ジョギング ヨガ バレーボール サッカー ストレッチ

3か月目 【フォローアップアセスメント】	
主観的データ（S）	減量チャレンジグループが毎回楽しみ。 グループ活動の無い日も，自宅でストレッチをしたり，家の周りをウォーキングするようになった。 体重が減って嬉しいけど，最近なかなか落ちなくなってきた。 おやつは相変わらず食べているが，果物やナッツなど以前よりも健康に良いものを選び始めている。 家族が購入するおやつも健康に悪いものばかりであることに気づいた（ポテトチップス，チョコレート，クッキー）。
客観的データ（O）	身長 160 cm，体重 75 kg，BMI 29.3 kg/m^2，体重減少率 6.25 %，空腹時血糖 92 mg/dL，総コレステロール 232 mg/dL LDL コレステロール 158 mg/dL，HDL コレステロール 43 mg/dL，中性脂肪 155 mg/dL 薬：オランザピン（抗精神病薬）
アセスメント（A）	**行動変容ステージ：実行期** **栄養診断：**問題点（P）体重過多 病因（E）　間食の量を減らすことへの不安感 症状（S）　BMI 29.3 kg/m^2，間食からのエネルギー摂取の過剰（300 kcal/日）
介入計画（P）	家族に対し，健康により良い食品・おやつを購入するよう，患者自身が提案を行う。 次の3か月間は，週1回のエクササイズグループへの参加ができるよう，他職種と調整する。

6か月目 【フォローアップアセスメント】	
主観的データ（S）	家族が，患者の意見を取り入れ，購入する食品が変わってきた。 週1回のエクササイズグループはとても楽しいが，もっと参加したい。 運動はしているのに，前ほど体重が減らない。 おやつの種類は以前から変わったけれども，間食はなかなかやめられない。
客観的データ（O）	身長 160 cm，体重 73 kg，BMI 28.5 kg/m^2，体重減少率 4 %，空腹時血糖 95 mg/dL，総コレステロール 225 mg/dL LDL コレステロール 150 mg/dL，HDL コレステロール 44 mg/dL，中性脂肪 157 mg/dL 薬：オランザピン（抗精神病薬）
アセスメント（A）	**行動変容ステージ：実行期** **栄養診断：**問題点（P）体重過多 病因（E）　間食の量を減らすことへの不安感 症状（S）　BMI 28.5 kg/m^2，間食からのエネルギー摂取の過剰
介入計画（P）	口さびしい時には，別の行動で置き換える（散歩やストレッチ）。 次の3か月は，週1回のエクササイズグループに加えて，週1回のスポーツグループへの参加ができるよう，他職種と調整する。

5. 事例：胃がん患者の退院後の栄養食事指導

●対象者

A さん（79 歳，男性）は，胃のもたれと不快感が続いており，体重減少を認めたため病院を受診。腫瘍マーカー（CA-19-9 など）の高値を認め，胃内視鏡（gastrofiberscope：GF）を行ったところ，胃がん（T2,N0,H0,M0,CY0,P0,Stage ⅠB）と診断され，開腹胃全摘術（Roux-en-Y 再建）を施行。62 歳時に左腎細胞がん（左腎摘出術施行）の既往あり。

1）退院時指導

①栄養アセスメント
年齢79歳，身長174cm，術前体重75.5kg，BMI 24.9，術後栄養指導時体重69kg，BMI22.8，
検査結果　TP 6.5(g/dL) ,Alb 3.4(g/dL)，CRP 0.62(mg/dL)，Hb 10.9(g/dL)，Ht 31.1(%)，MCV 94.2 (fL)，MCHC 34.9(%)，BUN 11.9(mg/dL)，Cre 1.12(mg/dL)，Na 135.7(mEq/L)，K 4.8(mEq/L)
輸液　ソルデム3A　500mL
食事指示　易消化全粥食（分割食）を1／2量摂取（病院食以外に水分が摂取できていれば，点滴をOFFに）。
喫食状況　医師の指示通り，易消化全粥食を1／2量摂取。病院食以外に飲水300mL／日程度。
本人の様子　元来，早食いであり，医師・看護師から「よく噛んでゆっくり食べる」ことを繰り返し指導されているものの，食事中から腹部不快感，胸痛などのダンピング症状を繰り返している。

栄養診断
普段の体重は78kgだが手術までの間（概ね1か月ほど）に3%の体重減少を認め，手術によりさらに体重減少し，%UBWは88%（69kg/78kg×100）と，軽度栄養障害と判定される。

②栄養介入，栄養食事指導のゴール
胃全摘術後の食事療法を理解し，実践する。特に，後遺障害を理解し，栄養不良に陥らないよう，術後の経過に応じた適切な食事とする。

③栄養食事指導の展開
導入　胃を全摘し，経口の食事が開始されている。これまでの消化機能と異なることを認識し，食事の注意点を守り実践することが，ダンピング症状などの後遺障害の予防につながることへの理解を高める。
食事指導　胃は，咀嚼し食道から送られてきた食物を一時貯え，消化し，少量ずつ小腸に送り出す機能を有しており，胃全摘により，この機能が失われることから，食事のとり方が重要であることを指導する。
- **胃消化食**　胃全摘術後は，胃の消化機能が失われることから，消化の悪いものは避ける。具体的には，不溶性食物繊維の多い食品，脂肪の多い料理，刺激物などは避け，また，消化管の癒着も考えられることから，腹部症状などに応じて，食事は段階的に進めていく。
- **分割食**　胃の貯留機能が失われることから，1食当たりの食事量を少なくし，その分，回数で補う。このとき，果物のみなど，炭水化物のみとならないように，たんぱく質を多く含む食品群との組み合わせなども考慮する。また，後期ダンピング症状の予防にもつながることを含めて指導する。
- **ダンピング症状の予防**　胃の小腸への送り出し機能が失われることから，前期ダンピング症状が起こりやすくなる。このため，時間をかけてゆっくり食べることが，ダンピング症状の予防につながることを説明する。
- **後遺障害**　胃酸の分泌が失われるため，カルシウム，鉄などの栄養素の吸収低下が考えられる。また，胃壁からの内因子の分泌が失われるため，ビタミンB_{12}の食事性の吸収障害が起こる。鉄欠乏による貧血は術後半年から1年ほどで，ビタミンB_{12}欠乏による貧血は術後3年から5年ほどで起こりうることが知られており，これらのアセスメントは重要である。
- **排便コントロール**　術後は，消化管機能の状態により便性は異なることが考えられる。消化管機能の低下に伴う吸収不良による下痢，逆に，蠕動運動の停滞に伴う便秘も起こりうる。他方，食事摂取量の低下に伴う水分摂取不足による便秘も考えられるなど，排便に影響する食生活は多岐に渡ることを理解し，栄養指導を行う必要がある。

※胃消化食の内容や食事量については，術後の経過に応じて，段階的な増量についても説明する。胃全摘後であり，特定の栄養素の吸収障害とその対応についても説明する。

④モニタリング
Intake　食事摂取量は，食べ方によっても変化するため，食事に要す時間，咀嚼状況，水分の摂り方についてもモニタリングを行う必要がある。また，摂取内容についても，主食を全量摂取し副食を全く摂取しない場合はたんぱく質不足が懸念されるため，食事量とともに，食事摂取内容についても確認する。
Out　排尿・排便・排液などのoutを確認することで，intakeも推察できることから，モニタリングを欠かさないこと。
バイタル　体温は，創部感染，誤嚥などの炎症に伴い上昇することから，これらの有無を推察できることから重要である。血圧は，水分摂取不足，下痢や排液のoutoverなどに伴う，循環血流量の減少による血圧の低下を推察できることから重要である。
血液検査　TP，Albと合わせてCRPを確認。食事状況や下痢の状況を確認し，合わせてBUN/Cre，Na，Kなどを確認する。

2）退院後１か月

①栄養アセスメント
退院時体重（退院時栄養指導時）69kg，BMI22.8，退院後１か月時体重　68kg，BMI22.5
検査結果　TP 6.7(g/dL)，Alb 3.7(g/dL)，CRP 0.08(mg/dL)，Hb 11.4(g/dL)，Ht 34.6(%)，MCV 98.0(fL)，MCHC 32.9(%)，BUN 17.0(mg/dL)，Cre 1.23(mg/dL)，Na 140.5(mEq/L)，K 4.7(mEq/L)
食事指示　分割食，体調を見ながら徐々に通常内容へ。
喫食状況　食欲が湧かない，食事が怖いなどの理由でお粥のまま。食事量は，手術前の１/２程度。間食は，果物程度。水分は，食事以外に麦茶を500mL程度。
本人の様子　食後の腹部の不快感は続いており，食欲は湧かないと訴えあり。間食は果物程度。体重が増えないことに対する不安も強い。

栄養診断
普段の体重は78kgほど。退院後，さらに体重減少を認めており%UBWは87%（68kg/78kg×100）と，軽度栄養障害と判定される。

②栄養介入，栄養食事指導のゴール
胃全摘術後の食事療法を理解し，実践する。特に，後遺障害を理解し，栄養不良に陥らないよう，術後の経過に応じた適切な食事とする。

③栄養食事指導の展開
導入　退院後の自宅での食事について，患者さんとご家族に，食事状況を確認する。胃全摘後は，概ね3～6か月程度，体重は減少傾向にあることは想定内であり過度な心配は不要であることを説明する。食事については，体調に応じて段階的な増量を検討する。
食事指導　分割食の内容，食事内容，飲水量，ダンピング症状，後遺障害，排便コントロールなどについて確認・指導。
- **分割食**　退院時指導のように，分食の内容が，果物・菓子パン・クラッカーなど，炭水化物中心である患者は少なくないため，たんぱく質の摂取状況についても確認する必要がある。
- **食事内容**　消化の良い食事について，過度な制限を長期間行うことにより，エネルギー，たんぱく質，鉄などの摂取不足に陥る患者は少なくない。術後の経過や腹部症状等に応じて，適切な食事を指導する必要があるため，主治医との連携，情報共有が重要である。退院後，概ね１か月を過ぎると，よく噛んでゆっくり食べること，食事量はこれまでと同様であるが，食事の内容に関しては，過度な制限ではなく，段階的な食事内容の増量にさしかかる時期であることから，主治医に確認しておく必要がある。水分摂取量は，尿・便への排泄に影響することから，水分摂取状況についても聞き取り，適切な指導を行うことが重要である。特に，食後に水分を摂ろうとすると，食事量にこの水分量が加わった体積となるため，消化管への負担となるため，食間などでの摂取についても指導できるとよい。
- **ダンピング症状**　胃全摘術後の場合，一生付き合っていかなければならい。患者さんの生活状況に応じた支援をしていく必要がある。いつ，どんなタイミングでどのような症状が起こるのかをアセスメントすることで，前期ダンピングか後期ダンピングかにより，食事指導内容が異なることを理解しておく必要がある。
- **後遺障害**　胃切除術の患者では，貧血を有する患者は少なくないため，摂取状況，術後の経過期間，検査状況などから，貧血のアセスメントを行い，適切な栄養指導を行う。

④モニタリング
体重　自宅では，体重変化が摂取栄養量の過不足を容易に評価できる。一方で，体重測定が患者の心理的な負担とならないように配慮することも必要である。術後は，概ね3か月～6か月で体重が回復してくることが多いことを理解したうえで，患者心理を踏まえつつ，適切なアドバイスを行うことが重要である。
Intake　食事摂取状況（内容と量），食事に要す時間，咀嚼状況，水分の摂り方，などを確認する。ダンピングや貧血のアセスメントなどに必要であるため，術後の後遺障害を理解したうえで，摂取状況を確認することが重要である。
Out　排尿・排便・排液などのoutを確認することで，intakeを推察できることを理解し，確認することが重要である。

3）退院後3か月後

①栄養アセスメント

退院後1か月時体重　68kg，BMI22.5，退院後3か月時体重　65kg，BMI21.5

検査結果　TP 6.8(g/dL)，Alb 3.9(g/dL)，CRP 0.02(mg/dL)，Hb 12.1(g/dL)，Ht 35.6(%)，MCV 95.4(fL)，MCHC 34.1(%)，BUN 23.5(mg/dL)，Cre 1.19(mg/dL)，Na 140.3(mEq/L)，K 4.3(mEq/L)

食事指示　分割食，食事内容に制限なし（体調に応じて自己にて調整）。

喫食状況　食欲不振あり。食事量は，ほとんど変わらず手術前の1/2程度。間食は，果物程度。水分は，食事以外に麦茶を500mL程度。

本人の様子　体重がさらに落ち，筋肉が落ちたとの自覚あり。食事が思うように取れないことへのいらだちも見受けられる。食後の腹部の不快感は続いており，食欲は湧かないと。

栄養診断

普段の体重は78kgほど。退院後さらに体重減少を認めており%UBWは83%(65kg/78kg×100)と，中等度栄養障害と判定される。

②栄養介入，栄養食事指導のゴール

胃全摘術後の食事療法を理解し，実践する。特に，後遺障害を理解し，栄養不良に陥らないよう，術後の経過に応じた適切な食事とする。

③栄養食事指導の展開

導入　退院後3か月程度経過し，体重は徐々に下げ止まる時期に差し掛かってきたことを説明。自宅での食事について，食事状況を確認する。胃全摘後は，概ね3～6か月程度で，体重は下げ止まることが多いことを理解したうえでで患者心理を踏まえつつ，適切なアドバイスを行うことが重要である。食事については，食事内容に特別な制限を設けることは少ないため，過度な制限となっていないかを確認することも重要である。

食事指導　食事内容，分割食の摂り方，飲水量，ダンピング症状，後遺障害，排便コントロールなどについて確認・指導。体重減少が気になる患者には，分割食として，濃厚流動食の利用についても提案する。

食事内容　退院後3か月が経過すると，一般的には，食事内容に制限はなくなることが多いため，過度な制限を設けていないか，バランスの良い食事が取れているかなど，確認しながら，栄養指導を行うことが重要である。体重減少が著しい場合には，食事状況に応じて，補助食品として，濃厚流動食などの紹介をする場合もある。

④モニタリング

体重　自宅では，体重変化が摂取栄養量の過不足を容易に評価できる。一方で，体重測定が患者の心理的な負担とならないように配慮することも必要である。

Intake　食事摂取状況（内容と量），食事に要す時間，咀嚼状況，水分の摂り方，などを確認する。ダンピングや貧血のアセスメントなどに必要であるため，術後の後遺障害を理解したうえで，摂取状況を確認することが重要である。

Out　排尿・排便・排液などのoutを確認することで，intakeを推察できることを理解し，確認することが重要である。

貧血　胃全摘に伴う鉄欠乏性貧血について，モニタリングを行う必要がある。（内因子が分泌されないことに伴うビタミンB_{12}の吸収障害による大球性貧血も念頭に置きながら，Hb，MCV，MCHCなどをモニタリングし，適切な食事指導を行う。）

脱水　in（食事状況）－out（排便状況など），BUN/Cre比，Alb値，Na値などをモニタリングし，適切な栄養食事指導を行う。（水分欠乏型，Na欠乏型かを確認し，適切な指導を行う。）

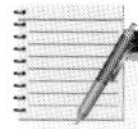

傷病者への栄養教育上の留意点まとめ

傷病者への栄養教育は医師の指導のもと治療の一環として，医師や看護師をはじめとする医療スタッフと連携して行われる。

疾患・病態についての知識とともに，体重やBMIの身体指標だけでなく臨床検査指標や服薬状況も含めアセスメントを行い，認知行動理論，トランスセオレティカルモデルなどの理論をもとに計画を立案し，栄養教育を実施する。

第10章 障がい者の栄養教育

障がい者（児）の栄養教育の最終ゴールは，栄養状態の改善や維持，あるいは食べる楽しさの充実をはかることを通じて，社会参加の機会の確保および地域社会における共生，社会的障壁の除去に資することである。特に，障がい児に対しては，低栄養のリスクや原因を早期に把握し改善することによって，適正な成長・発達を支援することにつながる。

1. 障がい者の栄養教育の特徴と留意事項

（1）制度と基本理念

障がい者の栄養教育は，**障害者総合支援法**の理念に掲げられた「日常生活・社会生活の支援が，共生社会を実現するため，社会参加の機会の確保及び地域社会における共生，社会的障壁の除去に資するよう，総合的かつ計画的に行われること」をめざす。また，障がい児を対象とする場合には，児童福祉法に基づいて入所施設における栄養ケア・マネジメントや通所支援の一環として栄養教育が提供される。学童に対しては，障がいがあることにより，通常の学級における指導だけではその能力を十分に伸ばすことが困難な子どもたちについて，個別の障がいの種類・程度等に応じ，特別な配慮の下に，特別支援学校や小中学校の特別支援学級，あるいは通級において栄養教諭等による適切な食育や栄養教育が行われる。これら障がい者への栄養教育は，入所施設においては，介護保険施設同様に栄養ケア・マネジメント（障害福祉サービス等報酬では，栄養マネジメント加算）が導入されているので，管理栄養士による栄養相談が位置づけられている。さらに，地域の相談支援の拠点である基幹相談支援センターの相談員等や地域関係機関のネットワークを活用した切れ目のない連続的な情報連携が重視され，本人・家族に対する適切な情報提供や養育者に対する子育て支援を重視した栄養教育の取り組みが求められている。

障害者総合支援法
正式な法律名は，障害者の日常生活及び社会生活を総合的に支援するための法律。

栄養相談
双方向的コミュニケーションを重視し指導とは言わない。

（2）アセスメントの要点

1）既存資料や関連担当者からの情報収集

対象者の栄養・食事に関わる主障害，原疾患，併存症（糖尿病，高血圧等），障害区分等による身体障害，知的障害，精神障害（発達障害を含む）等の個別の特性，生活機能の障害程度による食生活支援の必要性を把握する。80項目からなる障害区分判定調査には，平成26年4月より健康・栄養管理が追加され，体調を良好な状態に保つために必要な健康や栄養面の支援や多飲水，過飲水，食事開始前の食べやすくする支援などに関する情報が含まれるようになった。この判定調査から移動や動作に関連する項目（座位保持，移動，褥そう，嚥下等），身の回りの世話や日常生活等に関する項目（食事，口腔清掃，栄養管理，調理，買い物等），意思疎通に関連する項目（視力，聴力，コミュニケーション，説明の理解，読み書き，感覚過敏・感覚麻痺），行動障害に関連する項目（感情が不安定，昼夜逆転，異食行動，過食，反すう，多飲水，過飲水等），特別な医療に関する項目（栄養補給法，透析など）からの事前情報や介護者，養護者の状況，経済的状態などの事前情報を把握する。

食べやすくする支援
食べ物を食べやすくするために，前もって小さく切る，ほぐす，皮をむく，とろみをつける，骨をとる等の支援を行うこと。

2）栄養状態，食べることの障害となる課題

BMI（必要に応じて身長計測は5分法，膝高値からの推算などを行う），体重減少率，子どもでは成長曲線等（身長，体重）による静的・動的評価，また，必要な場合には血液検査値，習慣的な食事摂取状況等が用いられる。さらに，食べるところの観察（ミールラウンド）を行い食事中にあらわれる諸症状や食環境（食事時，買い物，食事準備，食材保管等の環境）から食べることの障害となる課題を把握する。

3）介護や養護にあたる家族の知識，態度，価値観等

特に，母親が障がい児の摂食機能の発達に対応した食事形態の選択や食べさせ方の知識不足や誤認のために，適切なエネルギーやたんぱく質量が提供されていないために成長障害を引き起こしていなか等を確認することが求められる。また，介護や子育てを担当する家族の食事準備に対する不安やストレス状況も把握する。

（3）計 画 作 成

アセスメントから把握された低栄養等の栄養の課題の重大性と解決のための実行容易性の両面から優先性を決定し計画作成を行う。この場合，障がい者の栄養・食事に関わる課題の解決や食生活支援は，関連する他の専門職や教員，あるいは，関連する他組織の担当者との協働で行われることになるので，関連担当者への情報提供やコンサルテーションあるいはカンファレンスが計画に組み込まれる。

栄養教育の形態は，アセスメントから把握された個別の課題を解決する必要があるために個別面談を重視するが，同じ課題を抱える障がい者，介護者・養護者が課題とその解決の方途を共有できるようにグループ・カウンセリング，ピア・カウンセリングなどを組み合わせてグループダイナミクスやモデリング学習を効果的に活用する。さらに，エンパワメントの手法を取り入れてセルフヘルプグループの育成を図っていくようにする。さらに，本人ならびに介護者や養育者のストレス管理には十分に配慮する。

教材は，障がいの個別性に応じたものを用い，事前に活用可能か，理解できるか，興味があるかなどの形成的評価により適切に修正を加える必要がある。

（4）目標の設定と評価

障がい者の栄養教育の評価期間は，入院時から退院時まで，あるいは，その人の一生涯にわたる場合もある。目標や評価の指標も，QOL，死亡，入院，併存疾患の発症，障害区分，生活機能，就業，欠席日数，熱発回数，成長曲線による発達状況，低栄養あるいは過剰栄養，食事摂取状況，食事形態等，栄養教育の対象者や実施場所によって様々である。しかし，障がい者への栄養教育そのものが，未だ病院，施設，通所，訪問あるいは学校において十分に行われておらず，その評価に関するデータの蓄積も十分にされていないのが現状である。そこで，栄養教育を実施した場合には，施設の栄養ケア・マネジメントにおける評価期間を踏襲して，実施前，1か月，3か月，6か月あるいは1年後の評価を行い，データを集積していくことが求められる。

2. 事例：自閉症児の病院外来での個別栄養食事指導

●連絡ルートと事前情報の収集

～母親，病院外来および特別支援学校の管理栄養士の3者連携と特別支援学校でのピアエデュケーションへの展開

思春期の自閉症児の母親が病院の担当医師から，子どもの体重減少を指摘され，管理栄養士による外来栄養食事指導を受けるように言われた。病院の管理栄養士は，カルテ等から基本情報や成長曲線を確認した。さらに母親を通じて，子どもが通学する特別支援学校の管理栄養士に子どもの給食時の問題についての情報提供を依頼した。母親と病院ならびに特別支援学校の管理栄養士が協力し栄養教育に取り組み，3か月間の病院外来栄養食事指導実施後は，特別支援学校に設置された子どもと母親に対しての課外のピアエデュケーションへの参加を，さらに，その後はセルフヘルプグループへの参加を勧めた。

アセスメント（担当者：病院外来栄養食事指導担当管理栄養士）

対象者の基本特性	15歳　男子　自閉症，母親（全面的な食事準備および自宅支援者）
身体状況	過去1年間に入院歴，救急搬送はない
日常行動	移動自立，食事自立，排便自立
栄養状態	身長152.7 cm（-2.3 SD），体重33.2 kg（-2.3 SD） 最近1か月の体重減少1.5 kg，低体重（BMI14.2 kg/m^{2}vs性年齢標準BMI 20.6 kg/m^2），体重の成長曲線は下方に逸脱している。感覚過敏なし，麻痺なし，不随運動なし，筋力低下なし
食事形態	普通食
特別支援学校の管理栄養士の給食時観察（ミールラウンド）から提供された情報	日常的に反芻（食後），一品食い，早食い（1日の食事時間10分）が見られ，丸のみ，詰め込み，盗食が時々見られる。食事摂取量については，特別支援学校における給食は全量（約730 kcal）が1か月継続。

アセスメントからの問題把握

問題（P） 経口摂取量の不足，エネルギー・たんぱく質の欠乏

原因（E） 家庭での朝，夕の食事量が少ない。早食いや丸のみの食行動を要因とする消化吸収不全。

徴候・症状（S） 体重減少（1.5 kg/月），身長 -2.3 SD，体重 -2.3 SDの成長障害，低体重（BMI 14.6 kg/m^2），食行動の問題（反芻，早食い，丸のみ等）

病院管理栄養士による個別栄養食事指導計画

インフォームド・アセント
法的な規制を受けない未成年者が与える積極的な同意のこと。年齢や発達にあった説明をすることが必要となる。

対象者 母親と子ども（子どもに対するインフォームド・アセントの実施）

場所 病院外来の栄養相談室

病院管理栄養士による個別相談（45分×２回×３か月 全６回），メール相談（随時）

目標設定

結果（アウトカム）目標	・母が児の必要栄養量を確保できる食事量について理解し，成長曲線に沿った身長・体重増加（１年後）をする。 ・子どもが在宅での朝・夕，間食等の食事を食べていること，楽しんでいることを母子ともに共感できるようにする。
学習目標	・母親が児の必要栄養量を充足できる食事内容と食事量，食品の選択や献立に関しての知識を習得する。 ・子どもが現在問題としている食行動について母が認識し，適切な食べ方を理解する。 ・母親が食事内容や食事量と身長・体重の増加の関係性について理解する。 ・３か月終了後は，特別支援学校の課外活動である自閉症の子どもと母親のピアエデュケーションへの参加意欲を向上させ，さらに，食事計画，買い物，調理の協働活動や共食などの体験学習やストレス管理方法の習得を通じて，子どもの就労支援につなげるとともに母親の養育負担を継続して軽減する。
行動目標	・母親が児の必要栄養量を充足できる食事内容と食事量を提供できる食事準備技術について習得し，自宅で継続的に適切な食事準備ができる。 ・子どもが現在問題として持っている食行動を理解したうえで適切な食べ方を子どもに教育する技術を習得する。 ・母親が定期的に体重の計測を行い体重変化のチェックができるようになる（**セルフモニタリング**）。 ・子どもが食事時に食べることに集中し，楽しむことができるようになる。
環境目標	・在宅で子どもが食事に集中できる静かな，余裕のある環境を整備し，その後は，家族や友人と食事が楽しくなる共食環境を整備する。
実施目標	・母親からの在宅の食事の内容，準備，環境や養育に関する不安や要望の傾聴を主とした栄養相談を行う。 ・母親は子どもの体重の記録・食事写真，気づいた課題等のセルフモニタリング表を管理栄養士に情報提供する。 ・母親の不安や課題は管理栄養士にメール相談をする。 ・母親自身が特別支援学校の給食時の体験をもとに，管理栄養士とともに具体的なアクションプランを毎回作成する。 ・３か月後に，目標が達成していれば，特別支援学校において開催している自閉症の子どもと母親のためのピアエデュケーションへの参加を勧める。

教材・学習形態・理論・モデル・多職種連携

教材　体重がプロットされた成長曲線，母親による朝，夕食の食事の写真や食事時の問題行動のモニタリング表，特別支援学校での給食時の子どもの様子と給食献立

学習形態　個別相談，メール相談　体験学習

理論・モデル　傾聴，母親の内潜行動への対応，ヘルスビリーフモデル，自己評価，セルフモニタリング，インフォームド・アセント，認知再構成法，セルフエフィカシー，体験学習，ピアエデュケーション，ストレス管理，セルフヘルプグループ

多職種連携のためのコーディネーション　母親を通じた特別支援学校の管理栄養士，担当教員との情報交換と連絡調整，母親の許可を得て，特別支援学校の管理栄養士との相互連絡，病院外来栄養食事指導終了後の特別支援学校のピアエデュケーションへの参加の勧告と調整（病院管理栄養士による特別講師を含めて）

実施状況

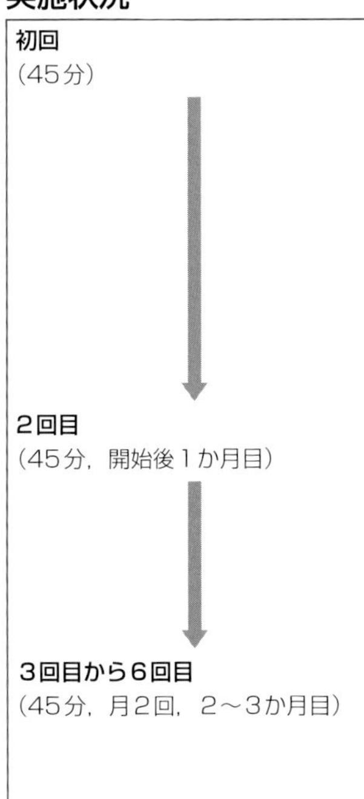

初回 （45分）	本人と母親への管理栄養士による個別栄養相談（外来栄養相談室）。母親の食事や体重減少に対する不安の**傾聴**を主にした（**内潜行動への対応**）。母親から日常の食事の説明を行ってもらい（**自己評価**），管理栄養士から補充する食品と内容を解説した。成長曲線の体重の問題把握についても解説し，**ヘルスビリーフモデル**によって低栄養障害の脅威について解説した。母親には，特別支援学校の給食時に訪問してもらい，子どもが完食している様子（**体験学習**）の見学を勧めた。子どもと母親から，学校給食訪問の同意が得られた（**インフォームド・アセント**）ので，管理栄養士から学校の担任と管理栄養士宛の依頼状を母親に渡した。
2回目 （45分，開始後１か月目）	母親が特別支援学校の給食訪問後に実施。母親の見た子どもの食事時の様子や給食の量や内容の観察の気づき，担任や管理栄養士から聞いた食事時の課題を母親に解説してもらった。また，母親の話をもとに，自宅での朝・夕の現在の食事内容，量の修正すべき点とその具体的な取り組みの手順を管理栄養士が解説し，母親自身に日常の食事の修正すべきポイントと実行の優先順位を書いてもらった。
3回目から6回目 （45分，月2回，2～3か月目）	スマートフォンの写真を用いて記録された自宅での食事内容，食事量を確認し，体重の計測記録を**セルフモニタリング**してもらい，食事摂取に関わる問題を解決するための実施すべき具体的な行動や事項の計画の見直しをその都度実施した。3か月後の最終日（6回目）には，体重減少がないことが確認でき母親の行動目標も達成されたので，特別支援学校で開催している自閉症の子どもと母親のための**ピアエデュケーション**への参加を勧めた。

ピアエデュケーションには病院管理栄養士もファシリテーターとして参加。
①食べることの大切さと楽しさ
②子どもとお母さんが一緒に家庭で作る簡単健康食事計画の作成
③子どもとお母さんのための食事の買い物・簡便調理の協働体験学習
④共食の楽しさの体験学習
⑤母親の養育上のストレス管理のためのリラクゼーション
⑥お母さんと子どもによるプレゼンテーションのプログラムと修了式からなる（月1回6か月間）。
その後は，母親と子どもの参加できるセルフヘルプグループ（自助集団）を紹介したところ，子どもの体重減少はみられず，母親は現在，ホームページ作成，研修会やレクリエーションの企画や活動に自発的に参加している。

評価

母親のアドヒアランスは10段階中10点と高かった。結果目標は３か月後には約６割程度達成され，母親の学習，行動，環境，実施の目標は全て３か月後には達成された。それ以降は，体重を１か月ごとに測定し，成長曲線で確認しながら，母親の写真による食事提供記録とメール相談は自由意志に任せた。また，特別支援学校の放課後に設置された自閉症の子どもの自立支援と養育者のストレスの軽減を目的としたピアエデュケーションを紹介し，１年後には結果目標を達成することができた。子どもと母親には，楽しく買い物し，食事づくりや食べる様子がみられるようになったため，その後は，自主活動のセルフヘルプグループを紹介した。

栄養教育の見直し・改善

母親の養育ストレスは10点中９点と自己評価では高くなっていたが，管理栄養士が母親の不安感と向き合い，これを軽減するために明るく前向きにアセスメント結果の説明を行った。自宅では，主食の量を増やし，簡便な卵かけご飯やパンは牛乳を用いてフレンチトーストにすること，牛乳，乳製品，卵等を主原料とした市販の菓子類よりたんぱく質を充足することを提案したので，母親は容易に受容し行動できた。また，母親は，特別支援学校の給食時の子どもの様子を学校の担任や管理栄養士と一緒に観察し課題を聞くことにより，給食と自宅の食事を比較して，自宅の食事の問題を把握し，食べる環境や食具，介助方法に対する適切なあり方を認識し，在宅での課題を解決していくことができた。結果以外の目標は全て3か月目までに達成ができた。その後は，食事づくりや共食を子どもと母親が楽しめるように，特別支援学校に設置された放課後のピアエデュケーションへの参加が目標達成に大きく寄与した。自閉症の子どもを持つ母親たちのセルフヘルプグループに継続的に参加し，外来の栄養食事相談に再来することはなかった。

3. 事例：身体障がい児（脳性まひ）の個別栄養相談

> 連絡ルート
>
> 障害者通所施設を利用する17歳の脳性まひがある女子の母親（食事作成・食事介助担当者）から娘の低体重が不安であると，施設の管理栄養士に連絡があり，個別の栄養相談を行った。管理栄養士は，施設の医師や他の専門職，特別支援学級の担任や管理栄養士とともに連携して栄養相談を進めた。

アセスメント

管理栄養士は，施設保管の女子の基本情報およびこの１年間の成長曲線の確認および通所時の食事観察を行うとともに，自宅の食事１週間の写真をスマートフォンで撮るように母親に依頼した。

対象者の基本特性	17歳　女子　脳性まひ　てんかん
身体状況	過去1年間に入院歴はない。四肢まひ，側弯　下肢変形 上肢・下肢筋力低下，移動，排便の部分介助，食事自立
投薬	テグレート（抗てんかん薬，350 mg/日）
栄養状態	身長153 cm（仰臥位），体重27.5 kg　低体重（BMI 11.5 kg/m²），身長，体重の成長曲線からの逸脱，最近1年間で3％の体重減少（体重減少1 kg/12か月）
特別支援学級管理栄養士の給食時観察（ミールラウンド）から提供された情報	・食事摂取量　7割（約300 kcal）摂取1週間継続 ・姿勢保持がうまくできない ・特別の自助具を長年使用してきているが，大きく重すぎて疲れてしまい，食事中の休む時間が長い ・食事拒否，食事に集中できない，食べ物の詰め込み
自宅の食事評価（近時1週間の食事（朝・夕，間食）の写真による評価）	・主食（ごはん，パン）の摂取が1食のみである ・バターや肉類の摂取がない

アセスメントからの問題把握

問題（P）　意図しない体重減少

原因（E）
- 女子は，14歳から15歳の6か月間に2.7 kgの著明な体重増加があったため，母親による自宅でのエネルギーの過剰な制限が現在まで継続していた。
- 姿勢保持困難（対応可能）
- 食事に集中できない，食べ物の詰め込みなど（対応可能）
- 母親の適切なエネルギー摂取ための献立の知識の不足，家庭での朝，夕の食事量が少ない。早食いや丸のみの食行動を要因とする消化吸収不全。

徴候・症状（S）
- 主食や脂肪摂取不足による摂取エネルギー不足
- 体重減少（1 kg/年），低体重（年齢別身長別標準体重の56%）
- 食事姿勢，介助方法，食具の不適切な状況

栄養相談計画

対象者　母親と女子（女子に対するインフォームド・アセントの実施）

場所　通所施設の相談室およびミールラウンド時

常勤管理栄養士による個別相談（45分×2回/1か月×3か月　全6回）

目標設定

結果（アウトカム）目標	・女子の体重が障がいを考慮した適正体重まで増加すること。 ・女子の母親が低栄養に関する不安を解消し，食事を楽しんでいることに共感できること。
学習目標	・障がいがあっても健康に生活できるエネルギーや栄養素の摂取を目指した食事内容や食事量について，母親の理解を深める。 ・母親が在宅時食事の適正な姿勢保持や介助方法，適正な食具の選択の知識と実践力を習得する。

行動目標	・母親が女子の体重増加に直接結びつくエネルギーや栄養素の摂取を目指した食事内容や食事量の提供ができる。 ・母親が在宅時食事の適正な姿勢保持や適正な食具の選択と食事介助を日常的に実践できる。
環境目標	・女子が食事に集中できる環境や食事が楽しくなる環境（静かな環境と余裕のある時間）を整備する。
実施目標	・管理栄養士は目標とする体重を母ならびに他のスタッフと協議のうえ設定し，目標体重に基づいた必要栄養量を設定する。 ・母親の食事準備，介助方法に関する不安の管理栄養士による傾聴（1か月毎に3回）を行う。 ・母親が施設の食事時に来訪し，適正な献立，姿勢，食具，介助方法の観察による体験学習を行う（1か月毎3回）。 ・在宅での食事内容，量，食事時の姿勢，食具，介助方法，食事環境整備のセルフモニタリングを実施する。

教材・学習形態・理論・モデル・多職種連携

教材　写真（提供献立写真，ミールラウンドでの問題の提示），体重曲線，計画案（修正可能なもの）

学習形態　個別相談，食事時の観察による体験学習，撮影写真を用いたセルフモニタリング

理論・モデル　傾聴，母親の内潜行動（不安）への対応，体験学習，セルフモニタリング，女子へのインフォームド・アセント，オペラント強化，認知再構成法，スモールステップ法，セルフエフィカシーの向上

多職種連携のためのコーディネーション　通所施設担当者である，生活支援委員，看護師，言語聴覚士とのミールラウンドと対処方法の議論と計画の確認，特別支援学級の担当教員，管理栄養士，栄養教諭への連絡調整

実施状況

初回 （45分）	通所事業所での食事観察**体験学習**を母親と管理栄養士が行った後，本人と母親に相談室において，管理栄養士が栄養相談を行った。管理栄養士は母親の子どもの食事や体重減少に対する不安を**傾聴**し，母親から日常の食事の写真説明（**セルフモニタリング**，**自己評価**）を女子と一緒に**傾聴**した。管理栄養士からは，通所での食事時の姿勢（椅子の背にクッションを入れたこと，足が踏ん張れるように台を入れたこと，食具（一回り小さなスプーンに変えたこと），食べる環境（落ち着けるように窓側にしたこと），食事介助上の問題（口の中に食べ物がないか確認するようにして，ペースをゆっくりにしたこと）等の担当専門職が対応して改善したポイントを説明した。給食での食事や脂質を含む食品の提供内容や量について，母親が説明した写真との違いを母親と子どもに解説した（**インフォームド・アセント**）。成長曲線上の現在の体重減少の状況を説明し，自宅で実践できることの優先順位をつけて母親に計画書に記載してもらった。

2回目 （45分，開始後１か月目）	女子の体重測定後に，施設給食での女子の様子の観察を母親と管理栄養士が行った後，本人と母親に栄養相談室において，管理栄養士が栄養相談を行った。母親の不安が継続しているかどうかを傾聴し，１回目の計画通りに実践できたところ，できなかったところを解説してもらった。できたところはほめ（**オペラント強化**），できなかったところは，実践しやすいように再度説明し，提供すべきエネルギー，たんぱく質量が母親の認識と異なるところがどこかを再度説明した（**認知再構成法**）。そのうえで計画の修正を行ってもらった。 その後，１か月２回ずつ，女子の体重測定，母親と管理栄養士による食事観察，セルフモニタリング結果（写真）による母親からの説明，管理栄養士による補足説明やコメント，計画の修正を２か月間繰り返した（**スモールステップ法**）。

評価

母親のアドヒアランスは10段階中10点と高かった。結果目標は１年後に達成され，母親の学習，行動，環境，実施の目標は全て３か月後には達成されたので，３か月以降は，体重を１か月ごと測定し，体重の変化を確認しながら，母親の通所施設での食事観察と栄養相談は自由意志に任せた。母親は，３か月以降は，２か月に１回は来所し，女子の食事の様子を観察し，食事後に10分程度，管理栄養士に継続できていること，子どもに楽しく食べる様子がみられるようになったことなどが伝えられたので，大いに褒めて継続を支援した。

栄養教育の見直し・改善

母親のヘルスリテラシーが高かったので，アセスメントから問題を明確にして情報を提供し，食事制限が必要と信じていた誤った認識を再構成できた。また，食事内容や量ばかりでなく，食べる姿勢や食具，介助方法の適切な情報を提供することによって母親の不安も解消し，結果目標以外は３か月目に達成ができた。３か月後は本人の自由意志に任せ，生活習慣化を支援し，１年後には結果目標が達成された。また，通所施設の管理栄養士は他の専門職とともに行ったミールラウンドによって把握された問題への対処を多職種が協力して行うことによって，母親と他の担当職種とのコミュニケーションが円滑となり，母親は在宅での食事の取り組みに関する質問や確認などを今後もすることができるようになった。さらに，特別支援学級の担任や管理栄養士からも，母親を通じて情報提供事項に対する確認の連絡をもらい，特別支援学級においても姿勢や介助方法，提供する食事の内容と量などの改善が行われたことが目標達成に寄与したと考えられる。

4. 事例：特別支援学校での栄養教育～栄養教諭と給食の役割

特別支援学校の肢体不自由や知的障害の児童生徒の栄養教育は，個別の障がいの状況に応じて行うことが必要である。「食べること」：すなわち食べ物を目で見て，香りをかぎ，口唇で温度を確認する等の一連の動作は，視覚や摂食・嚥下の機能の発達や障がいの特性によって大きく影響を受ける。特別支援学校の給食には，おいしさ，安全性，食物アレルギーへの配慮のみならず，児童生徒の食べる機能を引き出すための教材としての役割があるが，学習の効果が表れるまでには多くの年月を要する。栄養教諭は，給食の食形態を個別の児童生徒の“食べる”機能に応じて調整するとともに，教員や関連職種を対象とし，給食を教材とした誤嚥や窒息のリスクを含めた栄養教育を通じて，これらの職種と協働して適切な支援につなげていくことが求められる。また，特別支援学校における毎日の給食は，栄養や水分補給のみならず，「食べること」に関わる機能訓練や食べる楽しみを提供する場として，一部が自立活動の授業時数に含まれている。

特別支援学校の栄養教諭の役割は，給食管理と食育のコーディネーターである。児童生徒の個別の障がいの特性に適切に応じた給食や教材の提供，掲示物の工夫，環境整備を充実させて，食育に取り組むことが求められている。また，栄養教諭が教員との連携を図り情報提供を行うことによって，職員は，「食に関することは，まず栄養教諭に聞いてみよう」と認識するようになり，それぞれの専門性を生かしたチーム活動が実践される。

(1) 肢体不自由教育部門「日常生活の指導」

小中高３学部の全児童生徒を対象として，「給食」（注入を含む）をキャリア教育研究のテーマとし，食育の一環として行った[1)]。栄養教諭は，経管栄養（注入）および普通食の利用別に，校内研修等を通じて教員へ食育の視点や給食の食形態についてのコンサルテーションを行った。（指導案　表10-１，10-２）

(2) 知的障害課程中学部３年「生活（家庭科）」

中学部の生徒が，日常生活の中で自分ができることを増やすため，食後の食器洗いを題材とした授業に，ゲストティーチャーとして栄養教諭が参加した。生徒は，自分が給食で使った食器を洗い，「皿洗い名人」と称した栄養教諭と一緒に，きれいに洗えたかどうかをヨウ素でんぷん反応を用いた「汚れみえーる」で確かめるという内容であった。生徒は，はじめはスポンジを用いて皿洗いができなかったが，２か月の継続で，食器洗い手順表を確認しながら，スポンジを持ち，泡立て，しっかりと食器を支えて丁寧にこすり洗いし，水ですすぎ，拭くという一連の流れを理解し実践できるようになり，自信を持ち満足そうな表情が見られた。

表10-1　特別支援学校（肢体不自由課程）での食育事例

●経管栄養グループの児童生徒への学習指導案（指導者：担任○○，栄養教諭○○）

①ねらい：給食時間を意識し一日の生活の流れを認識させ，友達や教員とともに安心して楽しい雰囲気を感じることができるようになる。

②食育の視点：楽しい雰囲気を感じながら，食事（注入）の大切さとリラックスして過ごす力を身につける（食の重要性，心身の健康，社会性）。

③学習指導過程

活動内容	栄養教諭および教員の支援
・友達と一緒に「いただきます」のあいさつをし，食事時間を意識する。	・準備の音や教員の会話を感じさせ，食事の準備を意識させながら，安楽な姿勢でいられるよう常に確認し，注入に適した姿勢を整える。
・注入開始時，自分の栄養剤の香りや温かさをかぎ，食事時間を自覚する。	・受動的で緩慢になりがちな注入児童生徒の生活のリズムを身につけるため，栄養剤の空き袋を近づけ，香りを確認させ，給食の時間を意識させる。
・給食の香りや器の温かさを体験する。 ・お椀や果物に触れた時に給食の時間であることを自覚し，目や指先を動かして意思を表す。	・献立紹介をしながら，給食の香りや器の温かさに触れさせ，感じさせる。 ・教員が食べる音や香りは時間間隔を学ぶ要素となるので遠慮せずに食べ，共に時間を過ごすように「今日のフライはサクサクだよ」などと声をかける。
・覚醒して呼吸状態を安定させ身体の筋緊張を緩めるように，音楽などの音に耳を傾ける。	・表情の変化やパルスオキシメーターの数値を確認し，体調を把握する。 ・音の出る絵本・好きな音楽などを聴かせ，一定時間リラックスできる環境を整える。
・友達や教員との会話，やりとりを楽しむ。	・教員の言葉かけやボディタッチ等で，安心できる場面を増やす。 ・「誰が何をしている」ということを伝える。 ・教員との会話のやりとりを楽しんだり，給食を食べている友達の様子を見たりする機会を設ける。
・ごちそうさまをし，食事の終わりを認識する。	・おいしかったね，おなかいっぱいになったね，リラックスできたねとほめる。

④評価基準：

食事の時間が分かり，安心したまなざしや身体の変化を感じられたか。

介助者が誰であっても，リラックスして安全にすごすことができたか。

友達の声や物音に，冷静で緊張せずいられたか。

表10-2　特別支援学校（肢体不自由課程）での食育事例

●普通食グループの児童生徒への学習指導案（指導者：担任○○，栄養教諭○○）

①ねらい：たくさんの食べ物に興味・関心を持ち，人との関わりの中で食事を楽しみ，主体的に行動する経験を増やす。

②食育の視点：楽しく食事をし，準備や片づけを自主的に行う力を養う（食の重要性，心身の健康，社会性）。

③学習指導過程

活動内容	栄養教諭および教員の支援
・友達の身支度が終わるのを待ち，配膳の様子を見る。	・配膳で感じ取れる音・動きにより心の準備ができ，食事への興味がわく配膳の様子が見えるように工夫する。
・今日の献立発表に耳を傾ける。	・個々の実態に応じた食具や皿の配置などの食事環境を整え，献立を一緒に確認する。
・自分の食べたいものを視線やうなずき，指差しなど，自分なりのサインで教員へ知らせる。 ・教員に適量ずつ食べ物を取り分けてもらい，自助具を使った自食を目指して，一口量をすくいとり，しっかりと口を閉じてもぐもぐするように心がける。	・サインなどで食べ物を選択する機会を設け，意思を表示する機会を作る。 ・日々の自発的活動につながるように，食具による自食が難しい場合でも，食べたいものを選択できるように支援する。
・鏡で確認し，おしぼりで口の周りを拭く。	・マナーとして，口の周囲についた食べ物を拭く練習を行う。自分で汚れを確認できるように鏡を用意する。 ・口の周りの感覚が緩慢な場合は，声掛けをしてふき取りを支援する。
・ごちそうさまをし，食事の終わりを認識する。 ・自主的に食器を片付け，テーブルを拭く。	・おいしかったね，リラックスできたねとほめる。 ・食器の片付け，テーブル拭きを本人の活動として設定する。

④評価基準：

食べたいものを選ぼうとする様子が見られたか。

自主的に片づけようという様子が見られたか。

介助者が誰であっても，給食の時間や楽しい雰囲気を感じながら安全に過ごすことができたか。

(3) 高等部分教室1～3年の事前学習「家庭科」・出前授業「総合的な学習」

分教室では昼食時間に栄養教諭が訪問し，生徒や教職員とコミュニケーションを図った後，生徒や保護者に「食」への興味・関心をより高めることをねらいとして授業を計画し実施した。事前学習「家庭科」では中国での餃子の食べ方や，一族が集まるお正月などにみんなで包み，ゆでて食べる習慣を学習した。出前授業「総合的な学習の時間」では栄養教諭がプロの料理人を招いた出前授業をコーディネートし，異なる学年による共同作業や保護者との交流を通じて調理実習を行った。講師へはあらかじめ，生徒たちの日ごろの様子と進路状況，事前学習の内容を知らせ，“単なる実習にとどまらず「仕事」や「食」の大切さなどを伝える出前授業”を目標とした指導内容とした。出前授業では，栄養教諭がコーディネーターとして助手を務めた。生徒たちは，講師や保護者と積極的にコミュニケーションをとり，学年を超えてチームワークよく，衛生を意識して取り組むことができた。評価指標は「自分の役割を理解し協力して実習しようとしているか」とし，調理手順の理解や衛生・安全を考慮した実習ができるようになったことから，キャリア教育の目標である「まわりの人と関わる力，見る聴く活かす力，将来を考える力」と併せて，食育の目標である「感謝の心，社会性，食文化」を学ぶことができた体験学習であった。

障がい者への栄養教育上の留意点まとめ

障がい者（児）への栄養教育は，対象者の主障害の障害区分や，併存している疾患の有無等によりその課題や取り組み方も大きく異なってくるが，栄養上の目標としては低栄養の防止（適切な体重の増加および維持）が主なものになるとともに，食事の時間を通じて「食べる楽しみ」を得られているかという視点も大切にしたい。

そのためには，咀嚼・嚥下機能を含め身体指標，臨床検査指標等についてアセスメントし，養護者と連携したかたちで，トランスセオレティカルモデルなどの理論をもとに栄養教育を実施する。

参考文献

1）平成24年度校内研究紀要『キャリア教育の視点に基づいた小中高の一貫した指導』～子どもたちの自立と社会参加に向けた授業づくり，神奈川県立武山養護学校，2014

第11章 アスリートの栄養教育

アスリートの栄養管理は，スポーツ栄養マネジメントに従い実施する。栄養教育は個人目標を達成するための行動計画の実施率を高めるために必須である。その内容には，アセスメント結果の理解，目標を達成させることへのメリット，行動計画の必要性や実施に必要な知識やスキル，セルフモニタリングの方法とその結果の考え方などがある。ここでは，栄養教育の実際について解説する。

1. アスリートの栄養教育の特徴と留意事項

(1) スポーツ栄養マネジメント

スポーツ現場における栄養管理（栄養サポート）は，スポーツ栄養マネジメント（図11-1）に従って進められることが多い。マネジメントの流れを簡単に説明する。

アスリートのスポーツ栄養マネジメントの目的は主に，体力・競技力向上，スポーツ貧血や疲労骨折などのリスクマネジメントの２つに分類できる。栄養サポートは，疾病の治療に関わるものは少なく，体力・競技力向上のために実施することが多い。目的の構造は，チーム目標，チーム目標達成のための競技力向上目標，競技力向上目標達成のための栄養サポートの目的となる。たとえば，チーム目標「全国大会８位入賞」，競技力向上目標「筋量の増加，筋力アップ」，栄養サポートの目的「増量」となる。サポート期間は，年単位であることが多く，その場合には，短・中・長期目標を設定し，計画をたてる。

アセスメントは，現状把握と課題の抽出のために，食事・栄養に関する項目に加え，身体組成，トレーニング計画，身体活動量の調査，競技歴，故障歴，栄養教育歴の調査などを実施する。

個人目標の設定は，アセスメントの結果より，目的を達成するために個人としての目標を設定する。たとえば，マネジメントの目的が増量，期間が６か月の場合には，個人目標を「１か月で除脂肪体重（筋量）を150 g 程度，６か月間で約１kgの増量」のように数値として具体的に示す。

サポート計画は，行動計画の根拠となる栄養補給計画，個人目標を達成するために対象者自身が実施する行動計画，行動計画を実行するために必要な知識やスキルを教育する栄養教育計画，行動計画の実施率を高めるためのスタッフ連携の計画で構成される。

サポート計画の実施は，行動計画の実施状況や体重・体脂肪量の変化等を記録し，確認しながら進めていく。行動計画の実行が難しくなった場合には，計画の変更や中止を考え，個人目標を達成させるための計画とする。

モニタリングは，アセスメントで実施した項目を同条件で行う。アセスメント項目に加え，栄養サポート中の変化に関する調査などについても行う。

個人評価は，個人目標の達成状況，計画の実施状況，モニタリングの結果，トレーニング計画の実施状況，試合や練習などの実践的動きや競技成績，メンタル面，スタッフからの選手に対する評価などを総合的に評価する。また，今後のサポートに関しての問題点や課題の抽出も行う。

マネジメントの評価には，個人の結果を集めて集団としての成果，集団を評価するうえでマネジメントの各項目や流れが適切であったかを評価するストラクチャー（構造）評価とマネジメントの目的や目標の達成にむけた手順や実施の状況を評価するプロセス（過程）より，システム評価を行う。評価には，今後のマネジメントを実施する際の問題点と課題の抽出が含まれ，これらを改善することにより次のマネジメントの質を向上させることができる。

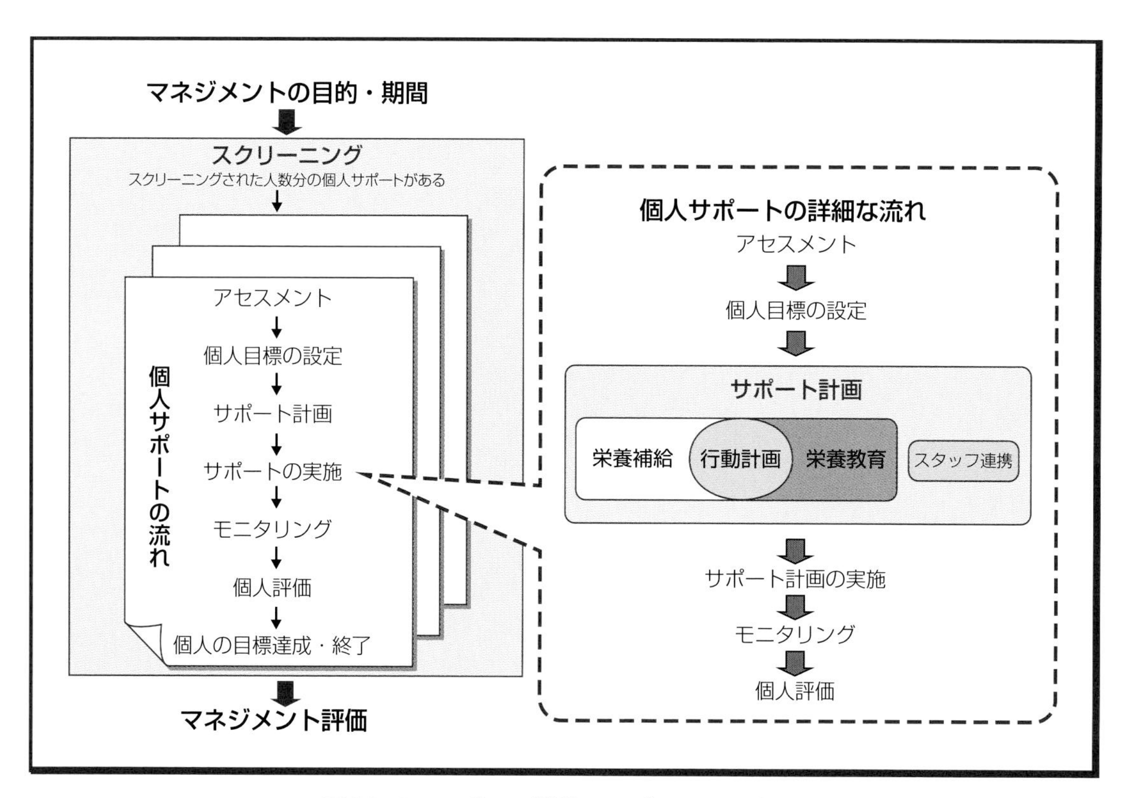

図11-1　スポーツ栄養マネジメントの流れ

出典）鈴木志保子：スポーツ栄養マネジメント，日本医療企画，2011

(2) アスリートの栄養教育の特徴

アスリートは，行動計画に対しての意思決定と実行を対象者本人が行うため，行動計画の実行状況が個人評価に大きく影響することは言うまでもない。そこで，栄養教育は，行動計画を高い実行力をもって進めていくための最大の手段である。栄養教育の内容は，行動計画の必要性と内容の理解，実行方法とそのスキル，実行による成果とその確認方法，実行のための協力体制，実行に伴う費用等である。

栄養教育を実施する際には，対象者がすでに持っている知識やスキルを確認し，行動計画の実行に必要な知識やスキルを選別し，教育方法と効果評価の方法を予め考え，優先順位をつけ，実施していく必要がある。また，行動ステージやタイプ等の行動科学の知識とスキルを活用し，効果的な栄養教育を進めていく。

また，栄養教育の対象者は，アスリートだけではなく，監督，コーチ，マネージャーなどのスタッフや保護者，寮の調理担当者などが含まれる。

アスリートに対する栄養教育は，身体活動量の増加を伴うなかで実施されることが多いため，選手を引退して身体活動量が減少したときには，食生活に関する知識やスキルを修正するための教育も必要となる。引退後を配慮した栄養教育を実施することも必要とされている。

(3) 栄養教育で用いるモデルや理論

アスリートの栄養教育で用いられるモデルや理論として，**認知行動理論**，**トランスセオレティカルモデル**，**計画的行動理論**がある。また，チームで栄養サポートを継続的に実施している場合には，栄養サポートを受けたことがない新入団アスリートが，上級生の行動を見て学び行動を変化させていく**モデリング学習**となっていることも多い。

アスリートは，期分けに合わせて行動を変更しなくてはならない。そのためには，その時期に合った的確な知識とスキルを習得し，日々の食生活をマネジメントしていく能力が必要となることから，自己管理能力を養う教育が重要であり，栄養サポートにおける栄養教育の役割は大きい。また，栄養サポートにおける栄養教育が刺激（きっかけ）となり，行動が変化することから**刺激統制法**の要素もある。さらに，試合や記録での成果と行動計画の関係（メリット）を栄養教育において理解を促すことにより，**自己効力感**（**セルフエフィカシー**）を高めることができる。

アスリートの多くは，トレーニング日誌をつけているが，生活や身体状況に関する日誌をつけていない場合もある。栄養サポートでは，日誌（生活版）を活用して**セルフモニタリング**し，その結果を競技力の向上に活かすことができる。

試合期では，食生活を中心にストレスマネジメントをサポートすることになる。そのため，試合期に特化した栄養教育は，競技力向上のために必須であるといえる。

栄養サポートを行う管理栄養士は，ラポールの構築，カウンセリングの基礎的技法，行動分析，コーチング，エンパワメントアプローチ等のスキルを身に付け，より効果的な栄養教育が実施できるようにすべきである。

インターネットやSNSの普及により，情報へのアクセスが容易になった半面，情報の取捨選択をする能力が必要となった。栄養教育の目的の１つに，情報の取捨選択能力が養われることも挙げて実施することも重要である。

（4）アスリートの栄養教育の留意点

栄養教育の対象者であるアスリートは，プロ・実業団，一般（無所属のアマチュア選手），大学生，ジュニア，マスターズ（中・高齢者）等に分類できる。また，アスリートの競技力や競技歴，練習・生活環境や競技にかける予算などの状況には大きな幅がある。そのため，栄養サポート（栄養教育）は，さまざまな点に配慮して実施することとなる。

現在では，スポーツ界で栄養の大切さが浸透してきており，選手が栄養教育を受ける機会が多くなっている。しかし，栄養指導やレクチャーでの栄養教育は，系統立てた教育がなされていないため，知識が断片的であり，選手が都合よく解釈して活用されることもある。また，レクチャーでは，自分の身体に置き換えて考えるところまで知識を深めることができていないために知識は持っているけれども実践できない選手も多い。

2. 事例：高校野球部のアスリートへの栄養サポートにおける栄養教育

事例として，高校野球部のアスリートへの栄養サポートにおける栄養教育を示す。

夏の大会が終了しチームが新体制になった９月から１年間，試合期も含め，栄養サポートを実施する。チーム目標は県大会優勝，競技力向上の目標として筋量の増量であった。１年間の栄養サポートであるため，短・中・長期目標と計画を立て実施した。それぞれの期における栄養教育の計画と実施について表11-1に示した。

栄養教育の計画は，アセスメントの結果をもとに栄養補給計画，行動計画を立てたうえで立案する。集団教育では，基礎となる知識やスキルをはじめ，チーム内のアスリートの多くが抱える課題を中心に内容を組み立てていく。たとえば，高校野球部のアスリートにおける食生活の課題として「肉類の摂取量が多く，魚介類の摂取量が少ない」があがったとする。このような場合には，集団教育で栄養素，食品，食事（献立と構成）に分けて，体格，トレーニング，身体活動量を考慮した摂取法についての知識やスキルを教育する。また，個別学習では，アセスメントの結果からアスリート自身の摂取量について考察し，行動計画を実施することによるメリットの理解を促す。

栄養教育は，教育内容の理解・実践（活用）状況・応用力・情報の活用および選別等の項目に関するアンケート調査や行動計画の実行状況を日誌からの解析をすることにより，直接的な評価を行うことが可能である。栄養教育の質が，アスリートが栄養サポートの目的を達成する直接的な要因の1つとなることから，スポーツ界では，栄養教育に対する評価が，スポーツ栄養マネジメントを担当する管理栄養士（公認スポーツ栄養士）の評価として判断されることもある。

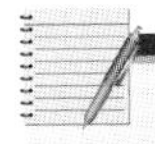

アスリートの栄養教育上の留意点まとめ

アスリートの栄養教育においては，認知行動理論，トランスセオレティカルモデルなどの理論を元に計画立案するとともに，競技成績の向上などの成果も踏まえ自己効力感を高めるともに，セルフモニタリングを習慣化できるような取り組みが重要である。

参考文献

・鈴木志保子：スポーツ栄養マネジメントの確立と実際．日本栄養士会雑誌，52，4-8，2009

表11-1　高校野球部のアスリートへの栄養教育の計画と実施

栄養サポートの目的		期間（月）	栄養教育計画およびタイトルよび実施後の確認 タイトル／期間・時期・頻度の設定	結果（アウトカム）目標
増量および試合期での栄養・食事管理	**短期目標** 競技力向上のために食生活を管理する	1～3	**体重管理法** アセスメントの説明時	**学習目標**　体重測定の意義と活用方法を理解する **行動目標**　毎日，朝起きて排尿後に体重を測定する **環境目標**　体脂肪計を設置する **実施目標**　体重測定と記録を習慣化する
			食事の基本 アセスメント結果返却時	**学習目標**　バランスよく食べることの意義と方法を理解する **行動目標**　毎食，食事構成を整える。食事量と体重の変動の関係性を把握する **環境目標**　保護者（調理担当者）への教育を行い，協力を求める **実施目標**　毎食，バランスが取れているかを記入表を活用し確認することを習慣化する
			水分補給法 サポート開始1か月以内	**学習目標**　脱水・体温上昇のメカニズム，熱中症，水分補給の必要性とその方法について理解する **行動目標**　日々の環境に合わせた練習前・中・後の水分補給ができるようになる **環境目標**　WBGT計（気温，湿度計）を設置する **実施目標**　体重の変化と水分補給との関係を観察することを習慣化する
	中期目標 増量する	4～8	**体重（筋量）増加と食事の関係** 中期計画開始時	**学習目標**　トレーニングに合わせた食生活について理解する **行動目標**　トレーニングに合わせた食生活ができるようになる **環境目標**　トレーニングに合わせた食事を提供できるように保護者（調理担当者）への教育を行い，協力を求める **実施目標**　トレーニングに合わて食生活を調整することを習慣化する
			休息と食生活について 中期計画開始時	**学習目標**　練習の状況によって食生活を調整すること，睡眠のメカニズム，コンディションン管理法を理解する **行動目標**　食生活を調整し，睡眠の準備をし，就寝時刻と睡眠時間の管理ができるようになる **環境目標**　練習の状況に合わせた食事を提供できるように保護者（調理担当者）への教育を行い，協力を求める **実施目標**　練習の状況に合わせた食生活と睡眠管理を習慣化する
	長期目標 試合期におけるコンディションを良好に維持する	9～12	**試合期の食生活について** 長期計画開始時	**学習目標**　試合期の食生活の管理法について理解する **行動目標**　試合期に食生活を整え，コンディションを良好に維持することができるようになる **環境目標**　試合期に合わせた食事を提供できるように保護者（調理担当者）への教育を行い，協力を求める **実施目標**　試合期に合わせた食生活の管理を習慣化する
			試合前・当日・後の食事について 長期計画開始時	**学習目標**　試合前・当日・後の食事管理，消化吸収の試合による影響について理解する **行動目標**　試合前・当日・後の食事管理をルールに従ってできるようになる **環境目標**　試合前・当日・後に合わせた食事を提供できるように保護者（調理担当者）への教育を行い，協力を求める。食環境や住環境が変わった時の準備や過ごし方を整えられるように関係者に協力を求める **実施目標**　試合前・当日・後の食事管理をルール化する

栄養教育計画おタイトルよび実施後の確認			
学習形態と学習方法	内容	教材	実施後のチェック
一斉学習（1時間）レクチャー	・体重，体脂肪率の測定条件，除脂肪体重の算出方法，変動の確認とその結果の活用についてレクチャーする	記録・記入表	・アセスメントの項目に体脂肪測定が含まれている ・毎朝，測定値や体調などを記録できるように日誌を配布し，1か月に1度，管理栄養士が確認する
一斉学習（1時間）レクチャー・個別学習（1人20分）	・バランスよく食べる意義，整える方法，バランスの良い食事になっているかの確認方法，体重や体脂肪率の変動との関わり，体調の変化と食生活についてレクチャーする ・個別学習では，食事調査の結果から食生活について振り返り，改善点を導き，行動計画を立案する	テキスト 補食に関するリーフレット 食品中の油脂量についてのサンプル アセスメント（食事調査・体重変動）結果	・日誌に食生活欄を設け食事構成からバランスを確認する ・食事量は，日誌の記録から確認する ・1か月に1度，管理栄養士が確認する
一斉学習（1時間）レクチャー	・体重の変化と脱水の関係，発汗や体温上昇のメカニズム，熱中症とその予防，水分補給の必要性とその方法（ドリンクの内容，タイミング，給水量）についてレクチャーする	テキスト 水，塩，砂糖のサンプル	・環境に合わせた給水を習得するために，練習前後の体重を測定・記録し，体重の変化と水分補給との関係を観察する ・練習前後の体重変化が3％以上になった場合には，管理栄養士に連絡し，対策を考え，次の練習から実行する
一斉学習（1時間）レクチャー・個別学習（1人20分）	・トレーニングの質・量・タイミングと食事の関係，エネルギーと栄養素の摂取量の考え方と食事への導入方法，増量の確認方法をレクチャーする ・個別学習では，短期計画終了時に行ったモニタリングでの食事調査の結果を参考に増量のためのトレーニングメニューを加味した食生活の変更点について理解し，行動計画を立案する	テキスト 短期計画終了時のモニタリングで行った食事調査結果	・食生活・体調等の状況について，記入表を用いて短期計画に引き続き確認していく ・日誌に記録している朝起きて排尿後の体重・除脂肪体重の変動を確認する ・週に1度，上記の状況を管理栄養士に報告する
一斉学習（1時間）レクチャー	・練習がない日や少ない日の過ごし方について，エネルギーや栄養素の考え方と食事への導入方法，睡眠のメカニズムとその活用をレクチャーする	テキスト	・練習の状況と食生活について日誌から確認する ・日誌に就寝時刻と睡眠時間の欄を設け，睡眠管理の状況を確認する ・週に1度，日誌を管理栄養士が確認する
一斉学習（1時間）レクチャー	・試合期にコンディションを良好に維持するために食生活の管理の必要性とその方法についてレクチャーする	テキスト	・短・中期計画から引き続き日誌の記録を週に1度，管理栄養士が確認する
一斉学習（1時間）レクチャー・個別学習（1人20分）	・試合前・当日・後の食事について質・量・タイミングと計画の立て方，緊張による消化と吸収の影響についてレクチャーする ・個別学習では，試合をシミュレーションした計画をもとに，課題を抽出し，試合時の食事管理についてルールを作成する	テキスト 試合前・当日・後の食事サンプル写真	・試合スケジュールが確定されるごとに食事管理の計画を確認する ・試合後には，食事管理について，試合結果を含めて評価し，次の試合に生かす

第12章 食環境の整備

食環境の整備にあたっては「食物へのアクセス」「情報へのアクセス」の統合が必要である。食環境の整備の推進を事業として進めるためには，対象集団のアセスメントから優先課題を抽出し，事業の目標を設定する。そして，その目標に応じた教材等を作成，ナッジを活用し，事業の実施後には目標に応じて結果評価を行う。

1. 事例：市内飲食店事業者等を巻き込んだ食環境整備の推進（情報へのアクセスと食物へのアクセスを統合した栄養教育）

●対象集団

A 市に所在地のある飲食店事業者等を利用する不特定多数の者ならびに，A 市に所在地のある飲食店事業者。

●A 市の概要

人口約23万9,000人（2020年1月1日現在）

高齢化率23.77％（地区別：18.6～32.3％）（2020年1月1日現在）

1）アセスメント項目

2016（平成28）年度に実施した「A 市二次予防対象者および介護予防・日常生活支援総合事業における対象者の把握調査分析業務　調査」によると，市内在住の65歳以上高齢者のうち，「日中はおおむね一人で過ごす」者，「食事は一人で食べることが多い」者，「食べる気力や楽しみを感じている」者が，それぞれ約3割以上存在することが明らかになった。

また，2018（平成30）年度に実施した「A 市食育・歯及び口腔の健康づくりに関する市民意識調査」によると，「食育に関心がある市民」（「関心がある」「どちらかというと関心がある」と回答した者）は74.1％と低く，「1日2食以上，主食・主菜・副菜を食べる者の割合」は，特に20～30代で他の世代に比べて低いことが分かった。

A 市は2018年度より，「ベジファースト・ラスト15～まず野菜　さいごは残さずごちそうさま～」事業（野菜から食べることの効果と残さず食べることの大切さを，市民に改めて知ってもらうことを目的に実施している取り組み）周知のため，市内飲食店事業者や商工会議所等関連団体と普及啓発活動を実施していたが，飲食店の自発的な参加が少ないこと，参加店舗数の伸び悩み等が課題となっていた。

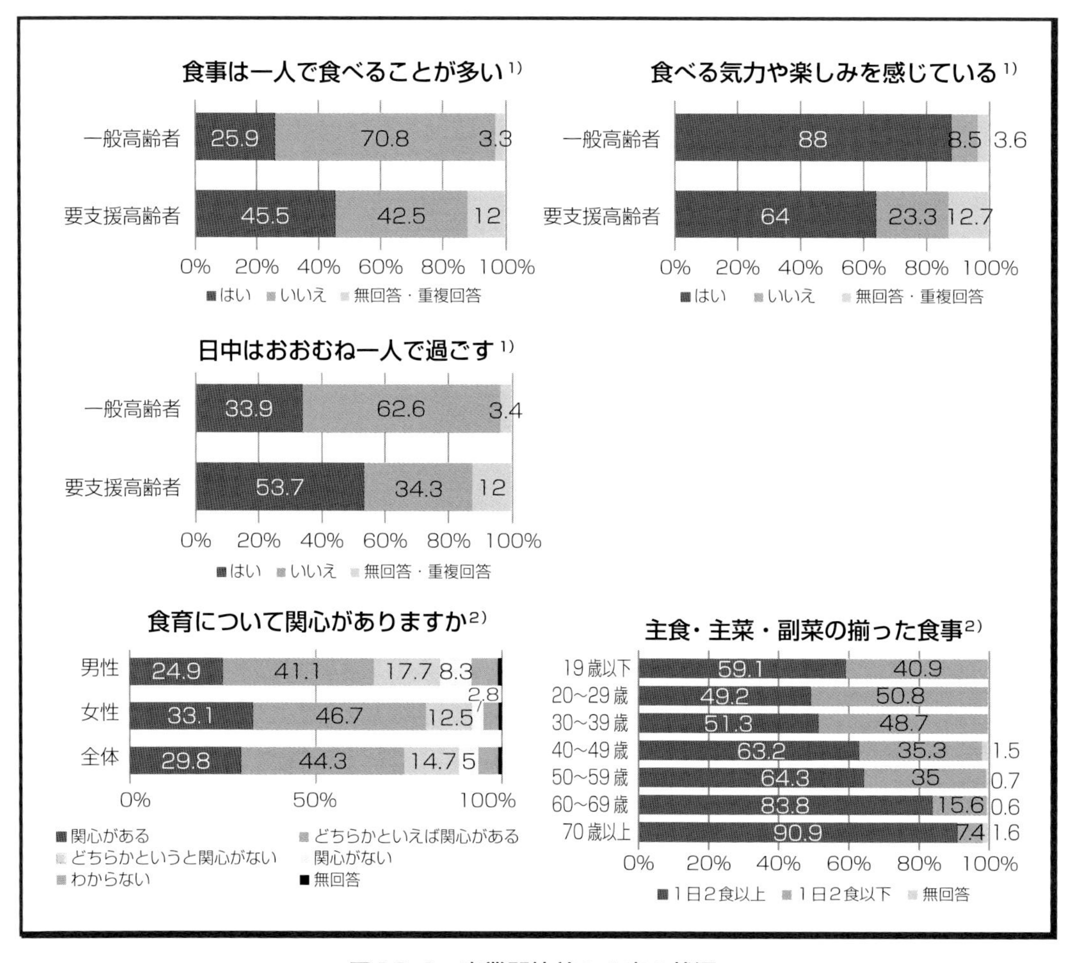

図12-1　事業開始前のA市の状況

2）優先課題の特定

上記を踏まえ，高齢者の共食機会の増加，外出促進，食を通した生きがいづくりに繋がる取組みの推進が必要であることが考えられた。また，A市において，食育への関心が薄い市民が多いこと，外食でも健康に配慮された食事を選択できる環境づくりに未着手であったことから，既存事業で繋がりのあった市内飲食店事業者等の協力を得ながら食環境整備を行い，市内の食育の担い手を増やすとともに，食に関心のある市民を増加させていくことが必要と考えられた。

3）目 標 設 定

新たに「食の応援団事業を開始」し，第２次A市食育推進計画実施年度に合わせ，平成31年４月１日から令和５年３月31日までの５年間で以下の目標の達成を目指すこととした。

アウトカム目標

・「食事は一人で食べることが多い」者の65歳以上の市民の割合の減少

・「食べる気力や楽しみを感じている」者の65歳以上の市民の割合の増加
・「食育に関心を持っている」市民の割合の増加（現状値74.1%→目標値90%）
・「1日に2食以上，主食・主菜，副菜のそろった食事をしている」市民の割合の増加（現状値72.1%→目標値80%）

環境目標・実施目標

・短期目標（平成31年4月1日まで）：事業本実施時点の登録店舗数50店
・中期目標（令和3年3月31日まで）：登録店舗数70店
・長期目標（令和5年3月31日まで）：登録店舗数100店

目的

健康に配慮した食事の提供をはじめ，高齢の方の外出促進，共食の推進，食に関する正しい知識の普及など，健康的な食環境づくりの構築を目的として，食の応援団事業を実施する。

事業概要

A市が設定した要件に沿って，健康的な食事ができる環境づくりに取り組んでいる飲食店事業者等を「食の応援団」として市に登録し，以下のことを実施。
①市から登録証や啓発グッズ等を登録店へ提供
②登録店の情報をリーフレットやホームページ等で市民へ周知
③市の管理栄養士による健康的なメニュー提案や助言

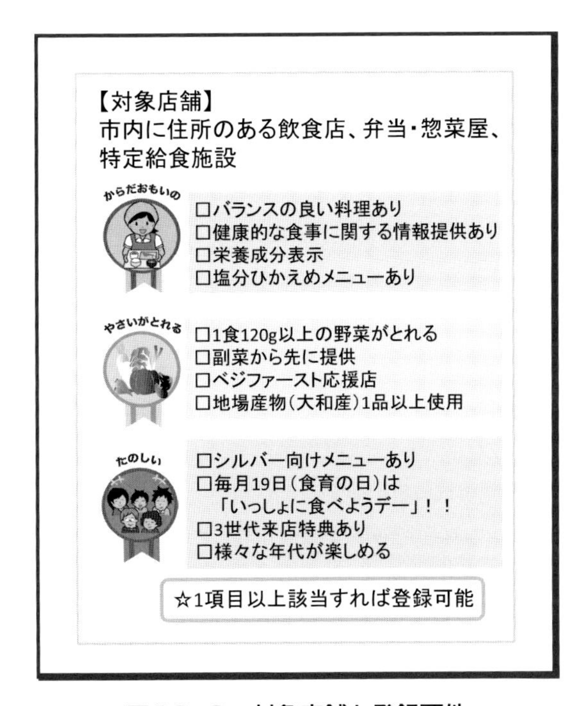

図12-2　対象店舗と登録要件

表12-1　活用したツール一覧

教材の選択と作成

	ツール名	内容
飲食店事業者向け	①　登録店募集ちらし	事業周知と登録店募集を呼びかけるもの。ホームページからダウンロード可能。店舗訪問時に持参し，事業参加勧誘を実施。
	②　登録店募集ポスター	事業周知と登録店募集を呼びかけるもの。市内PRボード（250か所）に掲示。
	③　登録店募集記事（広報）	事業周知と登録店募集を呼びかけるもの。ポスターサイズの紙面が市内PRボード（250か所）にも掲示された。
	④　登録店募集記事（商工会議所発行誌）	事業周知と登録店参加を呼びかけるもの。商工会議所が編集・発行し，加入事業者に配布された。
	⑤　登録申請書	食の応援団に登録を希望する飲食店事業者等が記入するもの。
	⑥　登録証	食の応援団登録店であることを証明するもの。これを受けた飲食店事業者等は，店頭の目につきやすい場所に掲示する。
	⑦　オリジナルステッカー	食の応援団登録店であることを証明するもの。これを受けた飲食店事業者等は，店頭の目につきやすい場所に掲示する。
	⑧　店舗別おすすめメニュー	登録店のうち，希望のあった店舗に対し，市の管理栄養士が作成。メニューの組み合わせや，料理選択についてのアドバイスを記載している。また，記載されている組み合わせで食事をした際，食事バランスガイドではどの位の目安量に該当するかが記載されている。
飲食店利用者向け*	⑨　オリジナルポケットティッシュ	ベジファーストの食べ方が実践しやすいよう副菜から提供したり，市の事業の普及啓発に協力的な登録店で無料配布。掲載写真は，登録店から提供。
	⑩　オリジナルコースター	ベジファーストの食べ方が実践しやすいよう副菜から提供したり，市の事業の普及啓発に協力的な登録店で無料配布。
	⑪　登録店リーフレット	食の応援団登録店を一覧にまとめたもの。食の応援団登録店，市内公共施設や高齢者の通いの場，各種イベントで配布。
	⑫　事業周知ポスター	事業周知と登録店募集を呼びかけるもの。市内PRボード（250か所）に掲示。
	⑬　ベジファースト・ラスト15ポスター	食の応援団登録店のうち，ベジファーストの食べ方が実践しやすいよう副菜から提供したり，市の事業の普及啓発に協力的な店で掲示。掲載写真は，登録店から提供。
	⑭　第2次A市食育推進計画TOPICS記事	事業周知を目的に，事業概要紹介と活用方法について掲載。

*ナッジの利用

4）栄養教育実施

実施状況

令和2年1月1日現在の登録店舗数は，53店舗となっている。

事業実施にあたり，これまで連絡調整が図れていなかった関係機関とのネットワーク（図12-3　赤矢印部）が構築された。

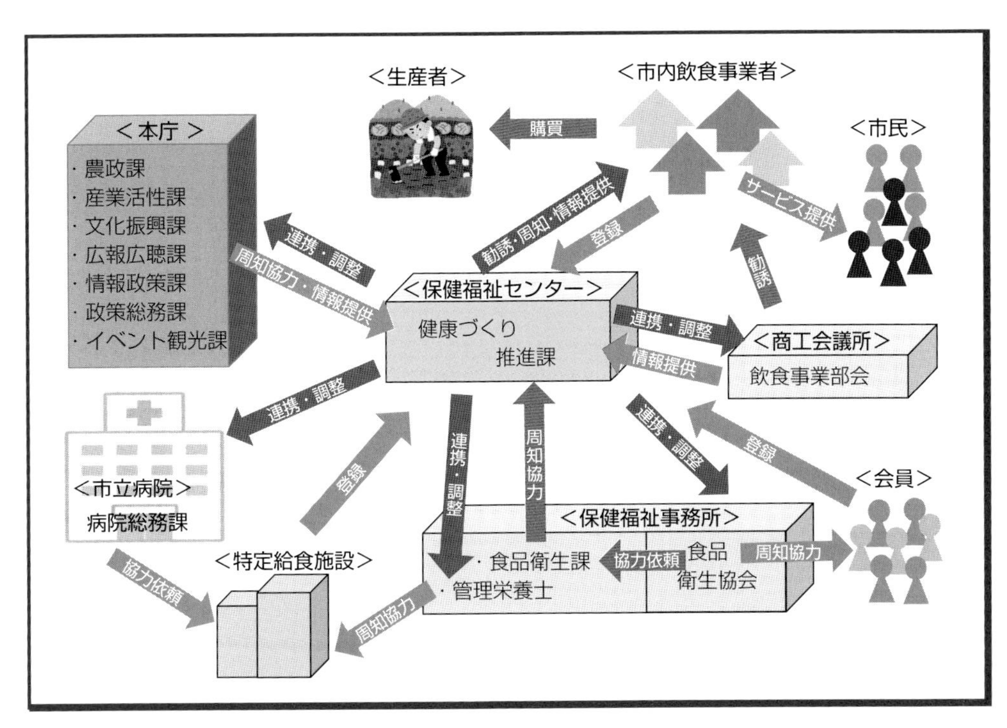

図12-３　事業実施にあたり活用した組織・人

5）評　価

		参考にする報告等
企画評価	①対象集団の問題を適切に把握できたか ②予算，人員配置は適正か ③対象集団に適切な教材を準備できたか	①対象者の登録店利用数，理解度，満足度 ②喫食者への店内アンケート ③登録店舗への事業アンケート ④登録店リーフレット配布数
経過評価	①計画どおりに実施できたか ②対象者の理解度，満足度 ③登録店舗数 ④事業の周知方法は適切であったか	①事業の振り返り ②喫食者への店内アンケート ②登録店舗への事業アンケート ③登録管理票 ④対象者の登録店利用数，理解度，満足度 ④喫食者への店内アンケート ④登録店舗への事業アンケート
影響評価	①登録店の認知度 ②登録店を利用した者の満足度 ③登録店の満足度 ④知識の獲得 ⑤食生活の行動変容	①④⑤食育・歯及び口腔の健康づくりに関する市民意識調査 ②喫食者への店内アンケート ③飲食店事業者へのアンケート
結果評価	①登録店舗数 ②「食事は一人で食べることが多い」65歳以上の市民の割合 ③「食べる気力や楽しみを感じている」65歳以上の市民の割合 ④「食育に関心を持っている」市民の割合 ⑤「１日に２食以上，主食・主菜，副菜のそろった食事をしている」市民の割合	①登録管理票 ②③Ａ市二次予防対象者及び介護予防・日常生活支援総合事業における対象者の把握分析業務報告書 ④⑤食育・歯及び口腔の健康づくりに関する市民意識調査

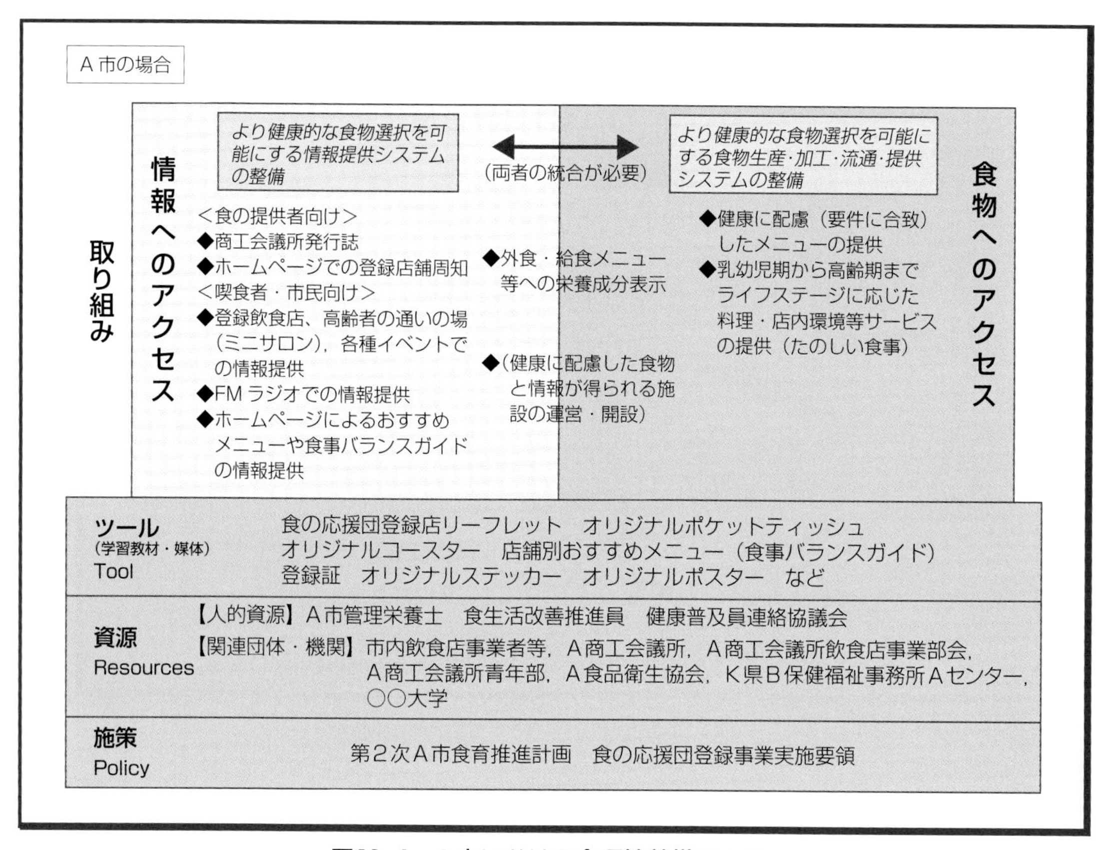

図12-4　A市における食環境整備まとめ

出典

1）平成28年　大和市二次予防対象者および介護予防・日常生活支援総合事業における対象者の把握調査分析業務　調査結果報告書

2）第２次大和市食育・歯及び口腔の健康づくり市民意識調査　報告書（平成30年度）

栄養教育の理論に関する重要参考文献

（1）栄養教育理論全般

・足立己幸，衛藤久美，佐藤都喜子：これからの栄養教育論－研究・理論・実践の環－（Nutrition Education－Linking Research, Theory, and Practice－），第一出版，2015

・Contento, I.R., *Nutrition Education, 3rd ed: Linking Research, Theory, and Practice,* Jones & Bartlett Learning LLC, 2015
　＊前掲書の原書の第３版

・Holli, B.B., Calabrese, R.J., Maillet, J.O., *Communication and Education Skills for Dietetics Professionals,* Lippincott Williams and Wilkins, 2003

（2）ヘルスプロモーション

・ローレンス・W．グリーン，マーシャル・W．クロイター（著），神馬征峰（翻訳）：実践ヘルスプロモーション－PRECEDE－PROCEEDモデルによる企画と評価，医学書院，2005

・Poland, B.D., Green, L.W., Rootman, I., *Settings for Health Promotion Linking Theory and Practice*, SAGE Publications, Inc., 2000

・Green, J., Tones, K., Cross, R., Woodall, J., *Health Promotion: Planning & Strategies 3rd ed,* SAGE Publications, Inc., 2015

・McKenzie, J.F., Neiger, B.L., Thackeray, R., *Planning, Implementing, & Evaluating Health Promotion Programs: A Primer 7th ed,* Pearson, 2016

（3）健康行動変容の理論

・松本千明：医療・保健スタッフのための健康行動理論の基礎－生活習慣病を中心に，医歯薬出版，2002

・畑 榮一：行動科学—健康づくりのための理論と応用　改訂第２版，南江堂，2009

・足達淑子：ライフスタイル療法＜1＞生活習慣改善のための行動療法　第4版，医歯薬出版，2014

・Glanz, K., Rimer, B.K., Viswanath, K., *Health Behavior: Theory, Research, and Practice 5th ed,* Jossey-Bass Public Health, 2015

（4）カウンセリング

・足達淑子：行動変容のための面接レッスン　行動カウンセリングの実践，医歯薬出版，2008

・赤松利恵，永井成美：栄養カウンセリング論，化学同人，2015

・Snetselaar, L.G., *Nutrition Counseling Skills for the Nutrition Care Process 4th ed,* Jones & Bartlett Learning LLC, 2009

・Holli, B.B., Beto, J.A., *Nutrition Counseling and Education Skills for Dietetics Professionals 6th*

ed, LWW, 2012

（5）栄養ケアプロセス

・Emery, E.Z., *Clinical Case Studies for the Nutrition Care Process*, Jones & Bartlett Learning LLC, 2012

索　引

A-Z

と

な・に・の

は

ひ

ふ

へ・ほ

ま行

ゆ・よ

ら行

わ

〔編著者〕 （執筆分担）

氏名	所属	執筆分担
杉山みち子	神奈川県立保健福祉大学名誉教授	第１章１，第８章１・２，第10章
赤松 利恵	お茶の水女子大学基幹研究院自然科学系教授	第２章１，２-（８），５-（５）
桑野 稔子	静岡県立大学食品栄養科学部教授	第１章２，第３章４-（４）１）

〔著　者〕（執筆順）

氏名	所属	執筆分担
藤澤由美子	和洋女子大学家政学部教授	第２章２-（１）～（４）
須永 美幸	聖徳大学人間栄養学部教授	第２章２-（５）～（７）・（９），第２章４
多田 由紀	東京農業大学応用生物科学部准教授	第２章３-（１）～（５）
秋吉美穂子	文教大学健康栄養学部教授	第２章３-（６）～（８），第７章２
榎　 裕美	愛知淑徳大学健康医療科学部教授	第２章５-（１）～（３），第３章１，第８章３
五味 郁子	神奈川県立保健福祉大学保健福祉学部准教授	第２章５-（４）・（６）～（８），第３章３，第７章１・３，第９章１・２
井上久美子	十文字学園女子大学人間生活学部教授	第３章２，第６章３
梅木 陽子	福岡女子大学国際文理学部講師	第３章４-（１）（２）
大山 珠美	淑徳大学看護栄養学部教授	第３章４-（３）～（６）（（４）１）を除く）
森口里利子	中村学園大学栄養科学部准教授	第３章５-（１）～（４），第３章６-（２），第７章４
長屋 郁子	岐阜市立女子短期大学講師	第３章５-（５）
井上 広子	東洋大学食環境科学部准教授	第３章５-（６）
大和 孝子	中村学園大学栄養科学部教授	第３章６-（１）
堤 ちはる	相模女子大学栄養科学部教授	第４章，第５章
坂本 達昭	熊本県立大学環境共生学部准教授	第６章１・２
庄司久美子	女子栄養大学栄養学部助教	第９章４
鈴木志保子	神奈川県立保健福祉大学保健福祉学部教授	第11章
田中 和美	神奈川県立保健福祉大学保健福祉学部教授	第12章

〔事例協力：共同執筆者〕

氏名	所属	執筆分担
高橋嘉名芽	母子愛育会総合母子保健センター愛育病院栄養科長	第４章，第５章
長瀬 香織	文教大学健康栄養学部講師	第３章３，第８章２
村崎 明広	国立病院機構富山病院栄養管理室長	第９章３
須永 将広	国立病院機構渋川医療センター栄養管理室長	第９章５
藤谷 朝実	淑徳大学看護栄養学部教授	第10章２・３
林　 純平	済生会横浜市東部病院栄養部	第10章２・３
服部 和美	神奈川県立金沢養護学校栄養教諭 前神奈川県立武山養護学校栄養教諭	第10章４
飯田 綾香	神奈川県立保健福祉大学保健福祉学部講師	第10章４

カレント
栄養教育論（第2版）

2016年（平成28年）5月10日　初版発行～第3刷
2020年（令和2年）6月25日　第2版発行
2021年（令和3年）9月30日　第2版第2刷発行

編著者　杉山みち子
　　　　赤松利恵
　　　　桑野稔子

発行者　筑紫和男

発行所　株式会社 建帛社 KENPAKUSHA

〒112-0011 東京都文京区千石4丁目2番15号
TEL（03）3944-2611
FAX（03）3946-4377
https://www.kenpakusha.co.jp/

ISBN 978-4-7679-0671-3　C3047　　壮光舎印刷／常川製本